创伤急救袖珍指南

——为外科临床实习与规范化培训医生量身打造

主 编 汤文浩 陈 辉 石 欣

U0380292

东南大学出版社

·南京·

图书在版编目(CIP)数据

创伤急救袖珍指南：为外科临床实习与规范化培训医生量身打造 / 汤文浩,陈辉,石欣主编. — 南京:东南大学出版社,2021.3

ISBN 978-7-5641-9396-6

Ⅰ.①创… Ⅱ.①汤… ②陈… ③石… Ⅲ.①创伤-急救-指南 Ⅳ.①R641.059.7-62

中国版本图书馆 CIP 数据核字(2020)第 269567 号

创伤急救袖珍指南——为外科临床实习与规范化培训医生量身打造

主　　编：汤文浩　　陈辉　　石欣
出版发行：东南大学出版社
社　　址：南京市四牌楼 2 号　邮编:210096
出 版 人：江建中
责任编辑：戴坚敏
网　　址：http://www.seupress.com
电子邮箱：press@seupress.com
经　　销：全国各地新华书店
印　　刷：江苏扬中印刷有限公司
开　　本：889 mm×1194 mm　1/32
印　　张：9.5
字　　数：342 千字
版　　次：2021 年 3 月第 1 版
印　　次：2021 年 3 月第 1 次印刷
书　　号：ISBN 978-7-5641-9396-6
定　　价：49.00 元

编　者
（按姓氏拼音排序）

陈　辉　　　陈卫东　　　崔学良　　　范　新

胡浩霖　　　李　贺　　　钱　益　　　芮云峰

石　柳　　　石　欣　　　汤文浩　　　吴　旋

尤承忠　　　张亚男

内容介绍

　　创伤是外科学永恒的主题。《创伤急救袖珍指南》是专门为初出茅庐的外科实习医生和住院医师规范化培训阶段的医生而作；目标是为年轻医生撰写一本可以随身携带的"创伤外科咨询专家"，在夜班或周末上级医师不在、遇到难题无法找到上级医师援助时可以随手快速查阅，把握创伤急诊救治的要点和重点，避免误诊误治——既保证了病人的医疗安全，也保护外科医生自己。

　　本书的特色：

- 采用项目符号罗列、表格、简述方式叙述创伤外科的要点和重点。
- 按高级创伤生命支持精练叙述救治指南。只叙述创伤外科的核心内容，查阅时一目了然，是一本适用于急诊值班医生的便携式读物。
- 覆盖当今较常见的创伤外科必备的读片和基本操作技巧。
- 内容经过反复凝练，化繁为简，奉献创伤急救最新、最基本的精华内容，提升本书的便携性（便于快速阅读和查找）。

劫后余生与 ATLS 的创建

谈到当今的创伤救治理念,就不得不提到高级创伤生命支持(Advanced Trauma Life Support, ATLS)。为了纪念 ATLS 的面世,更为了强化读者对 ATLS 重要性的认识,有必要借此契机重叙下面这段真实的悲剧小事故:

1976 年 2 月 17 日,美国林肯总医院的骨科主治医生[①] James K. Styner(生于 1934 年,1965 年毕业于加州大学 Irvine 医学院)在洛杉矶市参加完一场情人节举行的婚礼后驾驶一架 Beach Barron 双引擎 6 座私人小型飞机载着全家 6 口返回工作所在地内布拉斯加州林肯市(Lincoln, Nebraska)。飞机上坐着他的妻子 Charlene(32 岁,坐在副驾驶位置)和 4 个孩子——Christopher(10 岁)、Richard(8 岁)、Randy(7 岁)和 Kimberly(3 岁)。一路向东,经停新墨西哥加油,然后环绕落矶山南麓向北飞越得克萨斯、俄克拉荷马和堪萨斯。傍晚时分(18:00)进入内布拉斯加州境内,飞机遇一薄层云雾后,Styner 保持在云层下低空飞行。在连续飞行 5 个小时后,他因疲劳驾驶失去方向感和高度感,油箱的油也已经耗竭。在飞过一汪浅水塘后飞机以 168 英里(约 270 km)时速刮蹭树梢失控坠毁于丛林,得到部分缓冲。妻子 Charlene 被抛出机外,距飞机失事地 93 m 处着地,当场殒命。Kimberly、Richard 和 Randy 均因头部受伤意识丧失,还有不同程度的骨折。Styner 本人有肋骨骨折、头面部撕裂伤和颧弓骨折。Christopher 是右前臂骨折和右手皮肤严重撕裂伤。零下 3 度,饥寒交迫,借着农历正月十八的月光和飞机失事的火光,经再三确认妻子已经死亡,3 个不省人事的孩子尚有生命体征,父子俩费尽周折把他们从变形

---

① 美国的医生分级与中国迥异,不存在副主任医师和主任医师等职称。美国的医学生经过 4 年的普通本科毕业和 4 年的医学院学习后,需要参加住院医师(resident)规范化培训(住培)。不同学科住培时间不同,内科系统一般为 3～4 年,外科系统为 5～7 年,考试合格后才能获得住院医师资质。之后,可以选择自己开诊所或继续专科医师(fellow)规范化培训(专培)。前者将不再有上级医师负责,也不再有副主任、主任等职称晋升问题。后者则需要进入 2～4 年的亚专科专培阶段,考试合格后成为专科医生,就是主治医师(attending),成为某个专科的专家开始"另立门户"。

的机骸内一一救出,设法为他们做了骨折固定,从散落的行李中找到御寒物品为他们盖上……直至翌日凌晨 2:00,Styner 医生才在附近公路旁拦到一辆过路汽车帮助转运,向南开了几英里找到了一家最近的当地乡村医院。

遗憾的是,该医院急诊室门紧闭,夜班护士不知所措,一段时间后才等来 2 位姗姗来迟的医生。他们分别抬起肩部和双腿将孩子送往放射科摄片。Styner 发现该医院的急诊医生在处理严重创伤方面缺少培训,最让他担心的是这些医生不懂得保护受伤孩子那脆弱的颈椎。他随即打电话给伙人 Bruce Miller 求助。Miller 安排了一架直升机于 8:00(距事发14 个小时)把他们接到了林肯总医院。庆幸的是,Styner 医生和 4 个孩子都得救了。

结发妻子的罹难让 Styner 医生悲痛欲绝,成为他挥之不去的梦魇。他开始关注边远地区的创伤救治体系。他后来说:"即使在那种资源匮乏的现场,为什么我有能力提供的比较好的医疗服务,而我和我的孩子未能得到,其原因是救治体系出了问题,这个体系必须改变!"

在高级心脏生命支持(Advanced Cardiac Life Support,ACLS)团队和几位同道的通力协作下,借助 ACLS 理念,他们于 1978 年 2 月 11 日和 12日在内布拉斯加奥本(Auburn,Nebraska)开设了第一期 ATLS 课程。1980 年,美国外科医生学院(American College of Surgeons)承接了 ATLS课程,向全国推广。如今,ATLS 已经在国际上得到广泛认可。

在事故发生 30 周年时,2006 年 2 月 17 日,Styner 医生在爱尔兰皇家外科学院大会上如是说:"ATLS 课程终于建起来了,创伤病人的标准处置预案已经经历了多次修订。如今的预案已经不再遵循先完成评估、后做诊断和治疗那一套。它要求先评估并处理对生命最有威胁的伤情,然后把注意力移至次要伤情。"他还说:与"9·11"恐怖袭击、亚洲海啸和卡特里娜飓风等近数十年来几期灾难的规模相比,我个人当年的经历真可谓"小巫见大巫"。2012 年,其当年右腘窝金属片穿入伤、颅骨凹陷性骨折、昏迷 3 天的儿子 Randy Styner 出版了《月光下的生死劫与高级创伤生命支持诞生》一书。

前　言

　　1～44 岁人群的首位死因是创伤,它夺去的是社会上最年富力强人群的生命。就整体人群的死因而言,创伤死亡约占 10%,仅位于心脏疾病和癌症之后,居第三位。在外科学的五大疾病谱(创伤、感染、肿瘤、畸形、其他——压迫梗阻、内分泌亢进等)中,创伤是外科学永恒的主题。回眸远古,可以认为自从地球上有了人类,就有了创伤,也催生出了最原始的外科学。放眼今朝,可以认为创伤与外科学祸福相依。天灾和人祸在给人类带来了生灵涂炭无尽磨难的同时,也为外科学甚至临床医学的发展提供了"契机"——人们对感染、伤口愈合、外科休克、急性肾衰竭、急性呼吸窘迫综合征、创伤死亡三联征的认识和应对处置都与人们对创伤的深入了解息息相关。展望未来,随着人们对疾病的认识以及新技术、新治疗方法的不断涌现,包括分子生物学和组织工程的日新月异,有人预见在不久的将来,许多当今的外科疾病(如:感染、肿瘤)都会像 20 年前的溃疡病一样与外科学渐行渐远,唯独创伤会一如既往地与外科学相伴,让外科医生"潇洒地活着"。不过,这需要我们对该专业极致坚守为前提。美国外科巨匠 John Engelbert Dunphy(1908—1981)有一段名言:"在病榻上,我们看到的是人,无论是否谋面;反过来,他也在看我们,看我们能否全身心地投入,从而窥见我们内心的'一斑'。与其说这块领地是我们的社会、我们的实验室、我们的医院或者我们的大学,还不如说这块领地是我们的未来。在同一领域里,如果我们不能守住它,定会失去它。"①

　　急诊医生的责任是在"黄金时段"做出正确复苏处理和请会诊,目标是降低创伤死亡率,减少致残率和减轻致残严重程度,缩短住院时间和节省治疗费用。除了外科医生本人需要具备合格的伤情评估、分拣与处置专业技能,以及处变不惊和力挽狂澜的心理素质外,还需要有一支由创伤医师、护士、麻醉医师、影像医学与影像介入科医师和技术员等人士组成的救援团队和相应的管理体系,才能为伤员提供最佳的救治资源,减少

---

　　①　此段名言的隐喻是:无论干什么工作都应该全身心投入(敬业、工匠精神)才会成功,才会"有饭吃"。否则,你的饭碗就会被砸。

"可避免的"创伤死亡或致残。

　　然而,许多严重创伤都不幸地发生在天时地利人和都不济的场所。严重创伤对乡村外科医生来讲是千载难逢,而且需要单打独斗;战地外科军医和人道主义灾难救援团队都是在物资极其匮乏情况下从事创伤外科。即使在如今的大型"三甲"医院,参加急诊值班的往往是大学毕业后不久"初出茅庐"的住院医师。尽管这些医生已经具备了相当的医学临床知识,但是,当突然发现自己面对一名血流如注、眼看就会在手上死去的伤员,往往会不知所措——把握不住重点(匆忙送病人去做 CT 检查,不料,病人死在途中或死于 CT 室)、遗漏伤情、耽搁诊治的情况不胜枚举。此外,抢救设施配备不全、备班的上级医师正在手术台上忙碌(在外"走穴")、会诊医生姗姗来迟……屡见不鲜。《创伤急救袖珍指南》是专门为基层医院的外科医生和初出茅庐的年轻外科医生或急诊科医生而作,目标是为年轻医生撰写一本可以随身携带的"创伤外科咨询专家",在夜班或周末值班遇到难题无法找到上级医生援助时可以随手快速查阅,把握创伤急诊救治的要点和重点,避免误诊误治走弯路,起"向导"作用——既保证了病人的医疗安全,也保护外科医生自己。

　　十年磨一剑,霜刃未曾试。西医外科学基本都是照葫芦画瓢(套用当下的时髦话就是"抄作业"),我们这本书也不例外。经过数十年的临床积累和阅读,又耗时 4 年凝练成文,终于到了这本拙著的杀青时刻。我们不奢望这本书包罗万象或成为一部金科玉律,但是,我们会尽心竭力保证本书的质量和理念的先进性,就像精心打磨的利剑即将出手,每位工匠都会把"它"装扮得体面些一样,翘首盼望得到各位的"垂青"。然而,因才疏学浅,书中挂一漏万或不当之处在所难免,恳请读者海涵、不吝指教。

汤文浩　陈　辉　石　欣

2020 年清明节于南京丁家桥 87 号

目　录

第一篇　高级创伤生命支持

第一章　伤情筛查 …………………………………………… 3
 第一节　初期筛查 ………………………………………… 3
 第二节　二期筛查 ………………………………………… 10
 第三节　三期筛查 ………………………………………… 12
第二章　气道 ………………………………………………… 13
 第一节　气道管理 ………………………………………… 13
 第二节　确定性气道 ……………………………………… 16
 第三节　颈椎损伤 ………………………………………… 20
第三章　呼吸 ………………………………………………… 29
 第一节　呼吸评估 ………………………………………… 29
 第二节　有生命威胁的胸部损伤 ………………………… 30
第四章　循环 ………………………………………………… 31
 第一节　心搏骤停 ………………………………………… 31
 第二节　休克 ……………………………………………… 31
 第三节　低容量血症的处理 ……………………………… 34
 第四节　心性休克 ………………………………………… 38

第二篇　创伤救治各论

第五章　颅脑损伤 …………………………………………… 41
 第一节　颅脑损伤基础 …………………………………… 41
 第二节　颅脑损伤的筛查救治 …………………………… 45
 第三节　颅脑损伤的处理 ………………………………… 51
第六章　严重颌面部损伤 …………………………………… 59
第七章　颈部损伤 …………………………………………… 63
 第一节　穿入性颈部损伤 ………………………………… 63
 第二节　钝性颈部损伤 …………………………………… 69

第八章　胸部损伤 ·· 71
　第一节　穿入性胸部损伤 ·· 71
　第二节　钝性胸部损伤 ··· 73
　第三节　穿入性纵隔损伤 ·· 76
　第四节　张力性气胸 ··· 78
　第五节　开放性气胸 ··· 79
　第六节　单纯性气胸 ··· 80
　第七节　血胸 ··· 82
　第八节　连枷胸 ··· 84
　第九节　心脏压塞 ··· 86
　第十节　穿入性心脏损伤 ·· 88
　第十一节　钝性心脏损伤 ·· 91
　第十二节　钝性主动脉损伤 ·· 94
　第十三节　喉损伤 ··· 97
　第十四节　气管支气管损伤 ·· 97
　第十五节　肺挫伤 ··· 99
　第十六节　食管损伤 ·· 100
　第十七节　单纯性肋骨骨折 ··· 101
　第十八节　胸骨骨折 ·· 103
　第十九节　创伤性膈肌破裂 ··· 104
第九章　腹部损伤 ·· 107
　第一节　穿入性腹部损伤 ··· 107
　第二节　钝性腹部损伤 ··· 114
　第三节　穿入性右上腹损伤 ··· 118
　第四节　脾脏损伤 ·· 120
　第五节　肝脏损伤 ·· 124
　第六节　CT 扫描上出现血管造影剂涡流或染色时的处理 ········· 127
　第七节　胰腺损伤 ·· 129
　第八节　腹部筋膜室综合征 ··· 130
第十章　外周血管损伤 ·· 133
第十一章　泌尿生殖系损伤 ·· 138
　第一节　血尿的评估 ·· 138
　第二节　肾损伤 ·· 139
　第三节　膀胱损伤 ·· 141
　第四节　尿道损伤 ·· 142

第十二章 **骨科损伤** ···················· 144

第一节 骨盆骨折 ···················· 144

第二节 开放性骨折 ···················· 149

第三节 骨筋膜室综合征 ···················· 151

第四节 脊柱损伤 ···················· 156

第五节 脊髓损伤 ···················· 159

第六节 外周神经损伤 ···················· 163

第十三章 **软组织损伤** ···················· 166

第十四章 **特殊伤情** ···················· 172

第一节 创伤性心搏骤停 ···················· 172

第二节 孕妇创伤 ···················· 175

第三节 儿童创伤 ···················· 179

第四节 老年人创伤 ···················· 187

第五节 家庭暴力 ···················· 190

第六节 烧伤 ···················· 192

第七节 电击伤 ···················· 200

第八节 枪弹伤 ···················· 203

第九节 爆炸伤 ···················· 204

第三篇 创伤救治基本技能

第十五章 **基本救治手术** ···················· 209

第一节 环甲膜穿刺与外科环甲膜切开术 ···················· 209

第二节 建立血管通路 ···················· 212

第三节 心包穿刺放液术 ···················· 217

第四节 复苏性开胸术 ···················· 219

第五节 胸膜腔穿刺与引流管插入 ···················· 223

第六节 诊断性腹腔穿刺与腹腔灌洗术 ···················· 227

第十六章 **影像诊断技能** ···················· 230

第一节 创伤超声重点筛查 ···················· 230

第二节 脊柱X线片的解读 ···················· 233

第十七章 **控制出血** ···················· 237

第一节 腹腔止血的一般程序 ···················· 237

第二节 损害控制外科 ···················· 238

第三节 后腹膜损伤的解剖分区 ···················· 239

第四节 肝脏损伤的手术处理 ···················· 240

第五节 周围血管损伤的手术处理 ···················· 242

第十八章　开放性伤口清创术 ············· 244
第一节　一般清创术 ··················· 244
第二节　面部开放性伤口 ··············· 245

第四篇　高级创伤救治基本体系

第十九章　创伤科日常工作制度 ··············· 251

第二十章　创伤警报与响应制度 ··············· 256

第二十一章　团队协作与会诊制度 ············· 259

第二十二章　创伤复苏室的准备和设备配备 ····· 265

第二十三章　大量输血预案 ··················· 267

第二十四章　抗生素使用预案 ················· 270

第二十五章　创伤病人凝血功能障碍的处理预案 ··· 272

第二十六章　深静脉血栓形成预防预案 ········· 276

第二十七章　低体温预防预案 ················· 279

附：钝性创伤流程核查表 ····················· 281

索引 ······································· 284

参考文献 ··································· 290

第一篇 高级创伤生命支持

第一章

伤情筛查

在严重创伤,评估与复苏应该同步进行。创伤筛查的目标:

- 快速、正确评估伤情。
- 按照优先次序复苏和稳定病人。
- 判定病人是否需要额外人员和设备支持。
- 正确判断病人是否要转院——what(啥伤情)、who(转给谁)、when(何时转)、how(如何转)。
- 确保为病人提供理想处置。

第一节 初期筛查

一、ABCDE 结构化筛查

初期筛查是一种快速的结构化评估,目的是通过一种标准的、重现性良好的方法(ABCDE 程序)找出并处理有即刻致命风险的伤情(图 1-1)。

- **A**irway——保护颈椎前提下的开放气道
- **B**reath——采用机械通气和供氧保证通气
- **C**irculation——止血前提下的循环支持
- **D**isability——扼要的神经学检查(Glasgow 昏迷评分、瞳孔检查和单侧定位体征)
- **E**xposure——充分显露、保持体温

注:在大量外出血情况下,C 的重要性超过 A 和 B。要优先控制出血(如:先在出血的肢体上绑止血带)。

测定生命体征，判断意识水平

第一步：生理参数致命伤？
- Glasgow昏迷评分 ·················<14
- 收缩压 ·····················<90 mmHg或心率>100次/min
- 呼吸频率 ···············<10次/min 或 >29次/min
  (1岁以下婴儿<20次/min)或需要机械通气支持

是 ↓   否 ↓

送创伤中心，通知创伤外科医生
第一步和第二步的目标是从现场发现最重症的伤员
既定创伤救治体系希望伤员能得到最高水平的医治

了解损伤的解剖部位

第二步：解剖部位致残伤？
- 所有的头部、颈部和躯干穿入伤，以及肘或膝以上的四肢穿入伤
- 胸壁畸形不稳定(如：连枷胸)
- 2处或2处以上近侧长骨干骨折
- 挤压、脱套、乱砍，或无脉搏的四肢损伤
- 腕或踝以上的离断伤
- 开放性或凹陷性颅骨骨折
- 骨盆骨折
- 瘫痪

是 ↓   否 ↓

送创伤中心，通知创伤外科医生
第一步和第二步的目标是从现场发现最重症的伤员
既定创伤救治体系希望伤员能得到最高水平的医治

判断损伤的机制，是否为高能撞伤

第三步：受伤机制隐匿伤？
- 高处坠落
  - 成人：>6m(一层楼约3m)
  - 儿童(小于15岁)：>3m或该儿童的2~3倍身高
- 高危机动车车祸
  - 车厢内陷变形程度(包括车顶)：座位处>30 cm；车厢其他部位>40 cm
  - 从汽车内弹出(部分或完全)
  - 同一车厢内有伤员死亡
  - 仪表读数符合高危车祸
- 汽车将行人/骑自行车人撞飞、碾压或严重撞击(>30 km/h)
- 摩托车车祸>30 km/h

是 ↓   否 ↓

根据既定创伤急救体系的要求转至一家创伤中心，不一定要求是最好的创伤中心

判断是否为特殊病人，有无特殊系统疾病

第四步：特殊考量脆弱人群？
- >55岁的老人
  - 55岁以上老人的损伤/死亡风险增加
  - 65岁以上老人的收缩压<110 mmHg可能就存在休克
  - 低能机械撞击伤(如平地跌倒)就可能导致严重伤情
- 儿童
  - 最好送至善于处理儿童创伤的中心
- 用抗凝药的病人或出血性疾病病人：颅脑损伤者病情可以很快恶化
- 烧伤伴其他损伤机制
  - 烧伤伤情为主：转至烧伤救治中心
  - 其他损伤机制为主：转至创伤救治中心
- 有时间限制的四肢损伤(如：开放性骨折或神经血管束损伤)
- 妊娠>20周
- 医疗救护人员的判断

是 ↓   否 ↓

转送至能够做及时全面评估，并对潜在严重损伤做初步处理的创伤中心
考虑请内科会诊，协助控制病情

根据预案转送

若分拣有困难，转送至创伤中心

图 1-1　美国外科医师协会创伤病人分拣指南(2011)

(注：依据表 4-1 稍有修改)

（一）保护颈椎前提下的开放气道

■ 问病人，评估其意识反应水平。听到粗糙呼吸音提示呼吸道梗阻。看一眼口腔，用吸引器吸去口内的积血、异物和碎渣。

■ 评估气道最快的方法是询问病人的姓名，或创伤发生的缘由。如果病人能用正常声音清晰准确地回答，提示气道通畅，至少当前通畅。

■ 开放气道的方法有托下颌或利用基本生命支持辅助器具（⊃第14～15页）。如果病人存在气道不畅，请一旁的护士电话请求急诊室高年资医生或麻醉医生支援。

■ 如果怀疑存在颈椎损伤，万勿采用"抬头"操作！

■ 手法维持头部中立位颈椎直线状——用一只手放置病人头部一侧将颈部维持在中立位，也可以采用颈托、沙袋加宽胶带固定颈椎。

（二）用机械通气和供氧保证通气

■ 供氧：对所有重大创伤病人，用面罩（连通一个非重复吸入呼吸器）供氧 15 L/min。

■ 测定呼吸频率。

■ 视诊：显露胸部，看是否存在胸部畸形、伤口、不对称呼吸运动、连枷胸或伤痕。

■ 触诊：触诊锁骨、胸骨和肋骨，了解是否有触痛、骨擦音、捻发音或皮下气肿。

■ 叩诊：胸部是否有高鼓音或浊音。

■ 听诊：让病人深吸气或者请麻醉师鼓气，听诊两侧胸部呼吸音是否存在。

■ 如果病人自主通气不满意，用球囊-活瓣-面罩式简易呼吸器为病人通气。

■ 对张力性气胸采用粗针穿刺减压（⊃第 223～224 页），对开放性气胸采用覆盖法（⊃第 80 页）。

■ 医生再重新按 ABC 的程序履行筛查工作。

（三）止血前提下的循环支持

■ 评估桡动脉搏动力度、脉率和血压。

■ 找到所有外出血部位，用压迫法控制出血。

■ 对颈部穿入伤、怀疑静脉戳伤的病人，采用头低足高体位，防止空气栓塞（颈内静脉在吸气时为负压）。

■ 视诊腹部是否有挫伤或腹胀，触诊有无触痛。

- 视诊**盆**部是否有挫伤、畸形或肿胀，会阴部有无挫伤，外阴部有无血迹。
- 视诊、触诊两侧大腿有无畸形、肿胀、触痛或伤口。
- 对休克病人，建立 2 条大口径静脉通路(14 g 或 16 g 针)，抽血查血常规、肾功能(血尿素和电解质)、肝功能、血淀粉酶、凝血功能和交叉配血。开始静脉输液。

(四) 神经系统

- 格拉斯哥昏迷评分(Glasgow Coma Score，GCS)和瞳孔评估(➲第46～47 页)。
- 测一次试纸血糖和体温。
- 在合适的情况下，用滚木法安全地把病人从硬板担架上移下来(图 1-2)。注意病人背部是否有伤口，对意识清醒的病人向下触摸胸椎和腰椎是否有触痛。对怀疑脊髓损伤的病人检查肛门括约肌张力和肛周皮肤感觉。
- **注意**:对低血容量性休克、无法使用压迫法止血的出血病人不应该采用滚木法。此时，更安全的病人搬运方法是采用铲合式救援担架(图 1-3)。

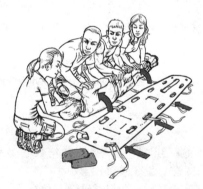

图 1-2　滚木法同步翻动病人(弯箭头)，继之将脊柱板插入(直箭头)，然后在枕部垫头部固定垫，对病人做全身(头、胸、臂、腹、盆、腿)固定

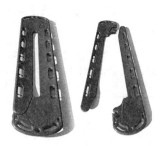

图1-3　铲合式救援担架，这种担架为可拆卸式，放置时病人只需要做迷你滚木（➡ 第23,33页）

（五）全身显露

- 为病人脱下衣裤，对病人做一次全面检查，找出所有伤情。
- 注意保温。创伤病人容易发生低体温，尤其是老人、儿童和大量失血者。
- 给予镇痛剂。
- 覆盖伤口，使用夹板固定骨折。

在做了快速的初期筛查后，可以依据情况将病人送去做初步辅助检查或者直接将病人送入手术室做复苏性外科手术。

（六）常见失误

- 对有呕吐反应的病人插入口咽气道会诱发病人呕吐导致误吸！
- 在紧急情况下尝试做气管切开，即使是经验丰富的外科医生也需要花费数分钟时间！应该选择在环甲膜穿刺后做环甲膜切开。
- 颈椎保护：软质颈托对颈椎起不到保护作用，只有硬质颈托能提供一些保护。转运途中，一定要将病人放在脊柱板（spinal board，图1-2）上并做全身固定。不要急于"排除"颈椎损伤，但一定要小心维持颈椎直线状。
- 因失血或心脏压塞所致的创伤性心搏骤停：其处理方法应该是复苏性开胸加胸内心脏按压，而非胸外心脏按压。
- 在胸腔引流管插入前，请勿对开放性气胸的伤口做包扎或缝合，以免造成张力性气胸！如果需要覆盖伤口，请用一块方形纱布覆盖，仅用胶布贴住纱布的3条边！
- 检查严重创伤病人时，一定要褪尽衣裤，以免遗漏严重伤情！
- 遗漏肛门或阴道检查（对于女性儿童，请勿常规做阴道检查），尤其是骨盆骨折病人，从而造成严重伤情的漏诊！

■ 最常见的三大遗漏伤情是:脊柱损伤、脊椎损伤、脊髓损伤!

> 经验之谈:
>
> 　　绝不要把一位高能伤(机动车车祸、高处坠落)病人直接收入骨科或神经外科病房,那是坐等灾难降临! 由于容易遗漏严重伤情,创伤科医生最好把这类病人放在自己的眼皮下观察至少 24 小时。

二、初期筛查之辅助检查

在完成了初期筛查的 ABCDE 5 项之后,紧接着是 F(Foley 导尿管)、G(鼻-胃管——预防腹胀和误吸)、H(Hertz——创伤超声)。一般还需要做生命体征监测(呼吸/呼吸机频率、指脉氧、脉率、血压——血压计袖套应该绑在指脉氧对侧肢体上)。

*要严格限制初期筛查的辅助检查项目,只做那些其结果对该病人的即刻处置有影响的项目。*如果你有一个庞大团队和多种资源,就可以将这些辅助检查纳入初次筛查。换言之,如果你是孤家寡人单打独斗,就只能在初次筛查后按线性方式一步一步做这些辅助检查了。

(一) 留置尿管和鼻-胃管

大多数严重创伤病人都需要留置导尿管,监测每小时尿量和体液平衡。

■ 在插入导尿管之前,一定要确认病人没有骨盆骨折或尿道损伤。

■ 尿液试纸检查可以发现镜下血尿,镜下血尿提示可能存在腹内脏器损伤。

■ 所有育龄期妇女都应该做一次尿妊娠试验。

(二) 创伤超声

有经验的急诊医生能够在初期筛查期间为病人做一次创伤超声重点筛查(FAST),目标是检查腹腔内有无游离液体(右肾与肝脏之间、左肾与脾脏之间,以及盆腔内),并检查心脏周围有无心包积液(➲第 230~233 页)。

在我国许多三级医院急诊科,在腹腔内出血的诊断方面,FAST 已经淘汰了诊断性腹腔灌洗(➲第 228~229 页)。

(三) 基本 X 线检查

严重钝性创伤病人的 **3 项基本 X 线检查是颈椎侧位片**、**胸部后前位片及骨盆后前位片**。

1. 颈椎侧位片

如果病情允许,颈椎片应该摄 3 个位(侧位、前后位和齿状突位),要求显示 C7～T1。若 T1 上部不能显示,可以加摄游泳者位像或做 CT 扫描。

2. 胸部后前位片

摄胸部 X 线(Chest X-ray,CXR)片的最主要目的是了解有无胸主动脉损伤(⊃第 95 页)。大量气胸、导致低血容量性休克的大量血胸和上纵隔增宽在仰卧位 CXR 片上能显示出来。只要病人没有脊柱和骨盆损伤,就应该摄直立位 CXR 判断是否存在血胸、气胸、上纵隔增宽以及膈下游离气体(卧位 CXR 对胸部病变的敏感性为 58%,立位 CXR 为 79%)。

3. 骨盆后前位片

骨盆 X 线能检查出导致低血容量性休克、早期可以采用骨盆外固定带处理的严重骨折。

最好提前与放射科医生取得联系,以便他们在病人抵达前就为机器安装胶片。

（四）动脉血气

动脉血气分析能检查出病人的氧合和通气是否满意,可以指导医生是否需要做气管插管或有创通气,还能为病人的体液酸碱情况提供有用信息,有些仪器还能快速查出血红蛋白值。

（五）心电图

内科疾病(如:心肌梗死、心律不齐)发作偶尔是造成机动车道路交通事故或高处坠落的主要原因,需要予以排除。此外,胸部损伤会造成心脏挫伤,低血容量所致的酸中毒也会导致心律不齐。因此,**对年龄>50 岁的伤员应该常规做一次心电图检查**,判断病人先前是否存在内科疾病。

（六）计算机断层扫描

计算机断层扫描(computed tomography,CT)是一种很有用的诊断工具,可以用来发现病人是否存在隐匿性致命伤,还可以用来检出那些可以采取保守治疗的实质性脏器损伤,诊断出需要外科处理或介入放射处理的血管损伤。现代多排螺旋 CT 可以在数分钟内完成头颅、颈部、胸部、腹部和盆部扫描。因此,许多创伤中心都主张对病人做全身 CT。不过,辐射剂量对病人远期的不良影响也开始引起人们担忧。

如果此项 CT 检查是初期筛查,创伤团队应该派人陪伴病人去 CT 室。

将血流动力学不稳定的病人送去做CT检查必须满足下列3项条件：有临床经验丰富的高年资外科医生陪伴、备足了交叉匹配血、附近有立即可以使用的手术室。

第二节　二期筛查

二期筛查是一种"从头至脚"的全面检查，目的是检出所有其他伤情。因此，二期筛查仅在初期筛查完成、所有致命伤情排除后且病人稳定的情况下才能实施。有鉴于此，有些病人需要在手术后才有机会实施二期筛查。

（一）SAMPLE 病史结构化采集

- **S**igns & **S**ymptoms（症状与体征）
- **A**llergies（过敏史）。
- **M**edications（用药史）。
- **P**ast illnesses or injuries（既往病史和外伤史）。
- **L**ast food or drink（最后一次餐饮史）。
- **E**vents preceding emergency，**E**stimation of initial injuries，**E**ffect of prehospital treatment（事件经过、伤后救治及疗效史）——能回忆起哪些？

（二）颅脑与颌面部检查

- 检查头皮和头颅是否有伤口、伤痕或肿胀。
- 做一次 GCS 评分。
- 检查眼内是否有异物（需要取出隐形眼镜）、视力、瞳孔大小和对光反射、结膜出血或眼前房积血、眼球穿入伤、眼球活动范围。如果有颜面肿胀，就需要将眼睑分开检查排除眼球损伤。
- 检查鼻和外耳是否有出血或脑脊液（cerebrospinal fluid，CSF）漏。
- 评估颅神经功能。
- 面部触诊是否有骨性触痛。
- 检查口腔是否有出血、口腔黏膜撕裂或牙齿损伤或缺失。

（三）颈椎与颈部检查

- 视诊和触诊颈部是否有气管移位、伤口、皮下气肿、喉部捻发音、颈静脉怒张。
- 触诊和听诊颈动脉。

■ 请一名助手用手法维持头部中立颈椎直线状,采用 NEXUS 筛查标准排除颈椎损伤(➲第 21～22 页)。

> **经验之谈:**
> 颈静脉怒张的检查方法要求病人取半卧位 45°,测量病人呼气时颈内静脉的可见长度。我们的经验是:平卧病人见不到颈静脉提示容量不足,坐位病人见到颈静脉提示颈静脉压增高。

(四) 胸部检查

■ 再做一次胸部视、触、叩、听。检查前胸、背部、两侧和腋下。

■ 评估心音和颈静脉有无怒张。

■ 对初期筛查时所摄的 CXR 再次读片。

(五) 腹部检查

■ 视诊前腹部和后腰部。

■ 触诊腹部有无触痛。

■ 听诊肠鸣音。

■ 视诊会阴部和外生殖器是否有伤痕或出血。如果怀疑腹腔、盆腔或脊髓损伤,要做一次直肠检查(女病人需要在女护士陪伴下检查),有些女病人需要做阴道检查。

(六) 肌肉与骨骼检查

■ 视诊和触诊四肢,并活动四肢,寻找有无损伤所致的肿胀、触痛或异常活动。

■ 检查外周动脉搏动。

■ 对初期筛查时所摄的盆部 X 线片读片后对骨盆做再次评估。

■ 视诊和触诊胸椎和腰椎有无触痛。

■ 如果怀疑四肢或脊柱有骨折,且先前未做影像学检查,请摄一张 X 线片。

(七) 神经功能状态

■ 评估四肢的肌力、肌张力和皮肤感觉。

■ 如果怀疑脊柱损伤,先前未检查过肛门括约肌肌张力和会阴部皮肤感觉,请做一次肛门括约肌张力和会阴部皮肤感觉检查。

在二期筛查后,可能需要做一些特殊检查(如:X 线、CT、尿路造影或动脉造影)。一定要将你发现的问题清晰地记录在表格式创伤病历上或病人的病历中。

第三节 三期筛查

创伤病人有很高的伤情遗漏率,尤其在意识不清、血流动力学不稳定或存在分散注意力的重大伤情的病人。因此,人们建议在病人入院24小时内,在 ICU 或病房再做一次"从头至脚"的全面检查,目的是找出所有隐匿伤和细微伤,避免遗漏。

附:创伤死亡三峰分布

- 在创伤后数秒至数分钟为第 1 死亡峰,占创伤死亡数的1/2,主要死因是原发性神经系统损伤(大脑、脑干、高位脊髓)、致命性大出血(心脏损伤、大血管撕裂伤)或窒息,这种病人罕有获救。
- 创伤后数分钟至数小时为第 2 死亡峰,占创伤死亡数的1/3,其中半数死因是中枢神经系统损伤(多为继发性损伤),另半数是胸内或腹内大出血,或多发伤引起大量失血。人们把创伤后的第一个小时称为创伤救治的"**黄金时段**"(golden hour)。若能迅速得到伤情评估并在"黄金时段"做出复苏处理,第 2 死亡峰的大多数伤员可获救。
- 创伤后 24 小时至数周为第 3 死亡峰,占创伤死亡数的 10%～20%,主要死因是脓毒症和多脏器功能障碍综合征,该组伤员的预后与创伤早期救治是否积极有效有关。

虽然人们认为创伤病人死亡的 3 个峰并不真实存在。然而,创伤死亡三峰分布的理念为人们救治伤员指明了方向——应该在"黄金时段"把大量精力、人力、物力放在继发性颅脑损伤和胸腹腔大出血方面。若希望逆转休克,让病人不发生致死三联征,最初 60 分钟至关重要。创伤是一种需要争分夺秒的疾病——需要秣马厉兵,随时准备投入高效救治。

(汤文浩)

第二章

气 道

第一节 气道管理

气道梗阻是创伤病人的常见情况。它是创伤病人早期"可预防性"死因之一,因此,气道是创伤复苏中的重中之重。除真性气道梗阻的识别外,*在早期识别出有可能恶化的气道伤情并得到高年资麻醉师支援*同样重要。

(一)创伤病人上气道梗阻的原因

- 意识水平下降(舌后坠)。
- 异物(义齿、松动牙齿)。
- 呕吐物或血块。
- 面部损伤软组织水肿。
- 喉部折断。
- 烧伤组织水肿。

(二)气道评估

- **视**:胸廓呼吸起伏是否一致?口腔内面有无水肿、灼伤、异物、液体或出血?面部和颈部有无灼伤、肿胀或伤口?
  - ○ 气道梗阻体征:用辅助肌呼吸、吸气性气管拖曳、腹式呼吸。
  - ○ 全面打量一下病人是否有烦躁或意识水平下降。
- **触**:面部有无骨折?颈部是否有肿胀、气肿或可触及的喉部折断?
  - ○ 气管有无偏移?胸壁有无骨折或皮下气肿?——及时发现危及生命的伤情(➲第78页张力性气胸、第79页开放性气胸、第84页连枷胸)是初期筛查的任务。
- **听**:贴近病人的口部听呼吸音是否存在鼾声(软组织阻塞)、咕噜声(液体)、喘鸣或发音嘶哑。听诊双侧呼吸音。

（三）基本气道管理

- 病人能回答问题，发音正常➜该病人不需要紧急处理。
- 开放梗阻气道的最初手法：
  ○ 开放气道：举颏或托下颌，就是将下颌骨和舌前移，尽量使下颌牙"地包天"。
  ○ 优化气道的通畅性：做负压吸引清除口咽部碎物和积液。
  ○ 用口咽导气管或鼻咽导气管维持上气道开放。
- 病人有呕吐➜请人协助用滚木法把病人快速翻向一侧，清除气道内的呕吐物。

当创伤病人存在颈椎损伤风险时，请勿采用抬头-举颏手法。如果该病人有气道梗阻，可以采用举颏手法开放气道——将下颌骨和舌前移，从而开放气道（图2-1）。如果梗阻持续，可以采用辅助气道。辅助气道有口咽气道和鼻咽气道两种选项。

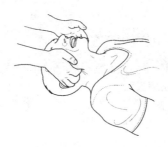

图2-1　举颏手法

1. 口咽气道（图2-2a）

- 口咽气道适用于呕吐反射消失的意识不清病人。
- 测量门齿中心至下颌角之间的距离或者口角至耳垂的长度来**估计所需口咽气道的长度**。先将口咽气道倒转（凹面朝上）插入，然后旋转180°凹面朝下放于舌面上。
- 对于儿童，用压舌板在直视下将口咽气道凹面朝下直接插入，目的是避免损伤口腔软组织。
- 注意，使用口咽气道时可能会把口咽部呕吐物推入气道，造成误吸！如果口咽气道在插入时的刺激引起了病人作呕或呛咳，必须马上取出，以免呕吐物被误吸。
- 如果病人依旧存在气道不畅或者病人意识不清（GCS≤8），电话请求急诊室高年资医生或麻醉医生支援，准备气管插管。

2. 鼻咽气道（图 2-2b）

■ 意识半清醒病人往往能耐受鼻咽气道的插入，鼻咽气道特别适用于颅脑外伤后牙关紧闭的病人。

■ 一般来讲，女性用 6 号，男性用 7 号。

■ 通常是从右鼻孔插入，不过，目标是从最大的无阻塞的鼻孔插入。在鼻咽导管润滑后，用轻柔的旋转手法与面部垂直插入。

■ 如鼻孔有阻塞，请勿强行插入鼻咽导管，以免鼻黏膜损伤出血进一步影响气道通畅性。如果插管遇阻力，可以尝试另一侧鼻孔，或者换一根细一号的鼻咽导管。

■ 对怀疑存在颅底骨折或上颌骨骨折的病人，使用鼻咽气道要审慎。

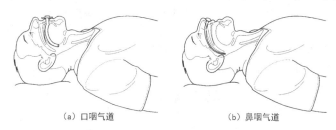

（a）口咽气道　　　　　　　（b）鼻咽气道

图 2-2　辅助气道

3. 喉罩气道

喉罩气道（laryngeal mask airway，LMA）是一种远端带一个匙形充气袖的导管，可以通过盲法插入气道。把充气袖的尖部放在食管入口处，使得空气能通过管道进入喉口。根据病人的体重估测来判断 LMA 的尺寸。

■ 对于意识不清，需要气管插管的病人，LMA 是维持气道的一种暂时措施；也可以在气管插管失败时使用 LMA，为病人再氧合提供契机。

■ 体重<70 kg 用 4 号，体重>70 kg 用 5 号。

■ 放在下咽部覆盖声门口。医生需要事先培训操作方法才能确保在使用时放置到位。

■ 存在误吸风险，不适用于存在呕吐反射的病人或有呕吐的病人，尤其在孕妇或肥胖病人。

■ 此外，对需要采用高压通气的病人，LMA 也不能为病人提供有效通气。

4. 困难呼吸囊-活瓣-面罩

■ 身体质量指数（BMI）>26 kg/m^2。

■ 牙齿脱落。

■ 胡须的存在、面部破裂，或面部血痂。

- 年龄＞55岁。

第二节　确定性气道

确定性气道(the definitive airway)的定义是：将一个带袖囊的导管插入声带水平以下的气道。这根管子必须连接氧源，并固定在位。确定性气道的金标准是经口气管插管。

一、经口气管插管

大多数病人都需要在麻醉下做快速诱导插管(rapid sequence induction，RSI，图2-3)。只有经过适当培训、富有经验的医生才能尝试做快速诱导插管，对低年资医生来讲，最好是采用有效的基本气道管理技能(♻第14页)，目的是维持病人的气道通畅等待高年资气道专家到来。不需要药物就能做气管插管的病人一般都无法存活。

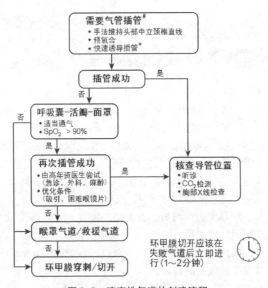

图2-3　确定性气道的创建流程

\# 困难气道应该由高年资医生(急诊室医生、外科医生或麻醉科医生)来做气道管理。如果病人是高风险气道(喉部创伤、面部骨折等)或者已经准备入手术室，考虑将插管推迟至病人入手术室、创伤科主治医师到场。

* 在呼吸囊-活瓣-面罩通气困难病人，应该选择环甲膜穿刺-切开，避免做快速诱导插管。

（一）气管插管的适应证

- 无呼吸（窒息或呼吸暂停）。
- 丧失气道保护能力（创伤性脑损伤或醉酒）。
  - 意识水平下降。
  - 预防可能出现的气道梗阻（如：烧伤或气道创伤）。
  - 误吸风险。
- 组织缺氧。
  - 气道梗阻。
  - 休克。
- 通气不足（如：胸部损伤）或通气过度。
- 需要做深度镇静（外科手术或脱臼复位）。
- 不安全病人或极度躁动病人做安全的检查和处置。

（二）为 RSI 提供协助

1. 成功的可能性

- 检查气道，核实解剖标志。
- 困难插管（判断是否为困难气道）：
  - 严重面部或颈部创伤。
  - 小颌畸形（下颌骨联合距舌骨＜3 横指）。
  - 颈部粗短（胸骨上切迹距甲状软骨＜3 横指）。
  - 开口度狭小。
  - 舌大或舌固定。
  - 颈椎制动。
  - 吸气喘鸣（上气道不畅）。

2. 准备

- 集结人员：急诊科主治医师、护士。
- **监测**：连续监测心电图、指脉氧、无创血压（non-invasive blood pressure，NIBP）、呼气末 CO_2（end tidal CO_2，$ETCO_2$）。
- 如果预计为困难气道，请麻醉科会诊。
- **器材准备**：准备并核查所有相关器材：氧传输系统器材（呼吸囊-活瓣-面罩）、负压吸引器材、常规插管器材（气管导管、工作喉镜、10 mL注射器、固定气管导管的胶布）、困难插管器材（bougie、Mc-Coys 喉镜）和插管失败器材（LMA、外科气道包）。
  - 成年男性用 8 号，成年女性用 7 号。
  - 也可以按病人小指粗细选择气管导管的粗细。

- 在麻醉前获取病人的 SAMPLE 病史(⊃第 10 页),确保 2 条通畅的静脉通路,检查病人的神经功能状态(如:GCS、瞳孔和四肢活动情况)。
- **病人体位摆放**:创伤病人需要做持续颈椎制动。在做快速诱导插管时,要去除颈托,请一位助手蹲在病人的一侧用手法维持头部中立位颈椎直线状(manual in-line stabilization, MILS)。
- 由主持快速诱导插管的医生下达**简短指令**为抢救团队成员分工,包括:插管、给药并注视监护仪、压迫环状软骨、MILS。给出插管失败时的后备计划。

3. 预氧合

理想的预氧合是用 100% O_2 至少 3 分钟,目标是在病人出现呼吸停止、氧饱和度下降前尽可能将预氧合的时间延长。必要时,用呼吸囊-活瓣-面罩通气。

4. 按压环状软骨(可选项)

持续压迫环状软骨,防止误吸,直至插管医生语言提示导管已经放置到位,并且导管的袖囊充气完毕。

5. 给药

给予一个诱导剂量使病人意识丧失,接着给予速效神经肌肉阻断剂使肌肉松弛(表 2-1～表 2-3)。对于低血容量性休克病人,这些药品的剂量一般至少减半。

表 2-1 插管前用药

药名	适应证	剂量
利多卡因	颅内压升高、呼吸辅助	1.5 mg/kg
阿片类(芬太尼)	颅内压升高、缺血性心脏病、主动脉夹层	3～6 μg/kg
阿托品(可选项)	缓和琥珀胆碱所致的心动过缓	2 mg(成人)

表 2-2 诱导药物

药名	优点	警惕	剂量
咪达唑仑	可逆转、顺行性遗忘、抗惊厥	呼吸暂停、不止痛、剂量可变	0.2～0.3 mg/kg
依托咪酯	降颅内压、偶尔降血压	肌阵挛性抽搐、呕吐、不止痛	0.3 mg/kg

续表2-2

药名	优点	警惕	剂量
氯胺酮	血压升高、支气管扩张、分离性遗忘症	分泌增多、颅内压增高、紧急现象	1～2 mg/kg
异丙酚	对肝/肾疾病病人无需调整剂量	严重低血压	1～2 mg/kg

表2-3 肌松药物

药名	剂量
琥珀胆碱	1.5～2 mg/kg
罗库溴铵	1 mg/kg
维库溴铵	0.1 mg/kg

6. 插管

最多试插30秒，或者至病人的氧饱和度低于92%，然后推荐做呼吸囊-活瓣-面罩(bag-valve-mask, BVM)通气。

7. 核实导管位置

■ 金标准是$ETCO_2$监测。

■ 其他方法：用语言提示导管通过声带、视诊胸部呼吸运动对称、听诊双侧呼吸音满意以及摄胸部X线片(CXR)。

■ 在气管导管插入、袖囊充气后，才能松开对环状软骨的压迫，固定导管，重新佩戴颈托。在导管固定方面，人们喜欢用胶布而不是布带，因为布带打结过紧会妨碍颈静脉回流。

8. 插管后

■ 重新评估生命体征。

■ 申请一次CXR核实导管位置。通过静脉滴注维持麻醉。

■ 查一次动脉血气，考虑是否建立一条动脉通路做连续有创血压监测，并安放一只"静脉港"供定时血标本采集之用。

（三）气管插管的并发症

■ 麻醉诱导药所致的低血压。

■ 插管失败，无法为病人实施通气。对于严重面部创伤以及颈部短而粗的病人，气管插管会有难度。

■ 导管插入太深，进入右侧主支气管。

■ 如果病人存在隐匿性气胸,正压通气后会发生张力性气胸①。

■ 对于颅脑损伤病人,如果用了不合适的药物会导致颅内压升高。

二、环甲膜穿刺术与外科环甲膜切开术

环甲膜穿刺(➡第209页)是一种暂时性救命措施,适用于严重低氧血症存在上气道完全梗阻(如:严重面部)或气管插管失败、无法通过其他方法为病人给氧和提供通气时。

外科环甲膜切开(➡第210页)允许确定性气道的插入。由于环状软骨是气管上端唯一环状支持物,因此,该术式不适用于青春期前的儿童。

第三节 颈椎损伤

> 经验之谈:
> 对每个钝性创伤病人都应该考虑到颈椎损伤的可能性。早期制动可以避免潜在脊髓损伤的发生,尤其是高位颈椎损伤!
> 在颈托防护后,不要急于"排除"颈椎损伤!仅当病人的病情平稳后(致命的ABCD伤情排除后或得到妥善处理后),才是做颈椎评估的时机。
> 对于有意识的病人,判断脊髓有无损伤的方法是评估四肢的神经功能状况。

颈椎损伤是指C1至T1上缘的损伤。

"不存在颈椎相关性骨、韧带和神经功能急性异常"之临床判断需要综合依据病史、体格检查或放射学检查阴性。

(一)颈椎损伤高风险伤员

凡存在下列情况之一者,都应该考虑颈椎损伤的可能性并采用颈椎固定制动:

■ 头部或颈部遭受击打史

○ 高能量机动车道路交通事故——加速-减速损伤(图2-4)。

---

① 我曾遇到过一个壮年男性病人,因"被汽车撞伤1小时伴胸闷、腹痛"送至急诊室。BP 80/50 mmHg,P 110次/min,SpO₂ 86%,神清,胸廓右外侧皮下捻发感,腹平软,左侧腹压痛,左下腹穿刺抽及不凝血,骨盆、四肢未见畸形。床边超声:腹腔内中等量积液。床边胸片:双侧多发性肋骨骨折,右侧小量血气胸。积极体液复苏。入手术室时SpO₂ 94%,在气管插管全麻下行剖腹探查。术中见脾脏中极破裂,腹盆腔有暗红色不凝血2 500 mL,行脾切除术。手术进行至30分钟时病人心率和血压迅速下降,在数分钟内出现心脏停搏。立即予胸外心脏按压等抢救措施。行右胸腔闭式引流时见大量气体喷出,右胸闭式引流出血性液体800 mL。手术进行至1.5小时时病人死亡。这个病例的教训告诉我们:对外伤后怀疑有气胸或有肺挫伤的病人,切忌在胸腔穿刺引流前行气管插管正压通气,以免把单纯性气胸变成张力性气胸。

　　　○ 从病人身高 1.5 倍以上的垂直高度坠落。

　　　○ 在浅水区跳水。

　　　○ 某些体育运动：从马背上坠落或橄榄球比赛中因争球撞倒。

　　　○ 老人从站立高度摔倒。

- 创伤性脑损伤或颅骨骨折、意识水平下降的病人。
- 颌面部损伤（如：骨折、牙齿脱落或严重撕裂伤）——颈椎损伤相关伤情。
- 颈项部后正中线触痛者。
- 躯干、腿或臀部的神经功能缺失，无法用周围神经损伤解释者。
- 颈椎或棘突旁肌肉疼痛，或者以往就存在颈部疾病。

此外，在受伤史不清楚的情况下，对老年病人或醉酒病人要放低颈部制动的门槛。

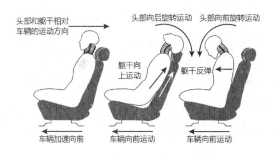

图 2-4　颈椎加速-减速损伤（甩鞭伤）

（二）辅助检查

- 单独普通 X 线片对颈椎损伤的漏诊率高得令人无法接受（33%），因此，钝性伤病人的颈椎影像检查选项应该是颈椎 CT 扫描。
- 筛查性 CT 扫描：NEXUS 筛查标准（表 2-4）的作用是判断*哪些病人需要做 CT 扫描才能排除颈椎损伤*，适用于所有伤员。

表 2-4　NEXUS 脊柱损伤排除标准

> 在钝性低风险受伤机制病人，为了排除颈椎损伤、免除不必要的影像学检查或颈椎固定，临床医生可以采用 NEXUS 脊柱损伤排除标准。NSAID[①]一词有助于该标准的记忆：
>
> - **Neuro deficit**——无局灶性神经功能缺失。

- **S**pinal tenderness——后正中线无疼痛和触痛。病人颈部能主动左旋右旋 45°且无疼痛。
- **A**ltered metal status——意识机警(GCS = 15)、检查配合且言语可信。
- **I**ntoxication——无醉酒或药物中毒。既往无颈椎骨折或炎症性关节疾病病史(如:类风湿性关节炎)。
- **D**istracting injuries——无分散注意力的伤情。

- MRI 扫描规则:
  - 如果意识清醒病人主诉正中线有触痛,且颈椎 CT 检查正常,就应该做 MRI 扫描或颈椎过伸-过屈位摄片,以排除韧带损伤。这些病人应该继续佩戴颈托,直至看到 MRI/过伸-过屈报告。
  - 如果病人不省人事,让病人戴着颈托做 MRI 检查会增加并发症发生率。因此,人们不再常规对昏迷病人采用 MRI 来排除颈椎损伤。一般来说,如果 CT 未显示损伤,并且病人四肢能活动,主治医师就有权排除脊柱损伤。
  - 如果病人反应迟钝,建议不要采用过伸-过屈颈椎摄片来评估颈椎单独韧带损伤或 SCIWORA 的可能性。虽然,对于意识不清的不可评估病人,MRI 依旧是颈椎单独韧带损伤或 SCIWORA 的首选影像检查项目,但越来越多的证据支持在此情况下采用合适技术的高级 CT 成像。

(三) 颈椎损伤"排除"前的颈部制动

颈椎损伤"排除"前的颈部制动是指在恰当的颈椎评估(判断颈椎损伤存在与否)完成前,用支具将颈部固定于头部中立位颈椎直线状。大多数创伤病人在抵达急诊室时,已经由救护人员采用颈托、头部固定器加头部固定带做了头部制动,躺在长脊柱板上,有固定带固定躯干。否则,就应该在病人抵达后根据需要给病人戴一个颈托。

1. 准备与佩戴

凡有颈椎损伤机制的病人以及正在按照颈椎损伤"排除"预案走流程的病人都必须采用颈椎制动处理,包括:

- 按照医生的医嘱,床头抬高不超过 30°。
- 仅当怀疑脊柱的胸腰骶有损伤时才使用滚木法。
- 用手法维持头部中立位颈椎直线状(MILS)——用戴手套的手放在病人头部两侧维持其中立位,但不要遮挡耳朵,以便与病人沟通。如果有适应证,请取一个**硬质颈托**、头架、头部固定器和固定

带将病人仰卧位固定在手推车上。

- **对骚动不合作的病人不应单一固定头部**，因为在头部制动的情况下病人躯体的活动可能会加重损伤。

2. 避免颈托并发症

- 在颈托制动下检查（对颈椎做手法制动）皮肤是否有破损、撕裂、肿胀、穿入伤、气管移位、皮下气肿或颈静脉怒张。
- 确保在撕裂伤或其他开放性伤口周围颈托的衬垫满意。

3. 执行颈椎损伤"排除"预案

- 在初期筛查后，要尽快将病人从脊柱板上移下来，提升病人的舒适度，避免发生压疮。
- 不符合颈椎损伤高风险定义（一般是依据受伤机制）且初期筛查正常的伤员，还需要符合 NEXUS 脊柱损伤排除标准（表2-4），才能排除颈椎损伤，不需要再进一步做放射学评估。

（四）用滚木法做初期筛查

对生命体征稳定，不怀疑存在内出血（胸、腹、盆、股骨）的病人，可以在初期筛查结束后采用滚木法检查或搬运。

滚木法（图1-2）允许评估脊柱和躯干背部是否受伤，然后撤除脊柱板。由一人担任滚木团队队长，负责手法维持头部中立位颈椎直线状（MILS），并与腿部协同滚动。3 名队员的双手分别放在：①病人的肩部和腰部，②病人拟翻动侧臀部和大腿的下方，③双手放在拟翻动侧小腿的下方。3 个人遵照团队指挥的指令，把病人翻滚至 45°。第五人将脊柱板拉出，清除病人身下的碎屑，检查背部，自上而下轻触脊柱有无触痛，并根据需要评估肛门括约肌张力和会阴部感觉。完毕后，滚木团队队长给出指令，将病人放回至仰卧位。

（五）"排除"颈椎损伤（图2-5）

1. 可评估病人

可评估病人是指可以通过临床检查排除颈椎损伤的病人。除了后正中线无疼痛和触痛外，**要求病人符合 NEXUS 脊柱损伤排除标准（表2-4）**的所有其他条件，然后按以下方法做临床颈椎评估：

- 询问病人是否有颈部疼痛。如果病人诉疼痛，就让病人佩戴颈托，做枕骨至 T1 的轴向 CT 扫描，加矢状位和冠状位重建。无 CT 检查条件时，摄颈椎普通 X 线片三位像：前后位（AP）、张口齿状突位和侧位，从枕骨底部至 T1 椎体上部。

- 如果病人诉无颈部疼痛,就在病人保持头部位置不变的情况下松开颈托,用手法维持颈部稳定。对颈椎后正中线棘突做全面触诊,了解有无触痛或骨性滑落感,让病人做颈部屈伸、主动左旋右旋45°。只要病人有疼痛,就**停止检查**,重新戴上颈托,做枕骨至T1的轴向CT扫描,加矢状位和冠状位重建。
- 如果没有触痛或运动疼痛,做压头顶试验(轴向负荷)或颈部抵抗运动(抵抗你的手)。
- 如果病人有症状,但CT检查正常,就申请颈椎MRI检查。

2. 不可评估病人

不可评估病人是指病人不符合"可评估病人"条件、无法通过临床检查排除颈椎损伤的病人。

- 这些病人都应该做枕骨至T1的轴向CT扫描,加矢状位和冠状位重建。
- 如果神经放射学医生认为CT检查正常,对低风险病例,可以排除脊椎损伤。对高风险病例(第20页)且病人可以安全地转运至MRI室,就申请颈椎MRI检查(尽早申请,最好在第2天之前,前提是病人能够安全地送入扫描机,目的是判断脊髓是否有异常)。

3. 颈椎损伤高风险伤员

对颈椎损伤高风险(一般是依据受伤机制)且初期筛查正常的伤员,即使没有触痛或运动疼痛,也需要做枕骨至T1的轴向CT扫描加矢状位和冠状位重建,甚至要做MRI检查。

4. 请骨科或神经外科会诊

- 如果影像检查显示异常,就应该先请骨科或神经外科医生会诊后才能移除颈托。
- 如果病人有神经功能缺失并且考虑可能与颈髓损伤有关,请骨科或神经外科医生会诊。如果上述影像检查结果均呈阴性,就移除颈托,在病历中记录存档。
- 将颈托维持到位,永远将脊柱防护事项铭记在心。
- 病人躺在脊柱板上的时间不宜超过2小时,即使脊柱损伤未得到"排除"。因为有证据表明这些器具会造成病人皮肤损伤,把病人从脊柱板上移下来时要尽可能小心。

目标是在4小时内完成颈椎损伤的"排除"。如果病人有明显的"分散注意力"的伤情,目标是在12小时内完成颈椎损伤的"排除"。

- 如果**在病人离开急诊室时**,还无法排除颈椎损伤,就应该更换一个尺寸合适的软衬颈托。

- 如果病人入院 24 小时后,从临床角度仍无法排除颈椎损伤,就要申请颈椎 MRI 检查;如果病人意识清醒,也可以考虑摄颈椎过伸-过屈位像。

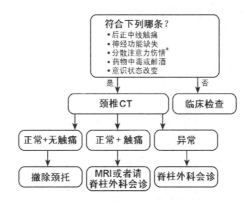

图 2-5　颈椎损伤筛查流程

*分散注意力伤情的定义是颅脑、颈部、胸部或上肢损伤,或者损伤造成的疼痛需要使用的镇痛剂剂量使得病人无法配合临床检查。

注意:如果颈椎 CT 正常,但触痛,应做 MRI 检查(48 小时内)或过伸-过屈普通 X 线摄片。如果颈椎 CT 正常,但病人属临床不可评估,应做 MRI 检查或过伸-过屈普通 X 线摄片。

(六)救治指南

1. 颈椎保护下的气道开放

- 气道不畅的原因可能是直接创伤,也可能是颅脑损伤意识水平下降。甚至病人被送来时未对脊柱做任何控制固定——**只要有疑问就固定之。**
- 所有 GCS≤8 的病人(已经上了颈托和 MILS)或激动暴躁的颅脑损伤病人都应该做气管插管,确保气道开放,以方便评估,同时保护脊柱。

2. 呼吸

- 切记,要评估是否另外还存在胸部损伤。
- 膈神经起源于 C3～C5,一旦膈肌瘫痪,呼吸衰竭就会接踵而至。病人可能需要机械通气。即使是低位颈椎损伤(如:C6),脊髓内的上行性水肿也会影响膈神经。

■ 上段胸髓损伤致肋间肌功能丧失的病人可能会损害呼吸功能。

3. 循环

■ 脊髓损伤(通常在 T6 以上)病人可能会出现神经源性休克,原因是交感张力消失。病人表现为低血压、心动过缓以及因脊髓损伤水平以下外周血管扩张所致的皮肤温暖。

■ 要注意排除其他损伤所致的低容量血症(如:脾损伤)。

4. 神经系统

■ 对重大创伤病人要重新评估 GCS,并记录在案。

■ 用滚木法做二期筛查,评估是否存在伤口、肿胀、后正中线触痛、脊椎台阶感以及棘突不齐。

■ 全面的 ASIA 神经病学检查:了解上肢和下肢的肌张力、肌力、反射、感觉和协调(表 2-5,图 2-6)。直肠指检评估肛门括约肌张力,了解肛周感觉。注意有无排便失禁和括约肌松弛。皮节和肌节定位。

表 2-5　常用肌节和感觉皮节定位

速记顺口溜

■ 常用肌节:

○ 屈肘伸肘五六七:C5 屈肘肌(肱二头肌,肱肌),C6 伸腕肌(桡侧伸腕长肌和短肌),C7 伸肘肌(肱三头肌)。

○ 中指小指在八一:C8 中指屈指肌(固有指屈肌),T1 小指外展肌(小指外展肌)。

○ 屈髋伸膝二三四:L2 屈髋肌(髂腰肌),L3 伸膝肌(股四头肌),L4 足背伸肌(胫前肌)。

○ 伸趾屈踝是五一:L5 长伸趾肌(踇长伸肌),S1 踝跖屈肌(腓肠肌、比目鱼肌)。

○ 肩外展 C5、屈肘 C5~C6、伸肘 C7、屈指 C8、屈髋 L1-L2、伸膝 L3-L4、屈膝 L4-L5-S1、屈趾 S1-S2、肛门括约肌 S2-S3-S4。

■ 常用感觉皮节:

○ 枕二窝三四肩锁,肘五拇六指间错:C2 枕骨粗隆;C3 锁骨上窝;C4 肩锁关节;C5 肘关节桡侧;C6 拇指;C7 中指;C8 小指。

○ 胸一胸二到腋窝,胸三十一排排坐:T1 肘关节尺侧;T2 腋窝;T3~T11 分别对应相应肋间。

○ 十二沟,腰二股,三髁四踝芭蕾五:T12 腹股沟;L2 大腿前侧中点(L1 在两者中间);L3 股骨内踝;L4 内踝;L5:1、2 跖趾关节。

○ 骶从足跟到腘窝,三结四五肛周落:S1 足跟外侧;S2 腘窝;S3 坐骨结节;S4-5 肛周。

■ 简约版：
  ○ （颈）3-4-5 膈肌"舞"①；（颈）5-6-7 上臂"起"②；（骶）2-3-4 阴茎"肆"③。
  ○ 胸 4 齐乳头，胸 6 对剑突，胸 10 平脐窝，腰 1 腹股沟，腰 4 膝下走。

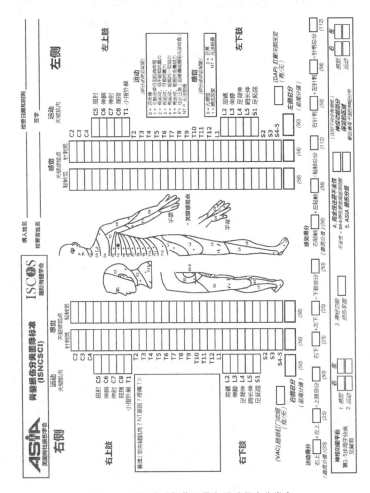

图 2-6　ASIA 脊髓损伤记录和严重程度分类表

———————————

① 意思是"膈肌上下起伏"，提示由膈神经支配的膈肌能活动。
② 意思是"上臂能够上抬"，提示由胸长神经支配的前锯肌能活动。
③ 意思是"阴茎能够勃起和射精"，提示含副交感纤维的阴部神经功能正常。

5. 一般处理

- 酌情创建静脉通路,滴注阿片类止痛剂。
- 插入导尿管,保护膀胱的同时监测尿量。
- 脊柱影像检查:熟悉急救预案。在重大创伤病人(尤其是气管插管病人)的创伤影像检查系列中可能需要包括全脊柱 CT 扫描。

  切记,在脊柱单发骨折病人中,非毗邻部位第二骨损伤的发生率为 15%。
- 尽早与当地脊柱创伤中心取得联系,寻求高见。
- 脊椎损伤病人往往有肠麻痹,可能需要插入鼻-胃管减压。

(芮云峰)

第三章

呼　吸

第一节　呼吸评估

在气道评估和颈椎制动后就应该着手呼吸评估。初期筛查的目的是找出危及生命的胸部损伤。所有重大创伤病人都应该通过一个带非重复呼吸贮气囊的面罩给氧 15 L/min，优化吸入氧浓度。

（一）临床评估

- **评估颈部**：检查是否有气管移位、伤口、外科性皮下气肿、喉部捻发音或颈静脉怒张。在做颈部评估时，可能需要去除颈托，采用手法维持头部中立位颈椎直线状。
- **充分暴露胸部**：剪掉所有衣服，评估前胸全部区域，包括腋下和肩顶部。
- **评估呼吸频率**。
- **视诊**：有无畸形、伤痕、擦伤、肿胀、伤口、连枷胸反向呼吸运动和胸部呼吸运动不对称。
- **触诊**：沿锁骨、胸骨和肋骨触诊软组织有无触痛、捻发音、胸廓不稳定或皮下气肿。
- **叩诊**：叩诊双侧胸部是否有高鼓音或浊音（戴着手套在嘈杂的复苏室环境下叩诊可能有难度）。
- **听诊**：在双侧腋下、上胸和下胸听诊肺部呼吸音。
- **脉搏血氧仪**。
- **检查背部**：在病人仰卧时医生可以用戴手套的手从病人肩部向下触至臀部，排除伤情。如果初期筛查未发现明显危及生命的伤情，就可以用滚木法直接做背部视诊。这对于穿入伤病人尤其重要，因为背部的伤口很容易被漏诊。

（二）辅助检查

1. 创伤超声（FAST）

心包超声图像能显示心包积液和心脏压塞。创伤超声可用来评估气胸或血胸的存在与否（●第 230 页）。

2. 床边胸部 X 线片（CXR）

在病人仰卧位情况下，CXR 对气胸的诊断并非 100％可靠，因为空气会聚集在前胸。细微征象包括肝脏区的高透射线或"深沟征"，原因是空气勾勒出界限清晰的肋膈角以及纵隔与膈肌交会线。如果病人仰卧，液体在后胸积聚，与未受伤的一侧相比，血胸一侧看上去就是白色肺。在正常仰卧位 CXR 上，纵隔可能显得变宽，但是，如果怀疑存在创伤性主动脉断裂，就应该进一步检查。普通 X 线片能显示肋骨和锁骨骨折，提示高能机械力作用于胸部。

3. 动脉血气

血气分析的重要性在于评估氧合的充分性以及是否需要进行有创通气。

4. 心电图

心脏挫伤会导致 ST 段变化或心律失常。

5. 计算机断层扫描（CT）

CT 在肺实质改变和主动脉损伤的检出方面特别有用。

第二节 有生命威胁的胸部损伤

表 3-1 罗列的 5 大常见致命性胸外伤的临床体征或许有助于在初期筛查中将危及生命的单一胸外伤甄别出来。切记，对于低血压病人一定要提防其他出血源的可能性。

表 3-1 5 大常见致命性胸外伤的临床体征

伤情	胸壁视诊	叩诊	空气入肺	血压	●
张力性气胸	显著膨胀	高鼓音	减少	可能降低	第 78 页
开放性气胸	有伤口	高鼓音	减少	正常	第 79 页
大量血胸	运动减弱	浊音	减少	降低	第 82 页
连枷胸	畸形	因为疼痛往往无法叩诊	减少	正常或升高	第 84 页
心脏压塞	可能有伤口	正常	正常	降低	第 86 页

（芮云峰）

第四章

循　环

第一节　心搏骤停

对同时符合下列 3 点的病人,可以考虑做复苏性开胸术(第 219 页):

- ■ 胸部或上腹部穿入性损伤,如:"心盒区"刺伤(第 73 页图 8-1)。
- ■ 同时,目击心搏骤停,至少 10 分钟内还存在生命迹象。
- ■ 并且,怀疑心脏压塞。

复苏性开胸术是一种极为罕见的手术,只能由在该手术方面经过培训和有既往经验的医生来实施。

第二节　休　克

休克的定义是组织灌注和氧合不足,已无法满足组织对氧和营养物质的需求。出血性休克是休克的一种亚型,直接与血液丢失有关,其结果是因循环容量丢失和携氧的红细胞减少导致氧输送下降。大多数大出血死亡都发生在受伤后 2 小时内。

（一）创伤病人休克的常见种类

- ■ **低血容量性**:创伤后低血压的最常见原因是循环容量丢失(如:出血或烧伤)。
- ■ **心源性**:创伤病人有低血压,但失血不多,同时有颈静脉和外周静脉扩张,应该怀疑心源性休克。
  - ○ **泵机制衰竭**,如:心脏挫伤。
  - ○ **梗阻性**:心排出量受外来压迫(如:张力性气胸或心脏压塞)而下降。
- ■ **神经源性**:因交感传出冲动消失(如:脊髓损伤)血管扩张。

（二）低血容量性休克

出血的定义是循环血量急性丢失，是创伤病人最常见的休克原因。

1. 五大易忽略出血源——"胸、腹、盆、股、'满地血'"

- 胸腔——心脏或大血管损伤。
- 腹腔和腹膜后——实质性腹内脏器或大血管。
- 骨盆——出血来自骨髓腔和骨盆周围静脉丛。
- 股骨——出血来自骨髓腔，隐性出血量可以＞1 L。每一根肋骨骨折出血量可以达到 150 mL。
- 外出血——血液流淌在事故现场。

2. 低血容量性休克的症状、体征和临床所见

> 经验之谈：
>
> 人体对低血容量的第一生理反应是通过增加心率（脉搏快）来弥补每搏心排出量的下降。请对每一位创伤病人记录脉率。
>
> 低血压（收缩压＜90 mmHg）。收缩压的粗略估计：
> - 桡动脉扪及搏动提示血压＞80 mmHg；
> - 股动脉扪及搏动提示血压＞70 mmHg；
> - 颈动脉扪及搏动提示血压＞60 mmHg。

评估创伤病人循环状态的简易方法有下列前 4 项：

- 意识状态（意识机警、对语言有反应、对疼痛刺激有反应、无反应）。
- 皮肤灌注（皮肤变得湿、冷、苍白；皮下静脉萎瘪；毛细血管再充盈时间延长至 2～3 秒）。
- 生命体征"两高一低"（心率快、呼吸频率快和血压低）。心动过缓是一项后期、临终前征象。
- 尿量＜0.5 mL/(kg·h) 和中心静脉压（central venous pressure, CVP）下降。
- 动脉血气分析显示代谢性酸中毒。

3. 成年病人的休克分级

健康成年人的血量约占理想体重的 7%（70 mL/kg），例如：70 kg 成人的循环血量约为 5 L。儿童的血量约为 80 mL/kg。

由休克激活的人体代偿机制（心率加快和血管逐渐收缩）有助于病人大致失血量的判断（表4-1）。注意，低血压不是低血容量性休克的一项早期征象，而是后期迹象。

表 4-1 ATLS 教程对出血临床特征的分级

分级	血液丢失量	临床特征
I	≤750 mL ＜15%	心率增快 可以有轻度心率增快
II	750~1 500 mL 15%~30%	**心率增快＞100 次/min** 脉压差缩小 面色苍白
III	1 500~2 000 mL 30%~40%	**低血压** GCS 评分减小,意识模糊或焦虑
IV	＞2 000 mL ＞40%	可能有心率减缓 严重低血压 开始意识不清

(三) 常见失误

导致失血量高估或低估的可能原因有多种,包括:

- **年迈**:该人群的交感神经活动力减弱,因而对急性低容量血症无法代偿。
- **药物**:如:β阻滞剂会阻碍人体对失血发生心动过速反应。
- **起搏器**:脉搏不会因失血而改变。
- **低体温**:无论失血情况如何,呼吸频率、脉率和血压都会降低。
- **儿童**:起初代偿良好,迅即出现灾难性恶化。
- **妊娠**:妊娠妇女的血量增加高达正常人的 150%,因此,严重失血的孕妇可能仅有轻微休克征象。
- **运动员**:人体对锻炼的生理反应意味着更多的血量和更低的静息心率。因此,对这些病人来讲,即使脉搏为 90 次/min 可能已经是严重心动过速反应。

(四) 创伤休克病人要慎用滚木法

在有低血压的创伤病人、怀疑有胸内或腹内内出血的病人以及可能有骨盆骨折的病人,请勿采用滚木法。因为滚木法移动病人可能会导致已经形成的血块松脱,造成进一步持续出血、病人心血管衰竭甚至心搏骤停。可以用铲式救援担架(➡第 7 页图 1-3)将病人从脊柱板或手推车上移下来。背部的检查可以通过用手在背部自上而下检查是否有出血,或者采用 10~15°的**迷你滚木法**先检查背部一半,然后再检查另一半。

第三节 低容量血症的处理

原则包括控制出血、液体复苏、预防低体温以及监测病人的反应。

(一) 五大易忽略出血源的控制

1. 内出血

- **胸腔**➜手术室。
- **腹腔**➜手术室。
- **骨盆**➜骨盆外固定带±手术室或血管栓塞。
- **股骨**➜外固定夹板±手术室。

2. 外出血

- 大多数四肢外出血可以通过直接压迫和抬高患肢得到控制。偶尔,可能需要采用商品化的止血带来控制肢体出血。
- 在无法压迫的部位(如:颈部或腋部)可以将一根粗的 Foley 导尿管插入伤口内,充入生理盐水膨胀球囊压迫止血(➲第 66 页图 7-3)。对骨盆骨折出血,可以用一条床单或商品化的骨盆外固定带缩小骨盆容积、减少骨折片移动(➲第 147 页图 12-2)。长骨骨折的复位和固定也有助于减少出血。
- 复苏性主动脉内球囊阻断术(resuscitative endovascular ball on occlusion of the aorta,REBOA)或剖胸主动脉夹闭阻断术。

(二) 出血性休克的优先处置策略

ATLS 指南强调循环的重要性(C in ABC)——止血和恢复循环血量。

(三) 体液复苏的原则

目前对创伤病人的复苏策略是允许性低血压、尽可能减少晶体液复苏、积极使用血和血制品。

1. 输什么——输何种液体

- 要尽快抽取血标本做交叉配血。打电话给血库,告知该血样的紧急程度。
- 初始液体复苏应该先采用预温的晶体液(如:乳酸钠林格液)作为在血制品抵达前稳定病人血流动力学状态的权宜之计。
  - ○ 对**无反应者**(在初始液体输入后血液动力学无改善)应该进行急诊外科手术并输入 O-阴性血(➲第 267 页)。

○ 对**短暂反应者**(在初始液体输入后生命体征有改善,但随后因持续出血又恶化的)应该进行急诊外科手术并输入同型非交叉血(➠第 267 页)或 O-阴性血。

○ 对**快速反应者**(在初始液体输入后生命体征永久稳定)通常只需要输晶体液,如果需要输血,可以等待交叉完全匹配的血液。

■ 病人就诊时就已经表现为**明显出血性休克**,主张采用**血浆优先**(plasma-first)的复苏策略。在动物模型和人体临床研究中,血浆复苏的生存率优于人工胶体液或高张盐水,后者会使潜在的凝血功能障碍恶化。

2. 输多少

■ 对无法采用压迫止血的持续出血病人,一味大量输入晶体液会导致不良结局,包括稀释性凝血功能障碍、由于收缩压迅速上升将"血凝块冲脱"、加重的水肿造成腹部筋膜室综合征以及脏器衰竭。

■ 目的是输入足够的液体,维持病人重要器官灌注,直至病人抵达手术室。成年病人一般主张遵循**允许性低血压**策略[①],就是先用晶体液 1 L(<40 kg 的儿童按 20 mL/kg)快速输液(团注),将收缩压维持在 80~90 mmHg、可触及桡动脉搏动或有言语反应。

■ 如果病人情况依旧不稳定,就应该考虑输血和外科止血。

■ 如果病人有明确的外科手术适应证,就不应该在体液复苏方面浪费时间!

■ 例外情况是有颅脑损伤证据的病人,这类病人需要更高的血压来维持脑灌注压。这类病人的目标血压是 100 mmHg。

3. 走哪条路——血管通路选择(➠第 212 页)

■ 静脉通路首选两条大口径管道(14 g 或 16 g)在上肢(前臂或肘窝)建立外周静脉通路。如果外周静脉通路的建立有难度,可以做骨髓腔插管。

■ 骨髓腔通路:主要适用于外周静脉通路无法建立的 6 岁以下儿童(➠第 213 页)。婴幼儿用 18 g,儿童用 15 g。

---

① 允许性低血压(permissive hypotension)又称"控制性复苏""平衡复苏"或"低压复苏",这些概念都是指:有活动性出血的穿入伤病人,在活动性出血得到确切控制前,要限制晶体液的输入量,维持重要脏器的基本灌注即可,<100 mmHg 的轻度低血压对病人是有益的!不过允许性低血压在钝性创伤中的地位依旧不明朗,对创伤性脑损伤的病人则为禁忌证。此外,对有些出血性休克病人,基本不能输入晶体液。要早期输血和使用血液制品。

- 中心静脉通路首选股静脉和锁骨下静脉,最后选颈内静脉。
- 最后一招是静脉切开,如:大隐静脉。

对颈部或上臂外伤病人,应该选择健侧静脉通路,以免输液从近侧破损静脉外溢。

(四) 大量输血

- 大量输血的定义:24 小时内输血量达全身血量,或者 1 小时紧急输血量超过病人血量的 50%。
- 大量输血的并发症:低体温、稀释性血小板减少、凝血因子耗竭、氧离曲线变化和低钙血症。
- 如果病人在第一个小时后依旧属于你的病人,请检查国际标准化比率(International Normalized Ratio,INR)、活化部分凝血活酶时间(Activated Partial Thromboplastin Time,APTT)、血小板和纤维蛋白原。
- 如果需要输入凝血因子,请血液科会诊,指导血小板、新鲜冰冻血浆(FFP)或冷沉淀(Cryo)的使用。
- 输血一定要使用加温器,因为低体温会加重酸中毒、诱发心律失常、导致氧离曲线左移、影响血小板功能。

(五) 损害控制复苏

- 多发伤病人死亡的常见原因是致死性三联征——*凝血功能障碍*、*低体温*(＜34℃)*和酸中毒*(pH＜7.35),互为因果,形成恶性循环。
- 判断凝血功能障碍的临床依据是凝血时间异常、PT/INR 延长或一些比较时髦的检测方法异常,如:血栓弹力图(thromboelastography,TEG)或快速血栓弹力图(rapid TEG,rTEG)。请注意*创伤性凝血功能障碍*[①]。
- 失血性休克在出血控制前应该实行*损害控制性复苏*(damage control resuscitation),又称*止血性复苏*(hemostatic resuscitation)(表4-2),将无细胞液的用量降至最低。对有"致死性三联征"征兆的病人,应尽可能地缩短手术时间,最好把手术时间控制在 90

---

① 创伤性凝血功能障碍(trauma-induced coagulopathy,TIC),在抵达医院的严重创伤病人中有 1/4 病人 INR 增高(＞1.3)。这种 INR 增高带来了死亡率 4 倍的增加。其低凝状态形成的原因主要有两方面:其一是因为糖萼和活化蛋白 C 释出造成自我肝素化;其二是因为休克后的代谢产物导致血小板功能障碍,同时由于内皮释放组织纤溶酶原激活物导致过多血凝块降解(纤溶亢进)。两者都进一步导致凝血功能障碍。

分钟之内(⊃第 238 页),**目标是控制出血、防止污染和避免进一步伤害。**

表 4-2 出血性休克的损害控制性复苏

- 供氧,急诊建立两条静脉通路,采血样送血库做交叉配血。
- 出血性休克的重点是外科止血。在外科出血得到确切控制前,采用**允许性低血压策略**——将收缩压维持在 80~90 mmHg。
- **尽量减少晶体液**(如:乳酸钠林格液和生理盐水)的应用,它们是创伤病人全身炎症反应和多脏器损害(ARDS,腹部筋膜室综合征)的元凶。
- 在晶体液中首选 5%HTS(高张盐水)复苏①。紧急病人可以先团注晶体液或 O-阴性血 250 mL。
- 早期应用血制品:尽可能使用**新鲜全血复苏**。如果没有全血,就只能选择成分血输入,将压积红细胞(尽可能新鲜)、鲜冻血浆和血小板按 1:1:1 输入(⊃第 269 页)。
- 考虑用重组凝血因子 Ⅶa 或因子 Ⅸ。
- **注意保温**,避免发生低体温。

(六) 低体温的预防

想方设法确保病人体温不下降,体温下降会使酸中毒和凝血功能障碍进一步恶化。定时监测病人的体温。

外用保温毯和小熊(Bear Hugger™,动力充气型升温仪)来保持体温。所输入的液体应为预先保存在复苏室加热柜中的液体。另一种方法是用一台加温仪包绕输液装置,但输液速度应缓慢。

(七) 监测治疗反应

应该观察下列指标:

- 脉率和脉搏强度。
- 呼吸频率、O_2 饱和度。
- ECG 监测心率、血压。
- 留置导尿管监测每小时尿量。
- GCS 评分。
- 动脉血气监测酸中毒、乳酸盐、血红蛋白。

---

① 一般先快速输入 5% HTS 250 mL,产生的扩容效应约相当于快速输入生理盐水 1 250 mL。遗憾的是市场上无 5% HTS 出售,但是,可以选择 6%羟乙基淀粉氯化钠注射液(Hespan)或 6%羟乙基淀粉乳酸钠林格注射液(Hextend)。

第四节　心性休克

创伤病人如有低血压，但失血不多，同时有颈静脉和外周静脉扩张，应该考虑心源性休克。

- 导致心性休克的相关创伤因素有：心脏压塞、钝性心脏损伤、张力性气胸、空气栓塞和心肌梗死。
- 空气栓塞见于大静脉、肺或低压心腔外伤后。偶尔，也可以是医源性的，如：中心静脉穿刺置管。
- 如果病人有上述伤情之一，病情突然恶化，就应该警惕空气栓塞的可能。
- 有些病人可以在心脏区听到"晃荡"杂音。
- 治疗方法是病人取头低足高体位，开胸直接吸出心脏内的空气。对于肺损伤病人，可以用血管钳夹住肺门血管控制气栓来源。
- 老年人表现心性休克时，应该考虑心肌梗死。要常规做心电图和血肌钙蛋白水平测定。
- 心搏骤停(➲第172页)。在医院内，除颅脑损伤外，对创伤病人实施胸外心脏按压往往于事无补。

（石　欣）

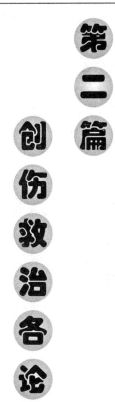

第二篇 创伤救治各论

第五章

颅脑损伤

第一节　颅脑损伤基础

创伤性脑损伤(Traumatic Brain Injury，TBI)占创伤死亡的50%。在急诊室就诊的颅脑外伤病人中，90%是轻微 TBI。

- **原发性脑损伤**：这种损伤是受伤当时的机械伤结果，且不可逆(如：脑撕裂伤、脑挫伤、剪切力造成的白质轴索损伤)。防护措施会影响原发性脑损伤的严重程度，如：自行车头盔、安全带、车辆安全气囊等。
- **继发性脑损伤**：这种损伤发生在受伤后，由低灌注所致，具有可预防性和可逆性。容易造成继发性脑损伤的因素分为：
  - 颅外因素：休克、低氧血症和电解质紊乱。
  - 颅内因素：血肿、脑水肿、感染和脑积水。

许多颅脑外伤病人都有醉酒或药物中毒史。然而，临床医生绝不能把意识水平恶化或躁动不安归咎于醉酒或中毒，而忽略了颅脑外伤的效应。

(一) 颅内高压的病理生理

1. Monro-Kellie 原理

颅腔内容物由脑、静脉血、动脉血和脑脊液组成，这些内容物被坚硬的颅骨包裹。当颅内形成一个团块(如：出血或肿胀)时，静脉血和脑脊液就被挤出颅腔，从而维持颅内压(intracranial pressure，ICP)正常值在5～10 mmHg。

当静脉血和脑脊液无法继续代偿时，就会出现一个**拐点**，ICP 随之急剧上升(图 5-1)。

如果 ICP 继续上升→"瓶塞效应"出现→颞叶疝→病侧第三颅神经麻痹和对侧偏瘫，并出现 Cushing 反应(表现为呼吸缓慢、心动过缓和高血压)。

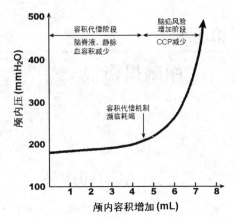

图 5-1　Monro-Kellie 原理

2. 自动调节血压

正常脑动脉对血压的反应(低血压时动脉收缩,高血压时动脉扩张)能维持脑血流恒定。然而,在颅脑损伤后,这种自动调节受到干扰,使得脑血流依赖脑灌注压(cerebral perfusion pressure, CPP)。

> CPP ＝平均动脉压(MAP)－颅内压(ICP)

- CPP 对维持满意的脑灌注、减轻继发性脑损伤至关重要。成人要求 CPP>70 mmHg,年幼儿童要求>50 mmHg。
- 在 ICP 升高时,必须维持平均动脉血压(mean arterial blood pressure, MAP),才能确保 CPP 满意。

3. 二氧化碳

$PaCO_2$ 过高或过低对大脑都有害。

- 低碳酸血症➡脑动脉收缩➡脑血流减少。
- 高碳酸血症➡脑动脉扩张➡颅内容积增加➡ICP 升高。
- 目标是维持血二氧化碳浓度正常($PaCO_2$＝32~35 mmHg)。

(二)颅脑损伤的受伤机制和病史采集

1. 受伤机制和诱发因素

- 钝器伤:机动车道路交通事故、袭击、高处坠落、体育事件(如:骑马摔伤)。下列为高危受伤机制:
  - 被机动车撞伤的是行人或骑自行车人;

○ 乘客从机动车内弹出；

○ 从 1 m 以上高度或者从 5 级以上阶梯台级跌落。

■ *穿入伤（罕见）*：刀刺伤、枪弹伤、尖桩刺入。

2. 病史采集要点

■ 受伤机制？

■ 本次颅脑外伤和无应答是否有内科病因，如：低糖血症、癫痫？

■ 有目击者证实意识丧失吗？

■ 对伤前（逆行）或伤后（顺行）事件有遗忘吗？

■ 有呕吐吗？有头痛吗？

■ 有异常嗜睡、视力模糊或体力不支吗？

■ 救护车送达时的 GCS 评分值？

■ 既往有癫痫或凝血疾病吗？当下是否服用华法林或其他抗凝药？

■ 使用毒品或醉酒吗？

■ 通常是谁与伤者在一起生活？

（三）颅脑损伤的种类

颅脑损伤包括头皮、颅骨、脑和血管损伤。

1. 头皮撕裂

■ 头皮撕裂会有凶猛出血。*止血方法是深缝或压迫。*切记，一定要采用缝合法把头皮出血控制后才能让病人去放射科做检查！

■ 头皮感染会通过导静脉扩散至颅内。

2. 颅骨骨折

■ 颅骨骨折增加了颅内伤情的可能性。这类病人应该做一次头颅 CT 检查，并收入住院观察。

■ 颅骨骨折是依据形状、移位、部位和表面头皮的完整性分类。有线状、星状、粉碎性、凹陷性、复合性和颅底骨折之分。

■ 颅骨骨折的诊断手段有创口手指探查、放射学、临床征象。*颅底骨折往往只能通过临床征象诊断：*

○ 眶周瘀斑（熊猫眼征）。

○ 鼻或耳脑脊液漏。

○ 耳后瘀斑（Battle 征）。

3. 脑损伤

■ 脑震荡：无明显病变。CT 检查正常。病人有一系列的身体、认知、情感或睡眠相关性症状，伴或不伴意识丧失（loss of consciousness，LOC）。这些症状包括头痛、头晕、健忘和呕吐。这些症状一般仅持续数日至数周,少数会持续 3～6 个月才消失。

- 脑挫伤:骨折深面的脑表面有伤痕,或者额叶和颞叶下面有伤痕。CT 扫描有助于诊断。CT 扫描提示脑挫裂伤者需要收入住院观察,因为这类病人可能会发生颅内出血或引起脑水肿,需要神经外科干预。
- 脑撕裂伤:脑实质撕裂。CT 扫描有助于诊断。
- 脑水肿:是位于胶质细胞、髓鞘和细胞间的水肿。水肿会导致颅内压增高,从而影响脑循环,甚至导致脑疝。在脑水肿早期,CT 扫描可能无法显示,但 MRI 可显示。
- 弥漫性轴索损伤:弥漫性脑损伤的程度从轻度脑震荡至持续昏迷差异甚大。起初 CT 表现正常或者为弥漫性水肿,脑组织的正常灰质-白质区别消失。MRI 在弥漫性轴索损伤的检出方面效率更佳。

4. 颅内出血

- 硬膜外血肿:出血位于颅骨与硬脑膜之间,常见原因是脑膜中动脉或静脉窦撕裂。血肿多位于颞部或顶部,往往伴有相应骨折。病人在头部受伤后,可能会有一个中间清醒期,然后出现意识水平恶化。CT 表现为*双凸面形高密度灶*。由于硬膜外血肿几乎没有脑实质损伤,因此在血肿清除后预后良好。
- 硬膜下血肿:这种出血位于硬脑膜与蛛网膜之间。CT 表现为*月牙形高密度灶*——呈凹面形覆盖大脑半球表面。硬膜下出血来自受伤的脑组织或桥静脉(位于脑浅静脉与静脉窦之间)撕裂,多见于醉酒者或脑萎缩、颅内空间增大的*老年人*。硬膜下出血的预后较差,因为这些病人往往伴有隐匿性脑损伤。
  - ○ 急性硬膜下血肿:在受伤后数小时出现临床表现者。
  - ○ 慢性硬膜下血肿:在受伤后数日、数周甚至数月才出现临床表现者。随着时间的延长,在 6 周后 CT 上的新月形密度会逐渐减低。
- 脑内血肿:一般都位于脑皮质挫伤的下方。
- 创伤性蛛网膜下腔出血:创伤性蛛网膜下腔和脑室出血是重大颅脑创伤的常见伴随特征。如果出血量大,病人往往有脑膜刺激症状和体征:头痛、怕光、颈部僵硬、发热,轻者意识模糊,重者昏迷。CT 表现为*大脑沟裂内有线形高密度区*,最常见于大脑外侧裂。这些出血一般可以被吸收。如果出血阻塞了脑脊液循环,后期会出现脑积水。

颅内血肿的一种灾难性并发症是颞叶被挤压通过小脑幕形成疝,同

时压迫脑干。**小脑幕切迹疝的症状和体征：**

- 同侧瞳孔散大，原因是第三颅神经受压。在小脑幕切迹疝的早期，由于该神经受刺激，可能会有一过性瞳孔缩小。
- 意识水平下降，原因是网状结构受压。
- 对侧肢体偏瘫，原因是大脑脚受压。
- 心动过缓、血压升高、呼吸不规则。

5. 儿童颅脑损伤的特点

- 在儿童颅脑损伤中处于首位损伤的是脑震荡。
- 最常见的颅内出血是硬膜外出血，硬膜下出血则比较少见。不过，硬膜下出血的死亡率为 40%，而硬膜外出血的死亡率为 4%。
- 儿童病人容易发生会造成弥漫性水肿的脑损伤，而非造成局灶性占位的损伤。
- 在年龄小于 2 岁的颅脑创伤死亡中，80% 以上是故意（蓄意）伤害所致。摇晃婴儿综合征（abusive head trauma）的临床特点是弥漫性轴索损伤、硬膜下出血、年龄<2 岁、几乎找不到外伤证据。

第二节　颅脑损伤的筛查救治

创伤性脑损伤是一种导致运动、感觉和/或认知功能障碍的脑损伤。

（一）初期筛查

- 颅脑损伤病人的初期筛查与其他创伤病人相同——依据 ATLS 指南优先评估**致命性伤情** ABC 和快速生理复苏（◯第 3 页）。
  - ◯ 单独的闭合性颅脑损伤一般不会造成低血压，除非病人已经处于临终状态或者伴有颈椎损伤。
  - ◯ 如果有低血压，就应该寻找是否存在外出血或内出血，或者是否伴有颈椎损伤。
  - ◯ 把检查**头皮伤口出血**作为循环（C）的一部分，注意枕部等隐蔽部位是否有伤口出血。
- 神经系统评估应包括：
  - ◯ 先采用 AVPU 评分（表 5-1）。
  - ◯ 然后 GCS 评分，按 E - V - M 记录（表 5-2 和表 5-3）。对 GCS≤8 分的伤员做气管插管和机械通气。
  - ◯ 脑神经反射评估：瞳孔大小、对称性和对光反应（切记，直接眼外伤可能会导致伤侧瞳孔散大）、眼头反射（玩偶眼）、角膜反射、咳嗽反射和咽反射。

- ○ 排除颈椎损伤（颈部疼痛、僵直、触痛、瘫痪都是怀疑征象）（⊃第23页）。
- ○ 检查四肢（肌力、肌张力、反射）。
- ○ 检查生命体征（血压、脉搏、呼吸、体温）。
- ○ 全面体格检查排除合并损伤。
- ○ 床边血糖。

表 5-1　AVPU 评分

■ **该病人反应灵敏（Alert）吗？**
■ **对语言（Voice）有反应吗？**
■ **对疼痛（Pain）刺激有反应吗？**
■ **是否无反应（Unresponsive）？**

表 5-2　Glasgow 昏迷评分

睁眼（Eye）反应	
自动睁眼	4
呼唤睁眼	3
疼痛睁眼	2
不睁眼	1
最佳语言（Verbal）反应	
能定向	5
语言错乱	4
语词不当	3
语词令人费解	2
无言语	1
最佳运动（Motor）反应 [①]	
运动反应是最正确的预后预测指标	
遵嘱运动	6

---

① 让病人竖起手指以及活动上肢和下肢来确定其遵嘱能力。如果病人不能遵嘱，可以测试病人对疼痛刺激的反应。在胸骨处摩擦造成疼痛时，病人的手向疼痛部位移动就是对疼痛刺激的定位。如果病人对疼痛的反应表现为屈肌体姿（去皮层，高位脑干损伤）、伸肌体姿（去大脑，低位脑干功能障碍）或者根本无反应，说明伤情严重。

续表 5-2

能指出疼痛刺激部位	5
疼痛刺激有回缩反应	4
疼痛刺激异常弯曲(去大脑)	3
疼痛刺激异常伸展(去皮质)	2
疼痛刺激无反应	1
依据每种反应记录 GCS 评分,如:GCS 10 = E3V2M5。气管插管病人的最高分值是 11T。 GCS≤8 分提示严重颅脑损伤,预后不乐观。	

表 5-3　5 岁以下儿童的 GCS 评分

最佳语言(Verbal)反应	
意识机警、牙牙学语、吐词与平时相仿	5
比平时差,烦躁哭闹	4
疼痛刺激哭闹	3
疼痛刺激呻吟	2
无反应	1
此外,运动反应检查用"正常自主运动"替代"遵嘱运动",得分为 6。	

- 插入鼻-胃管预防腹胀和误吸。对颅底骨折或复杂面部骨折病人,应该选择从口腔插入鼻-胃管。

- 对躁动病人,要给予恰当的镇静剂,必要时,采用气管插管,给予肌松剂。

- 将 $PaCO_2$ 维持在 32～35 mmHg(4.27～4.67 kPa)。$PaCO_2$ 过高或过低对大脑都不利。

(二)辅助检查(图 5-2)

1. 一般辅助检查

- CT 扫描是最重要的诊断工具。仅当没有 CT 检查条件时,才申请颅骨 X 线片检查(能显示骨折、异物、颅内气体、钙化中线结构移位)。与无骨折者相比,线性骨折者的颅内血肿发生风险高达 400 倍。CT 检查适应证(□第 48 页)。

- 颈动脉造影(限制性使用)适用于某些穿入性损伤病人,尤其是刀或子弹残留的病人。

- 颅内压(ICP)监测适应证：
  - GCS≤8 且腹部 CT 异常。
  - GCS≤8 但 CT 检查正常，只要具备下列 2 项或多项：①年龄 >40 岁；②BP<90 mmHg；屈肌体姿或伸肌体姿。
  - GCS 9~12 但 CT 检查异常，且该病人因颅外损伤可能需要做耗时长的手术。

注意：在严重 TBI 病人的处置方面，ICP 监测是一项极为有用的工具；不过，并未发现它能改善病人的结局。脑灌注压(CPP)比 ICP 绝对值重要得多。要将 CPP 维持在>70 mmHg(成人)或>50 mmHg(年幼儿童)的水平。

2. CT 扫描的适应证和时限要求

- 下列病人应该在 1 小时内完成 CT 扫描：
  - 急诊室初期筛查 GCS<13 分。
  - 伤后 2 小时 GCS≤14 分。
  - 怀疑开放性或凹陷性颅骨骨折。
  - 有颅底骨折临床征象。
  - 有 1 次以上呕吐。
  - 创伤后抽搐发作(尚不知道是否为癫痫)。
  - 任何局灶性神经功能缺失病人。

- 下列病人应该在 8 小时内完成一次 CT 扫描：
  - 所有意识丧失(loss of consciousness，LOC)或对事件遗忘的病人。
  - 病人年龄>65 岁。
  - 有凝血功能障碍(包括当下使用华法林治疗)。
  - 存在高危受伤机制(➩第 42 页)。

- 有下列情况的儿童(<16 岁)，应该立即申请一次 CT 扫描：
  - 目击者证实 LOC>5 分钟，或者遗忘>5 分钟。
  - 异常嗜睡。
  - 断续呕吐≥3 次。
  - 临床怀疑非意外创伤。
  - 初期筛查 GCS<14 分(1 岁以下婴幼儿 GCS<15 分)。
  - 怀疑开放性颅骨骨折或凹陷性颅骨骨折。
  - 有颅底骨折征象。
  - 局灶性神经功能缺失。
  - 高危受伤机制，如：交通事故车速>60 km/h、高处坠落>3 m、高速抛射物伤。

○ 头部有瘀斑/肿胀/撕裂伤>5 cm 的婴幼儿。

注意：如果病人需要紧急手术止血或立即处理有生命威胁的损伤，就应该放弃 CT 检查。立即将病情通知神经外科。除此之外，都应该在其他外科手术前做一次 CT 检查判断占位血肿的存在与否。

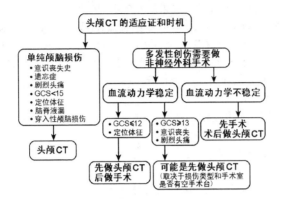

图 5-2 CT 扫描的适应证和时机

（三）二期筛查

■ **检查面部骨折征象**：瘀斑、肿胀、畸形、骨触痛、复视、眼球不能运动、皮肤感觉异常、鼻衄。

■ **检查颅底骨折征象**

○ 双侧眶周瘀血（熊猫眼征）。

○ 脑脊液鼻漏或耳漏（意味着开放性颅底骨折）。

○ 鼓室积血或外耳道出血。

○ 结膜下出血，见不到血肿的后缘。

○ Battle 征——乳突区瘀血且该区域无直接创伤（通常在受伤24小时后出现）。

■ **检查头皮**

○ 有无伤口、出血、肿胀或异物？

○ 可能需要采用滚木法视诊全部头皮。

■ **全面神经学检查**：在查体合作的病人，包括颅神经和外周神经系统。

（四）处理原则

- 头颅外伤史＋意识水平降低＋瞳孔大小不等＝颅内占位病灶。这是一种神经外科急诊，要给病人用**甘露醇**、做一次 CT 扫描，然后做外科**手术减压**（如果认为有必要的话）。

- 所有有颅骨骨折、意识丧失史、抽搐、严重头痛、遗忘症、意识水平下降和局灶性神经功能缺失的病人都应该**收入住院**。有疑问的病人（如：婴幼儿或醉酒者）也应该收入住院。

- 不复杂的闭合性颅骨骨折：对症处理、观察 2～3 天，不必用抗生素。

- 不复杂的开放性颅骨骨折：观察 2～3 天，单次剂量预防用抗生素，冲洗并缝合伤口。

- 颅底骨折：单次剂量预防用抗生素。对脑脊液漏的病人不要填塞鼻孔或耳道，以免发生细菌性脑膜炎。让病人取半卧位。如果脑脊液漏持续超过 10 天，考虑外科干预。

- 凹陷性骨折：如果是开放性骨折，撬复术或许能降低感染率。对闭合性凹陷性骨折一般不建议撬复，因为，撬复不能改善神经功能结局，也不能降低癫痫风险。

- 所有颅内出血病人都要做抽搐预防（◐第 55 页）。

- 刀具卡在颅骨内：**不要取出**。应该在手术室"万事俱备"场合由神经外科医生来取，有时甚至需要先做脑血管造影。

- 脑干功能障碍的证据（意识水平进行性恶化、瞳孔散大固定、定位体征、心动过缓、高血压）：如果病人血压正常，为了将 $PaCO_2$ 降至 32～35 mmHg，给予甘露醇 0.5～1 g/kg（缓慢推注 30 分钟），或者用 3% 高张盐水 250 mL（缓慢推注 20 分钟）。

- **高颅内压**：正常 ICP＜15 cmH_2O（年幼儿童＜5 cmH_2O）。如果 ICP＞20 cmH_2O，就应该治疗（◐第 55 页）。高颅内压病人的预后一般差。颅内压增高一般在伤后 2～3 天最严重。

（五）常见失误

- 单独的闭合性颅脑损伤一般不会造成低血压，除非病人处于临终阶段或者是婴幼儿。请勿假设低血压的原因就是由脑损伤所致。一定要寻找病人是否存在其他失血原因或者是否合并颈段脊髓损伤！

- 颅脑损伤病人出现低血压一般都提示该病人伴有其他损伤。在严重 TBI，只要单独出现低血压就提示预后差，死亡率会成倍增加。换句话说,对于 TBI,低氧血症(定义是 $PaO_2 < 60$ mmHg,或 O_2 饱和度$<90\%$)者的死亡率显著增加。

■ 轻度颅脑损伤(GCS 13～15 分)可能合并有值得重视的颅内病灶。凡 GCS<15 分、有意识丧失史或遗忘症的病人都应该做一次 CT 检查。

■ 头皮撕裂伤会有大量失血!在让这些病人去放射科检查前请一定要把出血缝住。

■ 弥漫性血管内凝血、尿崩症和抽搐在严重颅脑外伤病人中很常见。要密切监测,早期处理!常规给予抽搐预防用药一般为 7～10 天,延长预防用药的期限并不能降低癫痫风险。

第三节　颅脑损伤的处理

一、ABCDE 结构化处理

(一)气道

切记,低氧血症对脑外伤病人来讲是灾难性的。凡 GCS<15 分的伤员都应该请麻醉科急会诊。下列病人需要提供紧急气道:

■ GCS$\leqslant 8$ 分的病人。

■ 如果准备用镇静剂和肌松剂,注意:
  ○ 要提前快速做一次全面的神经学检查,包括:GCS 评分、肌力、咽反射和瞳孔。
  ○ 切记,麻醉诱导剂可能导致低血压,喉镜检查可能导致 ICP 升高。
  ○ 考虑先静脉用利多卡因后做气管插管[①](➋第 16 页)。

■ 保护性喉反射消失的病人和呕吐病人。

■ 通气不满意的病人:
  ○ 低氧血症:吸氧情况下 $PaO_2 < 13$ kPa(97.5 mmHg)。
  ○ 高碳酸血症:$PaCO_2 > 6$ kPa(45 mmHg)。

■ 意识水平明显恶化(运动评分$\leqslant 5$ 分),即使没有昏迷。

■ 面部骨骼不稳定性骨折。

■ 口腔大量出血。

---

① 有证据表明先静脉用利多卡因,2～3 分钟后再做快速诱导插管是安全的,并且对于创伤性脑损伤病人有助于缓解插管相关性颅内高压,或许还能改善病人的远期疗效。

■ 抽搐发作。

气管插管往往有难度,原因是:

■ 手法维持头部中立位颈椎直线状(MILS)妨碍插管的最佳体位。

■ 面部创伤。

■ 高风险的反胃和误吸。

(二) 颈椎

■ 注意颈椎损伤防护事项,对高度怀疑颈椎损伤的病人,要戴硬质颈托或 MILS,直至临床和放射学排除了颈椎损伤。

■ **注意**,颈托绑得太紧会使 ICP 上升 4 mmHg。

■ 在转运途中要将病人全身固定在硬板(脊柱板)担架上(第 6 页图 1-2)。

(三) 呼吸

■ 寻找并处理各种危及生命的胸部损伤。

■ 早期供氧。

■ 确保通气满意,维持血碳酸值正常($PaCO_2 = 40$ mmHg)。如果有急性神经功能恶化的证据(如:瞳孔变大、局灶性运动缺失),考虑采用轻微过度通气(每分钟通气频率约 20 次)。目标是 $PaO_2 > 13$ kPa(100 mmHg),$PaCO_2 = 4.5$ kPa(35 mmHg)。

■ 如果病人的自主呼吸不足,请以恰当的频率提供通气。

(四) 循环

■ 找到并控制所有外出血或内出血:FAST 腹部扫描排除腹腔内出血,摄床边胸部和骨盆 X 线片排除其他来源的不可压迫性出血。

■ 头皮伤口会有大量出血,需要立即缝合止血(用订皮机)。待病人情况稳定后拆除这些急诊缝线,更换合适的美容缝线。

■ 判断病人的循环容量状态,通过快速输液(团注)将 MAP 维持在100 mmHg 上下,需要时可以用正性肌力药物。切记,CPP = MAP−ICP。低血压使重症颅脑外伤的死亡率成倍增加。这与不可压迫性出血(如:腹腔内出血)的复苏原则(允许性低血压)相悖,然而,*没有足够的血压,就没有满意的脑灌注*(第 42 页)。

　　○ 在为低血压的颅脑损伤病人做体液复苏时,首选 3% 高张盐水 250 mL 快速输入(团注)。

　　○ 其次是输入乳酸钠林格液。

■ 引流血气胸(倘若存在)。

■ 抽取血标本送检,包括凝血功能检查。如果病人在服用华法林,怀疑颅内出血,并且有神经学体征,升高的 INR 可以采用静脉给予维生素 K 10 mg 和输入鲜冻血浆(FFP)逆转。请血液科医生会诊听取高见。

(五)神经系统

■ 完成 GCS 评估。
■ 测定床边血糖,维持血糖正常,可以用滑动胰岛素注射法。如果病人的血糖值已经处于显著异常水平,就输注胰岛素。
■ 颅脑外伤可以并发抽搐发作(◐第 55 页)。保持气道通畅,确保病人在吸氧。立即电话麻醉医生。
◧ 高颅内压的处理(◐第 55 页)。
■ CRASH 研究表明,在 TBI 病人使用大剂量皮质类固醇会增加并发症发生率和死亡率。

(六)暴露

在可能的情况下,全面暴露病人,找出容易被遗漏的损伤。

二、一般处理措施与急诊室出院

(一)一般处理

◧ 纠正低容量血症和低氧血症。
■ 颈部贴的胶布或颈托不能太紧。
■ 烦躁:排除疼痛、膀胱胀满、石膏过紧和低氧血症。如果能排除这些情况,可以适当镇静(◐第 54 页),必要时,用肌松剂。
■ 控制抽搐(◐第 55 页)。
■ 床头抬高 15°~30°,前提是病人血容量正常,没有脊椎损伤。
■ 保持体温正常,目的是降低脑代谢。
■ 恶心呕吐多见于儿童。对预后没有显著影响。对症治疗。
◙ 凡放射学检查证明存在创伤性脑损伤(TBI)的病人都需要在 6 小时内做头颅 CT 复查。
■ 无 TBI 放射学证据但有受伤机制的凝血功能障碍病人:
　　○ 应该在出院前至少观察 6 小时。
　　○ 依据具体情况考虑 CT 复查的时间间隔。

（二）轻微颅脑外伤

轻微颅脑外伤病人满足以下条件的可以出院：

- GCS 15 分或者对病人来讲已经正常（如：痴呆症病人）。
- 没有持续的令人担忧迹象，如：持续呕吐或严重头痛（尽管用了镇痛药）。
- 没有其他需要入院的伤情。
- CT 影像报告正常（如果病人有 CT 检查适应证）。
- 家中有成年人提供合格看护。
- 护理人员能够理解医生下达的关于颅脑外伤的口头和书面医嘱。
- 开具处方或者建议使用恰当的镇痛药［扑热息痛＋／－口服阿片剂（如：复方可待因扑热息痛）和布洛芬］。病人应该休息、戒酒至少 24 小时。如果病人已经做了 CT 检查，请书面告知全科医生详细说明该病人的临床病史、检查所见和辅助检查结果。
- 要求病人出现下列情况时及时到医院就诊：头痛持续加重时，呕吐、虚弱、嗜睡逐渐加重情况下，或出现脑脊液漏时。

三、神经外科相关情况的处理

（一）神经外科会诊

凡头颅 CT 有异常或者头颅 CT 正常但有局灶性神经功能缺失体征的创伤病人都应该请神经外科医生会诊。下列情况的病人也应该请神经外科会诊：

- 病人 GCS＜12 分。
- 观察期间 GCS 恶化（要加倍关注运动反应是否有恶化）。
- 不明原因的意识错乱≥4 小时。
- 明确或疑似穿入性颅脑损伤。
- 脑脊液漏。
- 凹陷性颅骨骨折。
- 脑外伤后出现两侧瞳孔不等大。
- 抽搐发作没有完全缓解。

切记，开颅手术可以与其他手术同时进行。如果准备将病人送入手术室，就需要考虑到所有可能性。

（二）镇静处理

对不合作的狂躁病人，要采用镇静处理：

- 如果有伤处疼痛,可以用吗啡 0.1 mg/kg 静脉泵入,逐渐提高剂量直至镇痛满意。
- 如果有狂躁,用咪达唑仑 0.075 mg/kg 静脉推注,也可以用其他苯二氮䓬类药。
- 如果有气管插管,用丙泊酚 20 mg/(kg·min),逐渐提高剂量直至镇静满意。
- 如果有气管插管、镇静处理效果不满意,用泮库溴铵 0.1 mg/kg 或者维库溴铵 0.1 mg/kg 静脉推注,目标是可以做通气控制,病人能配合诊断性检查。请勿在未使用止痛剂或镇静剂的情况下将泮库溴铵或维库溴铵剂量用至肌肉松弛。

(三) 抽搐的预防与处理

颅脑损伤后 CT 扫描示脑实质异常的病人可以从 1 周的预防性抗抽搐发作中获益。早期(伤后 7 天内)抽搐发作会增加受伤脑组织的代谢需求,对 ICP 有不良影响。因此,所有穿入性颅脑损伤、颅骨凹陷性骨折、颅内出血病人都要常规给予抽搐预防用药。

- 苯妥英负荷剂量 10~15 mg/kg 用 0.9%氯化钠 100 mL 稀释,30 分钟输入,然后是维持量 5 mg/(kg·d),**或者**
- 劳拉泮 4 mg 或地西泮 10 mg(成人)静脉推注。如果病人在 10 分钟后依旧有适应证,就再给予一个剂量,直至抽搐中止。
- 左乙拉西坦片(开浦兰)500 mg,每天 2 次,连用 7 天。
- 早期抽搐的病人中 10%还会出现后期抽搐发作,长期预防性使用抗抽搐药并不能预防后期癫痫。GCS<10 分、脑挫伤、凹陷型颅骨骨折、脑血肿和穿入性脑损伤的病人抽搐发作的发生率增加。

(四) 降颅压措施

如果有定位表现、高度怀疑重型创伤性脑损伤或者 GCS<12 分,考虑高 ICP,下列处理可以在确定性神经外科治疗前来降低 ICP,不过,只能根据神经外科医生的医嘱使用。

- 保证足够血流和氧输送(ABC):保持气道通畅、收缩压>90 mm-Hg,避免低氧血症。注意颈椎保护(不要妨碍颈静脉回流)。
- 高张盐水:一线医嘱应该是 3%高张盐水 5 mL/kg 用 10 分钟静脉输入(团注),最多可以用 500 mL。对这种病人,建议尽早做 ICP 监测。然后考虑用 30 mL/h 的初始速度静脉滴注。
- **甘露醇(二线医嘱是甘露醇,因为它有显著的渗透性利尿和血压下降作用,会使病人的处理复杂化)**:对有颅内压升高证据且血流动力学稳定的病人,可以用 20% 甘露醇按 0.5～1 g/kg 用 20 分钟静脉输入(团注),维持血浆渗透压<320 mmol/L。在这种情况下,建议尽早做 ICP 监测。

■ 采用过度通气法(低碳酸血症使脑血管收缩,从而使 ICP 下降)将 $PaCO_2$ 降至 32～35 mmHg。但是,要避免 $PaCO_2$<32 mmHg,因为脑血管过度收缩会造成脑缺氧。**注意:**

  ○ 不要做预防性过度通气($PaCO_2$<35 mmHg),尤其在伤后最初 24 小时,除非病人有顽固性颅内高压。

  ○ 不要对所有严重颅脑外伤病人常规给予预防用甘露醇。仅当存在颅高压或神经功能恶化,并且病人不存在低血压时,才能考虑用甘露醇。

■ 通过脑室引流管放掉 5 mL 脑脊液。

■ 对持续颅内压增高的病人可以使用巴比妥类药物。

■ 一定要确保 CPP>70 mmHg,年幼儿童 CPP>50 mmHg。许多研究认同应该将 ICP 20～25 mmHg 看成治疗的警戒线。

■ 下列治疗措施适用于顽固性颅内压增高:巴比妥昏迷、低体温、高 CPP 疗法和颅骨去骨瓣减压术(该术式的适应证依旧不明确,且存在争议)。

(五)意识丧失病人的处理

■ **呼吸:**如果预期需要长期插管,就做气管插管或气管切开。定时吸去分泌物。湿化吸入氧。

■ **液体和电解质:**避免水中毒、缺水或电解质紊乱,尤其在关键的最初几天。

■ **营养:**考虑早期做鼻胃管营养或空肠营养。成人每日需要热卡 1 800 kcal,需要蛋白 1.5 g/kg。

■ **膀胱:**Foley 导尿管或阴茎套引流尿液。

■ **防止压疮:**特殊床垫,良好营养和良好卫生。

■ **注意并发症发生,**如:肺炎、尿路感染、脑积水、脑膜炎、尿崩症和 ADH 异常分泌。

注意:如果病人的意识水平恶化或者出现定位体征,应该请神经外科急会诊。

中重度颅脑外伤病人因其他合并伤情正在手术中:监测 ICP,密切观察瞳孔。

（六）头皮撕裂伤

- 头皮撕裂伤会发生致命性出血。在做 CT 检查前，可以考虑用"8"字缝合法或用订皮机对撕裂伤做暂时止血。
- 不要急于在急诊室对头皮撕裂伤做探查或清创！应该先做一个 CT 扫描看看是否存在颅内病灶或颅骨骨折。

（七）穿入性颅脑损伤

- 申请急诊 CT 扫描。
- 由神经外科做外科处理。
- 考虑早期做 ICP 监测。
- 启用抗生素。

四、神经外科特殊伤情

- 头部枪弹伤：死亡率超过 90％。
- 尿崩症：常见于伤后最初数小时或数日，不过，也可以是颅脑外伤的后期表现。其发生率在严重钝性颅脑损伤为 15％，在严重穿入性颅脑损伤为 40％。临床特点是多尿、血浆渗透压高、尿渗透压低。治疗是使用去氨加压素（DDAVP），或加压素加补液。
- ADH 异常分泌：低血浆渗透压、高尿渗透压。治疗方法是限制液体摄入，给予高张盐水和利尿剂。
- 有证据表明，在蛛网膜下腔出血病人，用钙通道阻滞剂（尼莫地平）可提升生存率。
- 弥漫性血管内凝血：是一种极为罕见的严重颅脑外伤并发症，主要见于枪弹伤。监测凝血指标非常重要，而且要尽早监测！

五、神经外科后期并发症

- 脑震荡后综合征：头痛、眩晕、注意力不集中、记忆力减退。大多数病人会在数日至数月内改善。
- 慢性硬膜下血肿。
- 硬膜下积液：原因是脑脊液漏、脑脊液积聚。
- 脑积水：通常在蛛网膜下腔出血或脑室出血后发生，原因是脑脊液循环梗阻。
- 后期脑脊液漏：原因是颅底骨折，可以在伤后数周甚至数年出现表现。
- 创伤后癫痫：常见于枪弹伤、凹陷性颅骨骨折、颅内血肿、脑膜炎和早发性抽搐后。一般在伤后 1 年内出现症状。延长抽搐预防用药并不能降低癫痫风险。

■ 脑萎缩。

■ 颈动脉-海绵窦瘘:病人诉疼痛、颅内"杂音"、眼球外凸、严重病态。

■ TBI 病人发生深静脉血栓形成和肺栓塞的风险为 30%。人们已经证实序贯气压装置能降低 DVT/PE 的发生率,因此,所有 TBI 病人都应该常规使用,除非存在下肢损伤无法使用。人们还发现低分子肝素(LMWH)能降低血栓形成风险,但是,LMWH 会增加脑出血风险。一般来说,DVT 的药物预防可以在头颅 CT 复查提示伤情稳定后 72 小时启动,除非神经外科医生认为病人在药物预防后容易发生出血。

第六章

严重颌面部损伤

严重颌面部创伤是指严重面部骨折(包括下颌骨骨折)和/或面、鼻或耳撕裂。

(一)ABCDE 结构化处理

切记,**面部骨折往往伴有严重的创伤性脑损伤和颈椎骨折**。因此,在病人具有真正的意识清醒和定向力、能够做满意的颈部检查之前,应该搞清楚颈椎是否有损伤。

- ■ **气道**:对于单独面部创伤,**病人死亡的最常见原因是血肿或水肿造成的气道梗阻**。其次是双侧下颌骨体骨折时前部的下颌骨和舌发生后坠,引起气道梗阻。
  - ○ 清除口咽部血凝块和断齿,吸去积血、积液。
  - ○ 如果病人有牙齿缺失,摄一张胸部 X 线片,排除误吸。
  - ○ 对严重颌面部损伤病人,考虑气管插管或外科气道。
  - ○ 避免经鼻腔做气管插管,尤其对中面部骨折病人(如:LeFort 骨折和鼻-眶-筛骨折)。
  - ○ 如果需要建立气道,请考虑在手法维持颈椎轴向固定情况下做经口气管插管。
- ■ **呼吸**:要意识到存在血液误吸的可能性。任何提示误吸的信息都要求马上确保气道通畅。
- ■ **循环**:面部创伤的出血量可以很大,有时极为隐蔽。凡低血压病人都应该积极做体液复苏。
- ■ **神经系统**:做一次全面的神经科检查。在意识清醒的病人,两侧瞳孔不等大最大的可能是直接损伤眼球或损伤动眼神经。**额窦骨折当怀疑有颅内损伤时**(如:累及额窦后壁的骨折)应该请神经外科会诊。
- ■ **显露**:确保对枕部头皮做检查排除可能导致严重失血的头皮撕裂伤。在实施显露检查前,控制显而易见的活动性出血。

经验之谈：
■ 面部骨折的处理目标是恢复外形和功能。
■ 重中之重是检查病人是否存在需要紧急处理的情况，如：气道梗阻、球后血肿、鼻中隔血肿、脑脊液漏和眼眶内陷。

（二）止血

■ 止血是初期筛查的组成部分。

■ 可以用"8"字缝合法或订皮机控制头皮出血。

■ 面部出血可以用 3-0 尼龙线连续缝合法暂时止血。

■ 凶猛的鼻出血可以用前、后鼻腔填塞法（一般用鼻腔填塞纱条或阴道填塞纱条）或预制的鼻腔球囊压迫装置暂时控制。如果止血效果不佳，可以在 2 个鼻腔内各插入 1 根 Foley 导尿管（用 30 mL 的球囊）至鼻咽部，用生理盐水 5～10 mL 充盈球囊，轻轻地回拽球囊卡住后鼻孔。在鼻部用 0 号丝线将这 2 根导管扎在一起，维持轻微的拉力。然后做前鼻孔填塞。
  ○ 填塞时间不宜超过 24～48 小时，长期填塞有感染和脑膜炎风险。

■ 持续出血可以申请介入放射科通过血管栓塞止血。

■ 口腔出血不止者，用手触摸是否有下颌骨骨折碎骨片。如果发现有碎骨片，设法将碎骨片对合，这或许能把出血止住。

（三）二期筛查

一旦病人的情况稳定，就做一次全面的体格检查，寻找和处理其他非致命性伤情：

■ 面骨骨折：其诊断依靠临床和放射学。可能需要摄特殊面部位像或做 CT 检查。下颌骨或上颌骨骨折一般都与口腔相通，往往有污染。这些病人都要做破伤风预防，给予抗生素和消毒剂漱口。

■ 腮腺导管损伤：在耳屏至上唇之连线以下的面部损伤要高度怀疑腮腺导管损伤的可能性。识别腮腺导管损伤的方法之一是通过触诊和"挤压"的方法看是否有唾液从伤口冒出。另一种方法是找到腮腺管的口内开口，插入 1 根鼻泪管探子或者注入亚甲蓝检查。为了避免后期并发症（涎囊肿或涎瘘），早期识别和修复至关重要。从口腔内做腮腺导管插管可以发现损伤。

■ 面神经损伤：从外眦向下画一条垂直线，这条垂直线附近的损伤都应该考虑面神经损伤的可能。面神经损伤不需要急诊处理，但应该尽可能早做修复。

- 口唇损伤:损伤面积高达 25%～30%的唇部撕破仍然可以采用一期缝合。撕裂范围更广的损伤,就有可能需要采用局部皮瓣做重建。

- 舌撕裂伤:必须注意采用多层缝合,以免伤口张开和出血过多。深部肌层可以用 3-0 薇乔线缝合,黏膜层可以用 3-0 快薇乔线缝合。

- 眼外伤:检查视力、瞳孔、眼球运动、复视、眼前房积血、直接损伤。
  - 眼球穿入伤:要在 2 周内修复,以免交感性眼炎对健侧眼形成自身免疫损害。
  - 眼外伤后复视的原因:眼眶骨折、眼眶血肿、眼外肌损伤、第3、4、6 颅神经损伤。
  - 眼外伤后瞳孔不对称的原因:眼睛直接损伤、第 3 颅神经损伤、Horner 综合征、局部用药。

- 面部枪弹伤病人有很高的脑外伤和脊髓损伤发生率。

(四)其他

- 如果病人情况稳定,并且准备申请头颅 CT 检查,请选择面部层厚(2 mm)扫描。这种影像可以用来重新构建冠状位、矢状位和其他近轴位图像,对骨折的显示更好。

- 视伤情请神经外科、整形外科、骨科、口腔科、耳鼻喉科或眼科会诊。

- 如果病人有多处撕裂伤,用头孢唑林 1 g,静脉注射,每 8 小时 1 次。如果病人的鼻窦有严重骨折,请加用克林霉素 600 mg,每 8 小时 1 次。

- 如果病人只有面部创伤,或许可以在第 1 天或第 2 天做早期了断性处理。如果病人是多处创伤,面部创伤就不属于优先处理内容。

- 软组织损伤:不要做过度清创。面部伤口容易愈合,很少感染。大多数面部撕裂伤只要距受伤不足 24 小时,都可以缝合。

(五)常见失误

- 低估气道风险。严重颌面部创伤所致的肿胀和出血会导致延迟性气道阻塞,病人情况会迅速恶化。这类病人应该在 ICU 监护,考虑早期做气管插管或外科气道!

- 在没有准备环甲膜切开的情况下,就对严重颌面部创伤病人尝试气管插管,一旦失败,可能会酿成灾难性结局。

■ 脱落的牙齿已经进入支气管内,未能找到脱落的牙齿,导致后继肺部脓肿形成。X线摄片有助于诊断。

■ 盲目钳夹止血不但无法止血,反而会导致毗邻重要结构(神经血管束)损伤。

■ 对严重颌面部创伤的病人,容易遗漏颅脑损伤伤情。对意识不清或检查不配合的病人一定要注意三期筛查评估颅脑损伤伤情。

第七章

颈部损伤

第一节 穿入性颈部损伤

穿入性颈部损伤的定义是颈阔肌有穿破。它可以是枪弹伤、刀刺伤或任何特性异物穿入伤。这里不包括借助医疗器械等手段能见到的口腔黏膜或咽部黏膜穿入伤。

（一）颈部创伤分区

颈部是人体的一个环状区域，上界是颅底，下界是锁骨。从创伤救治角度，可以将颈部分成 3 个区域，用来描述颈部伤情、预测哪些结构容易遭受损伤并为处理决策提供依据（图 7-1）：

- Ⅰ区：锁骨至环状软骨之间。
- Ⅱ区：环状软骨至下颌角之间。
- Ⅲ区：下颌角至颅底之间。

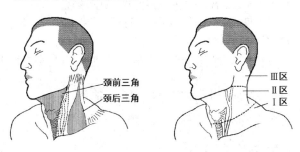

颈前三角
颈后三角

Ⅲ区
Ⅱ区
Ⅰ区

图 7-1　颈部穿入伤的分区

颈阔肌破损是严重穿入性伤的标志。不过，这种伤口只能由谙熟解剖、通晓头颈部外科手术的高年资外科医生来探查。

（二）辅助检查

根据临床所见，考虑下一步辅助检查。仅当病人情况比较稳定时，才是考虑辅助检查的时候。

- 摄颈部和胸部 X 线片：目标是寻找有无下列放射学征象：
  - 血气胸是常见合并症（约 25% 的病例有血气胸）。
  - 皮下气肿：可以是气胸、气管损伤、喉或食管损伤的并发症，也可以是空气从伤口进入。对有皮下气肿、伤道走向中线的病人，应该做一次口服泛影葡胺造影或内窥镜检查。
  - 上纵隔增宽：可能是纵隔大血管损伤的结果。如果病人有休克表现，就是手术适应证。如果病人平稳，就应该做一次 CT 血管造影，排除主动脉等大血管损伤。
- 彩色血流 Doppler：其特点是无创、敏感、特异、价廉。但是，它对靠近颅底的颈内动脉以及肥胖病人的近侧锁骨下血管的评估作用有限。
- 静脉增强 CT：在血流动力学平稳的颈部枪弹伤病人，静脉增强 CT 是最佳辅助检查选项。静脉增强 CT 能可靠地区分出哪些病人需要做血管造影，哪些需要做食管检查。
- 血管造影：在颈部穿入伤的评估中，常规急诊血管造影的地位已经基本被彩色血流 Doppler 和 CT 血管造影（CTA）所取代。但下列病人应该做急诊血管造影检查：病情比较平稳的颈部霰弹枪伤；CT 检查有可疑发现；病人病情平稳但外周脉搏消失或减弱，或者有血管杂音，前提是该侧上肢无缺血表现。
- 泛影葡胺口服造影检查：适用于可疑食管损伤病人。要求病人清醒、意识机警。
- 食管镜检查：适用于可疑食管损伤的病人，在术前或术中做检查。
- 喉-气管镜：适用于可疑喉和气管损伤的病人。

（三）救治指南

1. 是否急需手术

- 这里是指病人未做任何特定辅助检查，仅依据临床判断需要急诊手术的标准。
  - 主征：严重低血容量性休克、活动性出血、血肿进行性增大、搏动性血肿、脉搏消失或减弱（颈动脉、肱动脉/桡动脉）、伤口冒气泡、呼吸困难。

- ○ 次征:吞咽疼痛、少量咯血、声音嘶哑、少量吐血、皮下气肿但没有气胸、伤口紧靠相关结构。这些次征都需要进一步检查(图7-2)。单一神经损伤不是急诊手术的适应证。
- 如果病人没有上述主征,进一步检查正常,病人就按非手术处理。在颈部穿入伤病人中,有15%～20%需要手术。

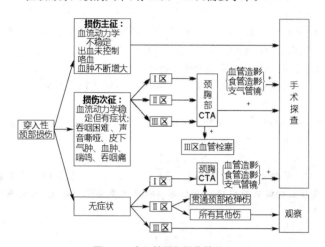

图7-2 穿入性颈部损伤的处理

2. 初期筛查处理

首先是遵循ATLS的所有原则,在指压法控制住活动性动脉出血的同时,特别关注有生命威胁的**气道或呼吸问题**。

- 气道:颈部巨大血肿病人或喉-气管广泛损伤病人很容易发生气道梗阻。
  - ○ 如果病人病情稳定,优先选择光纤喉镜插管。用肌松剂有可能见不到声带,因而找不到气道。
  - ○ 病情紧急的病人在必要时采用外科气道。
  - ○ 在尝试气管插管时,外科团队要随时准备做环甲膜切开。
- 如果同时有钝器伤史或神经功能缺失,请做颈椎固定。
- 给氧15 L/min。
- 出血:对出血的伤口直接**压迫**或**填塞止血**,同时把病人置于头低足高体位,避免因颈静脉损伤发生气栓。如果出血来自深部锁骨下血管,插入一根**Foley导尿管**,用无菌水充盈球囊控制出血(图7-3)。
- 创建静脉通路(2条大口径),一定要避开伤肢,在对侧做静脉穿刺。快速输注(团注)0.9%生理盐水 250 mL,维持桡动脉脉搏可触及。备交叉血。

- 局部检查:注意有无上述大血管损伤的主征和次征。排除脊髓损伤,第 7、9、10、11 和 12 颅神经损伤,臂丛神经损伤和交感链损伤(Horner 综合征)。一定要依据表格式病历(表 7-1)做临床检查。
- 中枢神经系统:颈动脉损伤往往会有脑缺血而出现神经功能缺失体征。休克和中毒病人的神经检查可能有难度。
- 心血管状态:在对侧肢体测血压。
- 合并伤:不要因为颈部伤口出血不止,而忽视了对胸腹等风险伤情的评估。
- 请耳鼻喉科、颌面外科或血管外科医生急会诊。Ⅰ区损伤还需要请心胸外科医生会诊。
- 考虑破伤风免疫状况并静脉预防用抗生素。

注意:早期气管插管是关键。紧急环甲膜切开或气管切开可能会因为包裹性血肿破裂而出现灾难性结局使情况复杂化。因此,仅适用于极端情况!

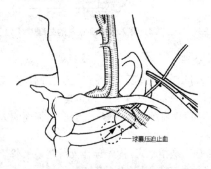

图 7-3　用 Foley 导尿管球囊压迫锁骨下动脉止血

3. 伤情稳定的Ⅰ区损伤

Ⅰ区损伤其实是胸部损伤。

- 做胸部 X 线检查判断是否存在胸部损伤。
  - 做血管造影或 CTA,包括主动脉弓和大血管。
  - 做食管造影检查(先用泛影葡胺造影,如果没有见到明确漏,可以改用稀钡造影,提高造影的清晰度)。
  - 做气管镜检查。
- CT 检查判断弹片的创道轨迹。

■ 如果创道毗邻血管或气道,就需要做血管造影和气管镜。

■ 依据检查所见做针对性处理。

4. Ⅱ区损伤

根据临床所见可以将Ⅱ区伤情分为低概率血管-气管-食管伤和高概率血管-气管-食管伤两大类。

■ 高概率血管-气管-食管伤(枪弹伤、霰弹枪伤、肿胀、伤道穿过中线):

 ○ 对枪弹伤或霰弹枪伤,如果病人伤情稳定,考虑做 CTA 帮助评估血管损伤的范围和位置。许多病人由于存在血管损伤的可能性,可以"跳过"这一步。

 ○ 预防用抗生素。

 ○ 将病人送入手术室做颈部探查。

■ 低概率血管-气管-食管伤(戳伤、轻微肿胀、伤道在颈部外侧或颈部后侧)。考虑做 CTA 了解生命结构是否有损伤。如果发现生命结构有损伤并且显著,就探查,也可以选择:

 ○ 做食管造影检查。

 ○ 对有适应证的病人(如:组织积气或皮下气肿),做喉镜和支气管镜检查。

 ○ 依据检查所见做针对性处理。

5. 伤情稳定的Ⅲ区损伤

■ 做血管造影检查。

■ 做直接咽镜和喉镜检查。

■ 依据检查所见进行针对性处理。

6. 非手术处理

拟行非手术处理的病人要收入住院观察,反复做临床评估。一旦病人出现提示严重颈部损伤的体征,就要及时进行手术。否则,可以在观察24~48 小时后出院。

(四)常见失误

■ 在急诊室对颈部伤口进行探查:虽然对颈部伤口仔细地视诊是必须的,但是探查(用手指、棉签或外科器械)这种伤口会造成血栓脱落,引起大出血。

■ 颈静脉损伤病人取坐位:容易发生空气栓塞!一定要让病人平卧!

■ 在受伤颈部同一侧建立静脉通路:输入的液体从近侧静脉损伤处

外溢。

■ 使用肌松剂为颈部巨大血肿病人做气管插管,没有外科医生在场,没有备环甲膜切开:由于病人肌肉松弛不能呼吸,如果无法见到声带,这种气管插管可能是一场灾难。

■ 未能按照表格式病历(表 7-1)做临床检查,遗漏了重要症状和体征!一定要按表格式病历逐项做检查。

表 7-1 颈部穿入伤表格式病历

A. 受伤原因:□枪弹　□刀具　□其他

B. 受伤部位:

□颈前三角(胸锁乳突肌前)　□颈后三角(胸锁乳突肌后)

□Ⅰ区(位于锁骨与环状软骨之间)　□Ⅱ区(位于环状软骨与下颌角之间)

□Ⅲ区(位于下颌角与颅底之间)

伤道方向:

□朝向中线　□朝向锁骨　□背离中线或锁骨　□无法估计

C. 血管结构:

1. 活动性出血:□无　　□轻微　　　□中等　　□严重

2. 低容量血症:□BP>100　　□BP 60～90　　□BP<60

3. 血肿:□无　　□小　　□中等　　□大　　□增大性　　□搏动性

4. 外周脉搏(与健侧对比)

　　远侧颈动脉:　□正常　　□减弱　　□无

　　颞浅动脉:　　□正常　　□减弱　　□无(手提式 Doppler)

　　肱动脉或桡动脉:　□正常　　□减弱　　□无

5. Doppler 测压　　右臂:□　　　　左臂:□(踝/肱指数)

6. 血管杂音　□无　　□有(杂音位置在_____)

D. 喉、气管、食管:

1. 咯血(让病人咳嗽,把痰吐在纸上):□无　　□有

2. 伤口冒气泡(让病人咳嗽):　　□无　　□有

3. 皮下气肿:　□无　　□小　　□中等　□大

4. 声音嘶哑:　□无　　□有

5. 吞咽疼痛:　□无　　□有

6. 吐血:　　　□无　　□有

E. 神经系统:

1. GCS:　　□睁眼反应　□语言反应　□运动反应　合计 GCS _____

2. 定位体征:瞳孔　　□正常　　□不等大

　　　　　四肢　　□正常　　□偏轻瘫　□偏瘫　　□单肢轻瘫

　　　　　　　　　□单肢瘫　□四肢瘫

颅神经:

　　面神经:　□正常　　□异常

舌咽神经(检查软腭中线部反射)： ☐正常 ☐异常

迷走神经(有无发音嘶哑、有效咳嗽)： ☐正常 ☐异常

副神经(耸肩)： ☐正常 ☐异常

舌下神经(伸舌是否居中)： ☐正常 ☐异常

脊髓：☐正常 ☐偏轻瘫 ☐偏瘫 ☐单肢轻瘫 ☐单肢瘫 ☐四肢瘫
　　☐Brown-Séquard

臂丛神经：

正中神经(握拳)： ☐正常 ☐异常

桡神经(伸腕)： ☐正常 ☐异常

尺神经(手指内收/外展)：☐正常 ☐异常

肌皮神经(屈前臂)： ☐正常 ☐异常

腋神经(上臂外展)： ☐正常 ☐异常

第二节 钝性颈部损伤

(一)临床表现

1. 受伤机制和诱发因素

安全带勒伤、直接钝性损伤、绳索缢勒伤、过伸或过屈伤。

2. 症状、体征和临床所见

■ 喉-气管损伤征象：呼吸困难、皮下气肿、咯血、发音嘶哑。

■ 血管损伤：血肿、无法解释的神经功能缺失征象(往往无症状)。

神经功能缺失可能与颅脑损伤或血管损伤有关。

(二)辅助检查

■ 怀疑喉-气管损伤或脊椎损伤者申请 CT 扫描。

■ 颈动脉和椎动脉评估可以用 CT 血管造影(CTA)。

■ 怀疑喉-气管损伤者申请喉镜检查。

注意，血管损伤的病人在入院时往往无症状，只有在数小时，甚至数日后出现血栓引起脑卒中时才会出现症状！对可疑的受伤机制(安全带勒痕、血肿、脊椎伤)的病人，都应该做一次 CTA。

(三)救治指南

■ 喉-气管损伤：轻微损伤可以观察，严重损伤需要手术修复。

■ 动脉损伤：

　　○ 对手术可显露的颈总动脉和颈内动脉严重损伤，采用外科修

复术。

- 对手术无法显露的颈动脉损伤或椎动脉损伤最好采用抗凝治疗 3 个月。
- 对一些经过选择的颅外动脉损伤,也可以考虑血管内支架置入。

第八章

胸部损伤

凡胸廓及胸内脏器(包括肺、心脏、大血管、膈肌、气管-支气管和食管)损伤都属于胸部损伤。

胸部损伤很常见。多发性创伤病人中高达60%有胸部损伤。在创伤死亡病人中,25%死于胸部损伤。

第一节 穿入性胸部损伤

穿入性胸部损伤是指位于颈部下界与肋弓之间区域的穿入性胸部损伤。不过,颈部与脐水平之间的任何伤口都可能导致胸内脏器损伤。膈肌在呼气时可以向上移动至第5肋间(男性的乳头连线),因此,凡乳头连线与肋缘之间的任何伤口都可能存在胸腔或腹腔损伤。

（一）早期开胸探查的适应证

- 重度休克。注意,颈髓和高位胸髓损伤也会引起休克!
- 中度休克,体液复苏无效。
- 心脏压塞征象。
- 大出血。
- 胸廓入口处损伤、外周脉搏消失或减弱。对于没有明显重大心血管损伤的病人,人们对手术适应证和手术时机尚存在不同意见。我们的意见如下:
  - 对体液复苏有反应的轻中度休克病人,可以观察。
  - 胸腔引流管中引出的血量并不一定能反映胸内损伤的严重程度,应该依据病人的血流动力学状态和胸腔引流管的出血速率判断是否需要急诊手术。但是,如果失血量>1 000~1 500 mL,就应该考虑开胸手术。
  - 胸腔引流管持续溢气几乎肯定会自行闭合。有些病人,可能需要做一次支气管镜检查,排除支气管损伤。
  - 穿越纵隔的枪弹伤不一定需要手术。对于血流动力稳定的病人,可以做一次胸部薄层 CT 检查。如果枪弹伤道远离主动脉和食管,就不需要做进一步检查。如果枪弹伤道紧邻这些结构,就应该做一次主动脉造影或口服食管造影检查。

在和平时期,大多数穿入性损伤都是刀伤和低能量手枪伤。虽然胸部损伤和肺损伤不少见,但是,大多数这类损伤都可以通过单独使用闭式胸腔引流术来治疗。在单独的穿入性胸部损伤病人中,需要行正规开胸术或胸骨正中切开的人数不足 15%。

(二)救治指南

- 凡穿入性胸部损伤病人都必须先**评估 ABC**,在需要时尽快控制气道。

- 凡穿入性胸部损伤病人都必须先假定下列胸内脏器存在损伤:心脏、大血管、气管支气管树、肺、食管、膈肌、脊髓。初期筛查的重点是 5 **大常见致命胸外伤**(➋第 30 页表 3-1)。

- 如果病人发生了*心搏骤停*,并且在抵达医院前 10 分钟之内出现过生命体征(如:有脉搏或心电图)*或者*在低血压的危急关头,请在给病人做气管插管和创建大口径静脉输液通路的同时,直接做复苏性开胸术(➋第 219 页)。

- 对于有心跳的病人,要判断病人的*血流动力学*是否稳定——有无低血压或心率快,以及病人是否有呼吸困难。

- 如果血流动力学不稳定,或者病人有呼吸困难,应该考虑 5 **大常见致命胸外伤**(➋第 30 页表 3-1):

- 如果病人情况稳定,基本没有呼吸困难,用不透 X 线的标记物标记伤道的入口和出口,摄直立前后位胸部 X 线片(CXR)。如果放射学提示:
  ○ 气胸:放一根大口径($\geqslant$32 F)胸管(➋第 224 页)。
  ○ 血胸:做血容量复苏,并放一根大口径胸管(➋第 224 页)。

- 如果伤口位于两乳头连线之下,应该考虑胸腹结合部损伤(➋第 112 页)。

- 如果损伤位于颈部 I 区,考虑做血管造影、支气管镜和食管镜检查(➋第 65 页图 7-2)。

- 如果伤口位于*心盒区*(cardiac box, danger box,图 8-1),考虑心脏损伤伴隐匿性心脏压塞的可能:
  ○ 插中心静脉导管测定 CVP。如果 CVP>20 cmH_2O,考虑心脏压塞。这在中心静脉导管插入时就可以测定。将导管的开口端上举至高于胸部水平,然后判读血柱的高度,这是判断CVP 的一种简单方法。

○ 做超声心动图或 FAST 检查,了解心包积液情况。

■ 如果损伤提示弹道仅仅通过肺实质,做一次胸部 CT 扫描,帮助判断子弹的运行轨迹,及其与肺门和纵隔结构之间的关系。然后对血胸或气胸做恰当处理。

■ 如果所有 X 线检查都正常,没有片子提示胸膜腔或纵隔被穿过,观察 6 小时后再摄一次吸气和呼气像 CXR。

○ 如果有气胸或血胸,就按上述指南走流程。

○ 如果伤后 6 小时直立位 CXR 正常,一般就不可能出现迟发性气胸或胸内脏器隐性外伤。*6 小时规律*有助于把那些可以安全放回家的病人挑选出来。

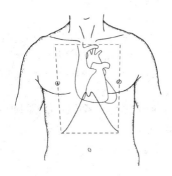

图 8-1　心盒区示意图

心盒区的界限:两侧以两乳头垂线(锁骨中线)为界,上下在锁骨与肋弓之间的区域。虽然典型的穿入性心脏损伤病人其伤口都在心盒部,但是,颈根部、腋部和上腹部的伤口也可能伤及心脏。

（范　新）

第二节　钝性胸部损伤

（一）临床表现

1. 受伤机制和诱发因素

钝性胸部损伤的机制可以分为 3 种:

■ 钝性暴力作用于胸部:殴斗、运动伤。

■ 挤压伤:工业事故。

■ 急剧的减速伤(导致剪切效应):机动车交通事故、高处坠落。

2. 症状、体征和临床所见

■ 症状:疼痛、咯血、呼吸急促。

■ 体征:

 ○ 胸壁:畸形、挫伤、撕裂伤。

 ○ 胸部以上(如:颅脑外伤)和胸部以下都有严重创伤(如:腹部
  或盆部损伤)。

 ○ 捻发音或皮下气肿、呼吸音消失、反常呼吸。

 ○ 低血压、颈静脉怒张。

(二)辅助检查

■ 如果时间允许,申请床边前后位胸部 X 线片(CXR):

 ○ 评估胸部损伤的可能性。

 ○ 核实引流管位置。

 ○ 一般来讲,对所有从其他医院转来的已经做过 CXR 的病人,
  在病人抵达后要再做 1 次 CXR。

 ○ 如果病人有血流动力学不稳,要先放置胸腔引流管,然后做 1
  次 CXR。

■ 对前胸壁严重创伤病人,要考虑钝性心脏损伤的可能。

(三)救治指南

1. 保持气道开放

如果病人有呼吸窘迫或气道梗阻,就要做气管插管。

■ 切记,如果病人的病情有可能恶化,要趁早做气管插管。

■ 如果病人为临界气道,切记,病人在医院可能会有一阶段时间无
法做生命体征监测,例如:在放射科做 CT 检查。在急诊室或 ICU
之外的场所做气管插管会有难度,*请在 CT 检查前考虑为临界气
道病人做气管插管。*

■ 警惕进行性恶化的气胸,因为气胸会压迫气道。

■ 胸部创伤病人无法氧合和通气的原因:

 ○ 肋骨、脊柱或胸骨骨折引起的疼痛。

 ○ 胸壁完整性遭破坏,对呼吸机制构成负面影响。

 ○ 因为气胸或血胸,肺膨胀受限。

 ○ 肺组织受损,如:肺挫伤。

 ○ 膈肌损伤。

 ○ 因为低血容量性休克,肺灌注不良。

○ 因通气不足,意识水平下降。

2. 识别致命伤

首先要排除 5 **大常见致命胸外伤**(⊃第 30 页**表** 3-1),此外,还应该考虑下列胸部损伤的可能:

- 心脏挫伤(⊃第 91 页)。
- 膈肌破裂(⊃第 104 页)。
- 气管-支气管破裂(⊃第 97 页)。
- 包裹性胸主动脉破裂(⊃第 94 页)。
- 食管破裂(⊃第 100 页)。
- 心肌撕裂(⊃第 88 页)。
- 单纯性气胸(⊃第 80 页)。
- 肋骨骨折(⊃第 101 页)。

单独钝性胸部损伤病人的急诊手术可能性很小。大多数创伤病人可以采用积极止痛、机械通气、胸膜腔引流和其他支持治疗处理。在单独钝性胸部损伤的病人中,需要行剖胸术者仅占 5%,因为需要手术处理的肺损伤、血管损伤和纵隔结构损伤都极其罕见。

(四) 常见失误

- 连枷胸:起初的动脉血气可以正常。但是,病人的情况会迅速恶化。因此,监测指脉氧和动脉血气很重要!老年伤员应该先做气管插管,后做 CT 检查。
- 张力性气胸:诊断应该依据临床表现。为了获取放射学证据而耽搁其他应及时处置导致悲剧发生的情况屡见不鲜!
- 因机动车车祸或高处坠落出现上纵隔增宽:除了要考虑主动脉破裂,还要考虑胸椎损伤!
- 许多胸主动脉破裂病人纵隔都正常!对所有受伤机制可疑(机动车车祸、高处坠落)的病人都应该做 CT 检查。
- 开放性气胸:在插入胸腔引流管前切勿对胸部伤口做包扎或缝合处理,以免导致张力性气胸!可以在伤口上盖一块方纱布,仅对纱布的 3 条边做粘贴。
- 许多膈肌损伤病人可以完全没有任何症状,普通 CXR 检查结果正常,因而无诊断价值。对左侧胸腹结合部损伤或右前胸腹结合部损伤,不管临床或放射学有无异常发现,都应该常规做腹腔镜探查。
- 心脏压塞:此类病人往往极为烦躁,缺乏经验的医生会把这些病人误诊为醉酒或吸毒!

■ 在做仰卧位 CXR 检查时,中等程度血胸可能会被遗漏!

(范　新)

第三节　穿入性纵隔损伤

穿入伤伤道的轨迹提示穿越了纵隔结构(包括心脏、大血管、肺门结构、气管支气管树、食管和肺)称为穿入性纵隔损伤。总体而言,死亡率为 20%。

(一)临床表现

1. 受伤机制和诱发因素

■ 刀刺伤、枪弹伤、尖桩戳入、炸弹碎片伤。

2. 症状、体征和临床所见

■ 皮肤入口伤口和/或出口伤口。
■ 张力性气胸(◯第 78 页)、开放性气胸(◯第 79 页)、大量血胸(◯第 82 页)或心脏压塞(◯第 86 页)征象。

(二)辅助检查

■ **胸部 X 线片(CXR)**:气胸、异物、上纵隔窗增宽。标记穿入伤的入口和出口部位。
■ **创伤超声**:心包游离积液。
■ 为病情稳定的病人做**三重增强 CT** 检查(血管增强、胃肠道增强和灌肠增强)。
■ 对怀疑心脏损伤的病人,做 12 导联**心电图**和**超声心动图**。

(三)救治指南

1. 紧急处理

■ 如果病人处于心搏骤停状态,且"目击证据的生命体征消失＞10 分钟",就停止该救治预案。无论你怎样尽力,其结局都于事无补。
■ 如果病人处于心搏骤停状态,但在院前阶段"目击证据的生命体征消失＜10 分钟",可做复苏性开胸术(◯第 219 页)。
■ 如果病人有低血压:
　○ 先通过大口径静脉通路用平衡盐溶液着手做大容量的积极静

脉输液（●第 37 页表 4-2，第 267 页大量输血预案）。切记，对这种病人，**要分别在膈肌上下各建一条静脉通路。**

- ○ 如果大量输液后病人血压依旧低，脉搏依旧快，应该考虑 5 **大常见致命胸外伤**（●第 30 页表 3-1），并通知手术室，准备将病人送入手术室。
- ○ 在大量输液后病人血压有改善，就继续维持。

■ 如果病人的生命体征相对正常（即：SBP＞100 mmHg、P＜110 次/min），就实施快速评估判断伤情。
- ○ CXR：处理发现的气胸或血胸。
- ○ 剑突下创伤超声：如果有心包积液，考虑迅速把病人送入手术室进行手术。考虑左侧开胸术显露心脏和其他可能伤及的纵隔结构。
- ○ 如果上纵隔增宽或两侧桡动脉脉搏不对称，考虑做 CTA 或血管造影。
- ○ 凡穿越纵隔的损伤拟行非手术处理时，都应该做一次食管造影检查（如：口服泛影葡胺）。
- ○ 如果病人有咯血或大量漏气，就应该考虑做支气管镜检查。

■ 凡穿越纵隔的枪弹伤病人若准备采用非手术处理，都需要住院并复查 CXR。

2. 一般处理

■ 供氧、监护、建立静脉通路、交叉配血。

■ 处理任何危及生命的气道或胸部损伤。

■ 静脉快速输注（团注）液体，将收缩压维持在 90 mmHg。

■ 褪去病人的所有衣裤（不要经弹孔处剪开衣裤），为警方保留证据。

■ 寻找伤口，包括采用滚木法检查背部，检查腹股沟区、臀部、会阴部和腋下。

■ 请外科急会诊。

■ 止痛，如：逐渐调整静脉吗啡用量。

■ 伤口处理：清洁、盖无菌敷料、核实是否需要做破伤风预防，以及根据医院的规定是否需要静脉用抗生素。

（四）常见失误

对外部小伤口估计不足，其实外部伤口与内部伤情的程度没有必然联系。

（张亚男）

第四节　张力性气胸

张力性气胸是一种会随时威胁创伤病人生命的呼吸问题,其处理方法是立即在胸壁开一个洞。**在非机械通气的自主呼吸病人,张力性气胸很少见。**张力性气胸的原因是肺的脏胸膜破裂,形成单向阀("翼状活瓣")机制,其结果是在吸气时空气得以进入胸膜腔,但在呼气时无法排出,从而导致病理生理改变:

- 由于胸膜腔压力大幅上升会妨碍通气,病人出现呼吸困难。
- 伤侧肺塌陷、纵隔移位、大血管受压致静脉回心血流受阻,病人有血流动力学不稳。
- 纵隔移位造成对侧肺受压、空间丢失。

(一) 临床表现

1. 受伤机制和诱发因素

- 穿入性或钝性胸外伤。
- 医源性——中心静脉置管所致。
- 高正压通气所致肺泡气压伤。
- 对隐性单纯性气胸病人采用机械通气。

2. 症状、体征和临床所见

- 清醒病人:病情变化很快,病人情绪紧张。渐进性胸痛、呼吸困难窘迫、呼吸快、低氧血症(发绀)和心动过速。如果不及时治疗,就会出现低血压、心动过缓、无脉电活动(pulseless electrical activi-ty, PEA)、心搏骤停。
  - 伤侧呼吸音消失、高鼓音。
  - 气管偏向健侧,两侧胸部呼吸运动不对称(伤侧肋间隙"外鼓"、呼吸运动减弱)。
  - 低血压(休克)伴颈静脉怒张。
  - 气管和/或最强心尖搏动点移位。
  - 插入大口径胸腔引流管(权宜之计是做胸膜腔穿刺减压,➲第223页)。
- **机械通气病人:**迅速发生的低氧血症、高通气压、低血压。
- 一侧胸部同时存在胸廓过度扩张和胸壁活动度减弱、叩诊呈高鼓音、听诊呼吸声减弱等局部征象。
- 颈静脉怒张与气管偏向一侧并存在临床上罕见。

（二）辅助检查

张力性气胸的诊断应该依据临床。对病情持续恶化、疑似张力性气胸的病人，不应该申请胸部 X 线片（CXR）检查。但是，对血液动力学稳定、诊断存在疑问的病人，可以等待急诊 CXR 结果后考虑干预问题。

（三）救治指南

- 如果病人血流动力学不稳定：先在锁骨中线第 2 肋间或者在腋中线第 5 肋间用 1 根 8 cm 长的针做胸膜腔穿刺减压，然后在腋中线第 5 肋间放置胸腔引流管（第 223 页）。
- 如果病人血流动力学稳定：申请 CXR 核实，然后插入大口径胸腔引流管（36 F）。
- 在放置胸腔引流管后再摄 1 张 CXR。

（四）常见失误

- 在肺挫伤、血胸、大量单纯性气胸或膈疝胸腔胃等情况下，张力性气胸会被误诊。
- 针法胸腔刺穿失败。
- 需要多根胸腔引流管的大量漏气的张力性气胸。

（张亚男）

第五节　开放性气胸

开放性气胸的原因是胸壁存在开放性缺损，胸膜腔与外环境之间形成交通，允许空气通过缺损进入胸膜腔。倘若缺损的口径超过气管直径的 2/3，在吸气时，空气就趋向于循最低阻力经缺损口进入胸膜腔直至胸膜腔内压与大气压相等，而不是通过气管进入肺内。由于中线两侧胸内压力不等出现纵隔移位。

（一）临床表现

1. 受伤机制和诱发因素

穿入性胸壁创伤，如：枪弹伤或刀刺伤。

2. 症状、体征和临床所见

同单纯性气胸，不过，穿入性胸壁损伤可能见到"冒泡"。

切勿忘记检查病人背部,以免遗漏背部伤口。

(二)辅助检查

- **创伤超声**(FAST):无"肺滑动"征或"彗星尾"征,提示可能存在气胸。
- **胸部 X 线**(CXR):提示气胸。注意,创伤病人的仰卧位 CXR 容易遗漏少量气胸,最好在直立位呼吸后摄片,因为仰卧位时空气聚集在胸腔前部。细微征象包括气胸侧胸腔的透亮度增加、一侧肋膈角变深("深沟征")、有一薄层空气环绕心影四周。
- CT **扫描**:CT 对气胸的诊断高度敏感。仅仅在 CT 扫描时被检查出的极小量气胸,对于自主通气病人或许不需要做胸腔引流管插入。但是,应该征求一下高年资医生的意见。

> 经验之谈:
> 切勿在胸腔引流管插入前对开放性气胸的伤口做缝合或包扎,以免发生**张力性气胸**!

(三)救治指南

- 给病人做气管插管和正压通气。
- 用商品化的医用敷料(如:带翼阀效应的 Asherman© 胸壁封堵膜或 3 边敷料)封闭胸壁缺损,目的是在吸气时敷料会挡住胸壁伤口,呼气时空气能从胸膜腔逸出。
- 远离伤口,在通常的引流置管部位插入大口径胸腔引流管。**千万不要将胸腔引流管经创口插入**。
- 仔细观察,早期识别张力性气胸形成的蛛丝马迹。
- 静脉用抗生素预防伤口感染。
- 请高年资外科医生复核病人。
- 行确定性心胸外科手术闭合胸壁缺损,寻找胸内伤情。

(张亚男)

第六节 单纯性气胸

气胸是指胸膜腔存在游离气体。

单纯性气胸是指缺乏张力性气胸的临床或放射学特征的胸膜腔积

气。肺被刺破后气体进入胸膜腔,此时胸膜腔内气体的压力不高。

(一)临床表现

1. 受伤机制和诱发因素

- 穿入性胸外伤,如:枪弹伤或刀刺伤。
- 有肋骨骨折或挫伤的钝性胸外伤。
- 爆炸伤。
- 中心静脉插管所致的医源性损伤。

2. 症状、体征和临床所见

- 往往无症状。
- 症状:呼吸急促、呼吸困难、胸痛。
- 体征:伤侧胸部呼吸运动减弱、叩诊高鼓音和呼吸音减弱或消失。局限性喘鸣音和捻发音。
- 可以出现提示肋骨骨折的征象,如:表面皮肤皮下气肿、局部触痛或捻发音。

(二)辅助检查

同开放性气胸(➡第79页)。

(三)救治指南

- 供氧、创建静脉通路、静脉镇痛。
- **大多数创伤性单纯性气胸都需要在伤侧胸膜腔插入一根引流管。胸管的粗细和置管时机取决于病人的稳定性和机械通气的需求程度。**
  - ○ 稳定的少量气胸(少于 20%)可以不做引流处理,做动态 CXR 复查。
  - ○ 拟行全身麻醉(如:股骨骨折手术)或辅助通气的病人,则不能采用保守治疗,以免形成张力性气胸。
  - ○ 大量气胸应该在诊断时就做胸膜腔置管引流(➡第223页)。
- 对 CT 扫描显示但胸部平片未显示的隐匿性气胸,可以不采用胸膜腔置管处理。如果准备把病人送入手术室做气管插管或者准备采用飞机救护转运,就应该考虑留置胸管或定时密切监测。

(张亚男)

第七节 血 胸

血胸是胸膜腔存在游离积血,原因是肺实质、肺门、大血管、胸壁、膈肌损伤,或直接心脏撕裂。钝性创伤出血最常见的来源是胸壁。

大量血胸的定义是胸膜腔积血超过 1 500 mL,或者超过病人全身血量的 1/3。小量血胸在临床上可以无法检出。

(一)临床表现

1. 受伤机制和诱发因素
穿入伤、钝器伤或爆炸伤。

2. 症状、体征和临床所见
- 病人往往可以无症状。
- 非特异性征象:穿入性胸外伤、外部伤痕或肿胀、肋骨骨折伴捻发音。
- 出血性休克征象:心动过速、低血压和低氧血症。
- 定位征象:伤侧胸壁呼吸运动减弱、叩诊浊音、呼吸音减弱或消失。CXR 示血胸。

(二)辅助检查

1. 胸部 X 线片(CXR)
直立位 CXR 示特征性液平,但是,肋膈角消失需要积血≥250 mL。在仰卧位创伤 CXR 片上诊断血胸有难度,即使大量血胸也可能被遗漏,原因是血液积聚在后胸壁使得血胸呈弥漫性毛玻璃影,没有液平。要与肺挫伤鉴别诊断(CT 扫描有助于血胸与肺挫伤的鉴别)。

2. 创伤超声(FAST)
FAST 在右上视像和左上视像可以检出膈上积液或积血,但很难检出气胸或皮下气肿。

3. CT 扫描
血流动力学稳定的病人可以做急诊 CT 扫描。

(三)救治指南

- 少量血胸:仅仅在 CT 上显示的亚临床型微小血胸通常可以观察,不需要做进一步处理,但需要后续做 CXR 复查,以确保没有进一步发展。
- 大量血胸:目标是清空胸腔积血、促使肺复张,以及纠正凝血功能障碍、低体温和酸中毒。请心胸外科团队会诊做引流。从腋中线

第 4 或第 5 肋间插入胸腔引流管。所有大量血胸在引流时都应该考虑自体血回输。在引流管插入后要做胸部理疗,并给予单次量预防用抗生素(头孢唑啉 2 g)。

- 致命性胸腔出血(持续休克,失血量>1 000~1 500 mL):
  - 大口径胸腔引流管插入:成人用>32 F(36 F)的引流管,以便引出胸腔内未凝固的血液。考虑自体血回输。
  - 抗休克治疗(⊃第 37 页表 4-2)。
- 大量血胸的确定性治疗是做胸膜腔探查(剖胸手术或电视辅助胸腔镜手术)进行止血并清空胸膜腔。病人往往还需要输血。
- **开胸手术的适应证**(最好请心胸外科急会诊):
  - 胸管插入即刻引流量>1 500 mL,或者
  - 连续 2~3 小时引流量>200 mL/h(老年人>150 mL/h)。
- 如果引流量多,考虑提高 PEEP(至 10~15 cmH_2O)对胸壁出血形成压迫作用以减少来自肺或胸壁的出血。如果漏气增加,应该停止正压通气。
- 如果有自体血回输装置,就考虑做血液回输(⊃第 267 页**大量输血预案**,可能需要输入有活性的凝血因子)。
- 胸腔引流管插入后的残余血胸:如今人们的观点是做胸腔镜清除血凝块,而非置入第二根胸腔引流管。胸腔镜的理想时机是伤后最初 5 天内,这可以降低中转开胸的概率。
- 做一次 CT 检查,用链激酶或尿激酶做溶栓治疗。无效者,考虑用胸腔镜清除血凝块,最好在 5 天内做血凝块清除。
- 感染性血胸:胸管引流、抗生素、猪尾巴管引流,甚至开胸引流。
- 如果病人的手术风险大,或者残余血胸量少,为了避免做胸腔镜,可以尝试胸膜腔内溶栓治疗(用链激酶或尿激酶做溶栓)。

(四) 并发症

- 低血容量性休克和死亡。
- 残余血胸和脓胸:胸腔残留积血会感染,插入的胸腔引流管未经灭菌处理也容易感染。

(五) 常见失误

对大量血胸病人,在胸腔引流管插入之前,一定要建一条可靠的大口径静脉通路,否则,突然的胸腔减压会导致血流动力学崩溃,此时就很难创建静脉通路。

(张亚男)

第八节　连枷胸

连枷胸的定义是 3 根或 3 根以上毗邻肋骨都存在 2 处或 2 处以上骨折。结果导致胸壁一片区域的肋骨丧失了与胸廓其他区域的骨性连续性（胸壁软化区，连枷区）和正常通气机制受损，连枷区下方的肺脏会有严重损伤和挫伤。

连枷胸造成病人病情恶化的病理生理如下：

- 多根多处肋骨骨折导致胸壁出现不稳定节段（连枷区，软化区）。
- 胸壁反常呼吸运动（吸气时连枷区内陷，呼气时外突）导致潮气量下降。
- 胸壁损伤引起的疼痛妨碍呼吸动作。
- 受伤区域下方的亚临床型肺挫伤伴肺泡出血和肺泡水肿，结果导致肺的局灶性顺应性下降，妨碍气体交换。

（一）临床表现

1. 受伤机制和诱发因素

钝器伤或胸部受压，如：挤压伤。

2. 症状、体征和临床所见

- 胸壁肿胀、肋骨骨折、捻发音、咯血。
- 呼吸时疼痛加重或受伤区域有触痛。
- 由于疼痛，伤侧胸壁运动减弱。
- 起初，由于胸壁肌肉痉挛产生夹板效应，连枷区的反常运动通常不明显。
- 呼吸加快和低氧血症，呼吸窘迫。

（二）辅助检查

1. 胸部 X 线片（CXR）

- 注意，并非所有肋骨骨折都能在 CXR 片上可靠显示。
- 注意，CXR 能显示肺挫伤，但是，在伤后最初数小时该征象可能还无法显示。

2. 指脉氧和动脉血气

- 注意，在伤后最初数小时动脉血气可以正常！

3. CT 扫描

严重胸外伤要争取做一次胸部 CT 检查。CT 扫描可检出亚临床型肺挫伤和其他合并伤（如：主动脉破裂）。

（三）救治指南

肋骨骨折处理的基石是早期满意止痛,目的是避免胸壁夹板效应导致并发症(肺不张、分泌物潴留、肺炎)。

- 供氧。
- 连续监测指脉氧和动脉血气,判断病人是否需要快速诱导插管和机械通气。
- 止痛和肌肉松弛剂:连枷胸对通气的影响一般不会很严重,如果有良好的止痛措施,许多病人都能通过自己呼吸维持指脉氧和动脉血气正常。
  - ○ 放置硬膜外导管止痛。
  - ○ 椎旁神经封闭。
  - ○ 肋间神经封闭。
- 呼吸衰竭:机械通气。
- 老年患者和严重多发伤患者要放低机械通气的门槛,考虑早期插管。不过,尚无研究证实预防性气管插管能改善结局。
- 排痰措施,监测肺活量。随着隐性肺挫伤或 $PaCO_2$ 上升,如果肺顺应性和呼吸窘迫进行性恶化,就考虑气管插管。
- 审慎输液,以免伤肺超负荷。
- 联系 ICU,听取他们对病人当下的处理意见(如:镇痛和通气需求)。大多数连枷胸病人至少需要一级护理。
- 连枷胸一般不需要手术固定骨折。
- 引流胸膜腔积液。

（四）并发症

- 呼吸衰竭。
- 肺炎。
- 隐匿性肺损伤:连枷胸本身对氧合几乎没有直接影响。但是,事实上所有连枷胸病人都有或重或轻的隐性肺擦伤——肺挫伤。在决定病人结局和插管需求方面,肺挫伤的严重程度比胸壁受伤机制更重要,有证据表明在肺挫伤≥20%的病人中大多数病人会发生 ARDS。
- 研究表明,肋骨骨折≥3 根者肺炎和成人呼吸窘迫综合征的风险增高,肋骨骨折≥6 根者死亡风险显著升高,尤其是老年病人(表8-1)。

（五）常见失误

- 在病人仰卧时,要注意未能察觉的后胸部连枷胸;在两侧呼吸运动看似对称时,要注意前胸壁大块连枷胸。

- 站在病人身旁时,可能难以看出前外侧胸壁的反常呼吸运动,要从床尾盯着仰卧位的病人看。

表 8-1　高危多根肋骨骨折的处理

- 病人>45 岁肋骨骨折≥4 根
- 病人>65 岁肋骨骨折≥2 根

 在 2 小时内

- 入院止痛
- 凡肋骨骨折>4 根者建议入住 SICU
- 凡年龄>65 岁肋骨骨折>2 根者建议最初 24 小时入住 SICU
- 积极做早期满意止痛
- 首选硬膜外止痛,也可以用病人自控镇痛取而代之
- 教病人如何咳嗽和呼吸
- 积极做深呼吸运动,颤振阀呼吸训练器
- 鼓励病人下床走动
- 必要时吸痰
- 考虑对连枷胸、呼吸机无法脱机以及持续疼痛病人做肋骨固定
- 需要入住 SICU 的肋骨骨折病人在转出 SICU 之前应该采用可以在普通病房实施的止痛方案 24 小时后方可转出。

(张亚男)

第九节　心脏压塞

心脏压塞在病理生理上属于梗阻性休克范畴。这种情况最常见于穿入性创伤后。心包积液(积血)压迫心肌,从而使心室舒张末期容积减少、心排出量下降。如果不处理,最终会造成心搏骤停。

(一)临床表现

1. 受伤机制和诱发因素

- **穿入性损伤**:伤道入口位于心盒区(➡第 73 页图 8-1)的胸腹部(前、后、侧)刀刺伤或枪弹伤,不过,心盒区没有入口或出口的病人也可以存在穿入性心脏损伤。
- 钝性胸外伤。

2. 症状、体征和临床所见

- 穿入性胸腹部损伤后出现低血压，且排除了其他部位的致命出血。

- Beck 三联征：颈静脉怒张（"面色青紫"）、心音遥远和低血压，但无张力性气胸证据，或者张力性气胸已经得到处理或已经排除。90％的心脏压塞病人有 Beck 三联征，只有 10％的病人表现为奇脉。因此，对这三项传统体征不应该刻板强调，因为在低血压时颈静脉往往不会扩张，在忙碌的复苏室，也很难听清心音。

- Kussmaul 征：吸气时颈静脉压上升或者出现奇脉（又称吸停脉，吸气时脉搏显著减弱或消失，收缩压下降超过 10 mmHg）都是细微体征。

- 无脉性电活动性心搏骤停。

（二）辅助检查

1. 无创检查

- 创伤超声（FAST）：在剑突下视像上示心包积液、右心室充盈差、下腔静脉扩张无法压瘪。

- 心电图示低波幅。

2. 有创检查

- 对于急性创伤病人，心包穿刺是一项不可靠的检查项目：假阴性率 20％，假阳性率 20％。

- 创伤后心脏压塞最灵敏的检查方法是剑突下心包开窗，不过，这需要在手术室全身麻醉下才能进行。

- 对那些不需要在全身麻醉下做手术的穿入性创伤病人来讲，检查心脏和心包损伤最无创的方法是超声心动图，敏感性和特异性分别为 100％和 89％，前提是病人没有血胸。在血胸情况下，敏感性和特异性分别为 56％和 93％。

（三）救治指南

1. 紧急处理

- 不要拔除任何穿入物，如：刀。

- 供氧，创建 2 条大口径静脉通路。

- 开始用静脉团注法做损害控制性复苏（⊃第 37 页表 4-2）。

- 心脏监测。

- 如果无法做 FAST 检查，或诊断模棱两可时，做心包穿刺减压或开放式剑突下心包切开减压。

- 如果 FAST 检查呈阳性,立即送入手术室做开胸术或胸骨正中切口开胸做心包开窗。
- 请心胸外科急会诊。如果该院没有心胸外科,请普通外科会诊,同时与三级医院取得联系考虑转诊。
- 请麻醉师/ICU 医师会诊,请手术室做好准备。

2. 如果病人出现心搏骤停

- 考虑做心包穿刺放液(➲第 217 页)。
- 考虑复苏性开胸术(➲第 219 页)。

(四) 常见失误

心包穿刺放液往往起不到效果,因为心包内的血凝块无法通过针头吸出。

(张亚男)

第十节　穿入性心脏损伤

许多穿入性心脏损伤病人在抵达医院前就殒命。病人能否活着抵达医院取决于多种因素:医疗救护距受伤的时间、武器种类、心脏伤口部位和大小、有无心脏压塞以及合并伤伤情。

(一) 临床表现

1. 受伤机制和诱发因素

➲第 86 页心脏压塞。

2. 症状、体征和临床所见

- 病人烦躁不安:往往会被误认为醉酒或吸毒!
- 失血性休克:心动过速、外周脉搏无力。
- 心脏压塞征象:➲第 86 页心脏压塞。
- 每位胸部穿入伤病人(尤其当有低血压时)都应该假定有穿入性心脏损伤,直至有依据排除。

(二) 辅助检查

如果穿入性心脏损伤的诊断已经显而易见,**万勿**在枝节检查上浪费宝贵时间。仅当诊断不明确时,才需要做辅助检查。

- 最佳辅助检查选项是由外科医生或急诊科医生做一次创伤超声检查。

- 胸部 X 线片(CXR):尽可能摄直立位 CXR。穿入性心脏损伤的放射学征象是:
  - 心影增大。
  - 心包积气。
  - 上纵隔增宽。

- 中心静脉压(CVP)测定:CVP>12 cmH₂O 时,考虑心脏压塞。**注意**,血气胸、烦躁不安、输液过多、机械通气和 CVP 导管位置不当都可能表现为 CVP 增高。

- 心电图:约 1/3 的心脏压塞病人表现为 QRS 综合波低电压、ST 段抬高和 T 波倒置。

- 心包穿刺:在急性创伤病人,心包穿刺是一项不可靠的检查项目:假阴性率 20%,假阳性率 20%,原因是心包内血凝块形成。因此,在非专科创伤中心,请有限使用心包穿刺,为确定性治疗争取时间。

- 剑突下心包开窗:这种方法诊断心脏压塞最灵敏,但需要手术室和全身麻醉,大多数医院很少用。

- 经膈肌心包开窗:多发伤或胸腹结合部损伤病人的腹腔镜中,可以选择此方法。

- 对那些不需要在全身麻醉下做手术的穿入性创伤病人来讲,检查心脏和心包损伤最无创的方法是 2 维超声心动图,敏感性和特异性分别为 100% 和 89%,前提是病人没有血胸。在血胸情况下,敏感性和特异性分别为 56% 和 93%。如果病人的血流动力学平稳,同时,高度怀疑穿入性心脏损伤,请心内科会诊,做一次正规的超声心动图检查。

- 心盒区域没有入口或出口的病人也可以存在穿入性心脏损伤。

(三) 救治指南

1. 紧急处理(图 8-2)

- 不要拔除任何穿入物,如:刀。

- 面罩或气管插管供氧。创建 1~2 条大口径静脉通路(第 37 页表 4-2)。把病人送入手术室做紧急开胸手术,分秒必争。**万勿**在体液复苏、知情同意、插导尿管等枝节事宜方面浪费时间。

- 如果病人抵达急诊室时已经心搏骤停或即将骤停,就**在担架上做**气管插管,并做复苏性开胸术(第 219 页)——缝合心脏破口,夹闭主动脉破口,按需要做心脏按压、输血、给药和除颤做心脏复苏。一旦心脏复跳,就把病人转入手术室完成手术。对常规复苏无效的病人,考虑做体内心脏起搏。

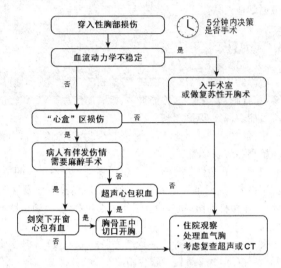

图 8-2　穿入性心脏损伤的救治流程

2. 术后处理

- 术后早期入 ICU 监测。
- 心电评估是否有明显心肌梗死。
- 通过临床和超声心动图检查判断病人是否存在心内缺损(如:房缺、室缺等)。
- 1 个月后再将这些辅助检查复查一次,因为,心内缺损可能会在之后一段时间出现。

(四)预后

- 复苏性开胸术的死亡率>90%。
- 右心室损伤的预后最佳。
- 心包内主动脉损伤和左心室损伤的预后最差。

(张亚男)

第十一节 钝性心脏损伤

心脏挫伤是最常被漏诊的致命性胸外伤。其临床表现从无症状至心脏破裂差异悬殊。心脏破裂者罕有活着送达医院。

从实用的观点出发,受伤的心脏只会出现两种情况:心律失常和泵衰竭。其中心律失常远比泵衰竭常见。

(一)临床表现

1. 受伤机制和诱发因素

- 快速减速伤。
- 前胸壁直接遭受创伤(压迫或打击)。
- 胸骨骨折。

2. 症状、体征和临床所见

- 在心脏挫伤中最常见的是右心室受伤,因为右心室紧贴胸骨背面。心肌挫伤会导致暂时性心律失常或收缩功能缺陷(心性休克)。下列情况要高度怀疑钝性心脏损伤:
  - 剧烈的减速性钝性胸部创伤。
  - 多发性前部肋骨骨折。
  - 剧烈前胸部疼痛提示存在肋骨骨折或肋软骨骨折。
  - 胸骨骨折。
  - 前胸部安全带挫伤。
  - 双肺严重挫伤。
  - 无法解释的低血压、心肌泵衰竭(排除了瓣膜损伤)。
- 在钝性胸部损伤中,有症状的钝性心脏损伤为 13%;应该认识到钝性心脏损伤风险并密切监测。
- 钝性心脏损伤一般都会在伤后 24 小时内出现表现。最常见的临床表现是窦性心动过速。

(二)辅助检查

- 创伤超声检查(FAST)可以发现因心脏破裂引起的心脏压塞。
- 所有怀疑心脏挫伤的病人都应该在入院时做一次心电图和血肌钙蛋白测定。如果入院时这两项检查都正常,就能排除明显心肌挫伤。
- 前胸壁严重创伤史加下列心电图异常有助于诊断:

- ○ 无法解释的窦性心动过速（＞120/min）。
- ○ 多源室性心律失常：室性早搏、二联律。
- ○ 房性心律失常：多源性房性早搏、新出现的心房颤动/扑动。
- ○ 心房颤动和束支传导阻滞。
- ○ 新出现的 Q 波。
- ○ 心脏急性损伤的标志：Ⅰ、aVL 和 V2～V4 导联新出现的 ST 段抬高。

■ 最初心电图正常的病人在住院期间出现有临床意义的心律失常的机会极小。

■ *心肌酶谱*：肌钙蛋白Ⅰ或肌钙蛋白 T 可能升高，但是，在低血容量性休克或轻微心脏损伤时也可以升高，因此说 CPK 同工酶和肌钙蛋白水平对预测钝性心脏损伤作用有限。仅当需要与心肌梗死鉴别时，才需要连续动态监测血肌钙蛋白。

■ *超声心动图*：经食管超声检查结果比经胸超声检查结果更可靠，可以检出心室壁运动异常、心室功能障碍或心包积液。对下列高度怀疑心脏损伤的病人，考虑做超声心动图：
- ○ 无法解释的、提示心衰竭性低血压。
- ○ 心电图或肌钙蛋白异常。
- ○ 远程监测示心律失常持续存在（＞24 小时）。

■ 胸部 X 线检查，了解有无上述发现。

（三）救治指南

遵循 ABC 救治程序，依据诊断所见处理所有胸部损伤（图 8-3）。

■ 凡有钝性心脏损伤风险的病人都应该做心电图和肌钙蛋白Ⅰ检查。*如果两项检查结果都正常，就可以排除钝性心脏损伤。*

■ 两项检查结果中只要有一项为阳性，病人都应该收入有远程监控条件的病房，卧床休息，监测至少 24 小时——如果没有需要入住 ICU 的其他伤情，病人不一定需要入住 ICU。早期请心脏科医生会诊。

■ 要求在入院时和入院后 6～8 小时复查心电图和血肌钙蛋白，直至恢复正常。

■ 凡病人新出现心律失常或出现血流动力学不稳定，都应该做超声心动图检查。

■ 心律失常：一般不需要使用抗心律失常药物或安装心脏起搏器。

■ 心性休克：如果病人需要用变力剂（正性肌力药物），就需要插入肺动脉导管。

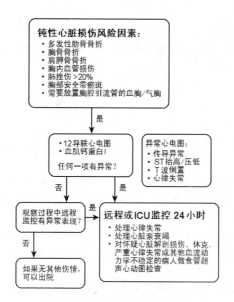

图 8-3 钝性心脏损伤处理流程

- 如果病人的心肌功能障碍持续存在：
    - 请心内科会诊。
    - 处理心律失常。
    - 处理心衰竭。
- 伴随的冠状动脉损伤或挫伤区小血管损伤可能需要手术干预。
- 钝性心脏损伤病人只要严格监测就可以做麻醉。

(四) 并发症

- 心律失常。
- 心室功能障碍导致心衰竭（心源性休克）。
- 心包积液导致心脏压塞。
- 解剖损害（瓣膜、间隔或游离心壁破裂）。

(五) 预后

- 无症状的心律失常和心功能障碍通常会在 24 小时后缓解。
- 如果症状持续存在，应该考虑冠状动脉损伤。可能是复查超声心动图，甚至是心导管检查的适应证。

（六）常见失误

切记,创伤可以因内科急症(如:心律失常或心肌梗死)突发造成道路交通碰撞或跌倒所致。临床表现相同。

（胡浩霖）

第十二节 钝性主动脉损伤

钝性主动脉损伤(blunt aortic injury,BAI)在儿童罕见,它是成人创伤后突然死亡的常见原因。继颅脑损伤之后,BAI是钝性创伤死亡的第2号杀手。约85%的病人死于事故现场,剩余的半数存活者会在24小时内死亡。早期幸存者往往是主动脉不全性撕裂——外膜完整,形成一包裹性血肿。这类病人的存活取决于早期诊断和紧急外科修复。

在急速减速事故中,减速力导致主动脉的固定点撕裂:动脉韧带处占80%～85%,膈肌孔处占10%～15%,升主动脉占5%～10%。

（一）临床表现

1. 受伤机制和诱发因素

最常见的致伤因素是高速车祸(**紧急减速**)和**高处坠落**。对每一位急剧减速受伤机制造成的创伤病人,首先应该假定该病人存在主动脉损伤。急剧减速撞击伤有两种理论:

- 运动的主动脉弓与固定的胸降主动脉之间形成剪切力。
- "骨夹"学说是指第一肋骨和锁骨向下移动直接卡压主动脉。

2. 症状、体征和临床所见

- 胸部或背部疼痛。
- 持续性或复发性低血容量性休克体征。
- 心前区收缩期杂音(罕见)。
- 假性主动脉缩窄综合征(不常见):上肢高血压,下肢低血压,或肩胛下区心脏杂音、两上肢血压不等(>10 mmHg)、桡-桡或桡-股动脉搏动不相称。
- 发音嘶哑(血肿压迫喉返神经)、Horner综合征、截瘫。

由于没有明确的体征,怀疑程度必须依据损伤机制(胸主动脉撕裂的损伤机制是急剧减速——躯体前外侧受碰撞以及高空坠落)。

（二）辅助检查

1. 胸部 X 线片（CXR）

创伤性主动脉破裂在 CXR 上的征象包括：

- 上纵隔增宽：在仰卧前后位 CXR 上，主动脉弓水平纵隔测量值＞8 cm，或者大于胸部横径的 1/3。注意：凡上纵隔增宽，都应该考虑**主动脉破裂和胸椎骨折**两种情况。
- 左侧血胸。
- 肺尖帽（肺尖血肿）。
- 气管向右移位或食管内留置的鼻-胃管向右移位。
- 肩胛骨骨折或第 1/2 肋骨骨折。
- 左侧主支气管受压。
- 右侧主支气管抬高和向右移位。
- 主动脉弓结的境界消失。
- 肺动脉与主动脉之间的主动脉-肺窗模糊不清或消失。

像上述体征一样，没有哪项初期的放射学征象具有确诊价值。约 15％的主动脉撕裂病人 CXR 示纵隔正常，7％的 CXR 完全正常。

注意，如果发现上纵隔增宽并且病人能够取坐位，申请一张直立位 CXR。由于重力对心脏的效应（心脏下坠）和前后位透照的放大效应，取坐位能降低纵隔虚假增宽的可能性。如果纵隔依旧增宽，或者无法摄直立位 CXR 片，申请胸部 CT 扫描。

2. CT 检查

- 仅当病人血流动力学稳定时，才能做增强 CT 检查。
- 无论 CXR 是否异常，凡受伤机制高度怀疑主动脉破裂的病人，都应该做一次 CT 评估。胸部动态螺旋 CT 发现主动脉损伤的敏感性达 100％。
- CT 检查能对上纵隔增宽的原因（主动脉周围血肿、主动脉迂曲抑或卧位）做鉴别。
- 如果 CT 扫描未发现纵隔血肿和主动脉破裂，则无需做进一步影像检查。如果 CT 扫描结果呈阳性，所有血管都显示不清，或者 CT 扫描模棱两可，则需要血管造影。

3. 主动脉弓造影

动脉造影如今已经在很大程度上被 CT 血管造影取代。如果病人因其他原因（如：骨盆骨折、肝损伤）需要做血管造影时，或者病人的主动脉破裂需要采用血管内支架置入时，应该考虑为病人做一次主动脉弓造影。

4. 经食管超声心动图

经食管超声心动图(TEE)适用于住在 ICU 无法移动做 CT 检查或动脉造影的病人。

（三）救治指南

■ 请在班的心胸外科团队或介入血管科会诊,准备把病人送入手术室。

■ 血流动力学不稳定的病人需要紧急手术控制出血或者做血管内支架修复。

■ 血流动力学稳定的病人。
  ○ 避免过多液体输入。
  ○ 控制血压:MAP 60~80 mmHg,SBP<110 mmHg,HR 70~80/min。对于伴有颅脑损伤的多发伤病人,要求维持一定的 MAP。
    ★ 艾司洛尔 0.5~300 μg/kg——为一线治疗。
    ★ 硝普钠 2~5 μg/(kg·min)或硝酸甘油 5~10 μg/min。
    ★ 尼卡地平 5~15 mg/h。
  ○ 进一步影像检查,以确定损伤程度,直至做确定性修复术(支架置入或开放手术修复)。

■ 严重多发伤伤员和老年伤员的轻微主动脉损伤可以采取非手术处理。

（四）常见失误

注意,创伤性主动脉破裂病人的 CXR 可以正常。同样,给正常人做仰卧位 CXR 片检查,纵隔也可以显示增宽。只要存在疑虑,就请放射科医生急会诊。

胸主动脉夹层又称为"假冒王",所出现的症状可以酷似任何脏器系统的病变,包括高位脊髓损伤。其诊断也可能极具挑战性。其症状包括胸背部撕裂痛、刀戳样疼痛、下肢缺血和截瘫。胸主动脉夹层可以酷似 T4 脊髓损伤。一般来讲,T4 是椎动脉供血区与主动脉之根动脉供血区之间的分水岭。鉴于这种疾病在诊断方面的困难,应该在仔细的病史采集和体格检查的基础上,放低影像检查的门槛。

（胡浩霖）

第十三节　喉损伤

（一）临床表现

1. 受伤机制和诱发因素
- 颈部钝性伤，如：骑手被树枝刮伤。
- 颈部穿入伤，如：颈部刀刺伤或枪弹伤。
2. 症状、体征和临床所见
- 气道梗阻和呼吸窘迫。
- 喉部损伤：声音嘶哑、咯血、喉部触及捻发音、面颈部和上胸部皮下气肿。

（二）辅助检查

- CT 示喉部撕裂伴外科皮下气肿。
- 颈椎 X 线平片或 CT。

（三）救治指南

- 如有需要，请高年资麻醉师会诊控制气道。
- 如果出现完全气道梗阻且无法做气管插管，就做外科气道。
- 请耳鼻喉科急会诊。
- 供氧、监护和建立静脉通路。
- 手法维持头部中立位颈椎直线状，直至排除颈椎损伤。

（四）常见失误

由于解剖结构改变，插管和气道控制困难。

（胡浩霖）

第十四节　气管支气管损伤

支气管破裂后就有大量气体漏入胸膜腔，支气管最常见的破裂位置在固定点。

（一）临床表现

1. 受伤机制和诱发因素
- 颈部钝性损伤。
- 减速性损伤。
- 穿入性损伤，如：刺伤，或颈胸部枪弹伤。

2. 症状、体征和临床所见
- 气道梗阻和呼吸窘迫。
- 支气管损伤：咯血、颈胸部皮下气肿、张力性气胸。
  - 大量气胸。
  - 在胸腔闭式引流术后如果有持续漏气，并且肺未能复张（"塌肺"），就应该立即怀疑主支气管损伤。
  - 支气管镜检查可以见到撕裂口。

（二）辅助检查

- 胸部 X 线片（CXR）：气胸或纵隔积气、皮下气肿。
- 请经验丰富的麻醉师或心胸外科医生做支气管镜检查。

（三）救治指南

1. 紧急处理
- 如果漏气量大，可以尝试用球囊闭塞破裂的支气管，或者再插入一根胸腔引流管。
- 将病人送入手术室开胸手术，缝合破口。
- 术后阶段要避免对肺做高压通气。

2. 一般处理
- 供氧、监护、建立静脉通路。
- 请高年资麻醉科医生急会诊控制气道。病人可能需要一侧主支气管插管采用单肺通气，或者做气管切开。
- 请心胸外科急会诊。

（四）常见失误

由于解剖结构改变，插管和气道控制困难。

（胡浩霖）

第十五节　肺挫伤

　　肺挫伤的自然史与肺擦伤一样。起初是肺实质受外伤剪切力作用发生小血管撕裂;随后受伤的组织发生水肿和炎症。最初的胸部 X 线片可以看似"无大碍",极具迷惑性;但在长达 48 小时在肺挫伤的"鼎盛期"胸部 X 线片才能显示损伤的范围。因而,像其他组织的擦伤一样,肺挫伤病人通常都会在伤后最初的 48 小时内临床病情发生恶化。

(一)临床表现

1. 受伤机制和诱发因素
- 最常见的原因是高能钝器伤(爆炸伤、减速伤)直接作用于胸部。
- 肋骨骨折或连枷胸相关性损伤。
- 常见于儿童。
- 还可以见于没有胸壁损伤迹象的爆炸伤。

2. 症状、体征和临床所见
- 症状:取决于肺挫伤的严重程度,轻者无症状,重者表现为呼吸困难、咯血和呼吸衰竭。
- 有胸壁伤痕、肋骨骨折或连枷胸。
- 伤侧胸部呼吸活动轻度减弱。
- 听诊可闻及非特异性捻发音或吸气音减弱。

(二)辅助检查

1. 胸部 X 线片(CXR)
- 非特异性斑片影(大多局限良好),有时很难与血胸或误吸鉴别。
- CXR 表现往往比临床表现迟 24~48 小时。

2. 指脉氧和动脉血气监测

3. CT 扫描
- CT 对肺挫伤的检出非常敏感,能正确显示肺挫伤范围,还能显示其他合并伤。
- CT 检查有助于肺挫伤与肺不张、误吸或残余血胸的鉴别。
- 仅仅靠 CT 扫描检出的肺挫伤可能在临床上看似不严重。

(三)救治指南

- 支持治疗:面罩供氧、镇痛加排痰措施(胸部物理治疗)。维持血容量正常。

■ 仅当留置胸腔引流管者才需要给予单次量预防用抗生素(头孢唑啉 2 g)。

■ 动态监测动脉血气,密切监测是否有呼吸功能恶化,监测肺活量(要求病人能将肺活量维持在 1.0 L 以上)。

■ 如果肺顺应性、呼吸窘迫和低氧血症进行性恶化,出现呼吸衰竭表现,就做快速诱导插管和机械通气。维持正常血容量,不要限制液体输入,但输液宜审慎。

(四) 并发症

■ 急性呼吸窘迫综合征(ARDS)。

■ 呼吸衰竭。

■ 肺不张。

■ 肺炎。

(胡浩霖)

第十六节 食管损伤

(一) 临床表现

1. 受伤机制和诱发因素

■ 以穿入性损伤最为常见。对背部靠近脊柱的刀刺伤和累及后纵隔的枪弹伤都应该高度怀疑食管损伤的可能性。

■ 上腹部或下胸部钝性压伤。

2. 症状、体征和临床所见

■ 胸部或背部疼痛与所见伤情不成比例。

■ 颈部皮下气肿。

■ 咯血。

■ 吞咽困难。

■ 左侧气胸或血胸征象。

■ 在胸腔引流管插入时见到痰液或胆汁性肠内容等特殊物。

(二) 辅助检查

■ 胸部 X 线片(CXR):纵隔积气、左侧气胸或胸腔积液。

- 对于穿越纵隔的枪弹伤病人,CT 检查能显示枪弹的创道。如果创道远离食管和主动脉,就无需做进一步检查。如果创道靠近食管,就应该做一次口服泛影葡胺食管造影。如果口服泛影葡胺检查为阴性,就可以做口服稀钡检查。
- 对意识丧失无法口服泛影葡胺的病人(如:在手术中,或者 ICU 内的病人),最理想的检查方法是食管镜。

(三)救治指南

- 供氧、监护、建立静脉通路、交叉配血。
- 对气胸或血胸病人插入胸腔引流管。
- 静脉给予抗生素。
- 请外科急会诊,修补方式取决于损伤特征和距离损伤的时间间隔。
  - 单纯性损伤、诊断及时——用胸膜、肋间肌或大网膜衬垫一期修补。
  - 复杂损伤或诊断延迟——可以尝试一期修补,但是,应该在颈部做近侧食管造瘘加胃管保护吻合口。
  - 所有食管破裂病人都应该留置多根胸管对纵隔做广泛引流。

(四)并发症

- 纵隔炎和脓胸。
- 远期吞咽困难和食管狭窄形成。

(胡浩霖)

第十七节 单纯性肋骨骨折

肋骨骨折的原因可能是直接暴力,也可能是巨大的前后方向作用力。

(一)临床表现

1. 受伤机制和诱发因素

- 钝性创伤。

2. 症状、体征和临床所见

- 胸壁疼痛:吸气、咳嗽或活动时胸痛加重。

- 胸廓挤压试验(前后挤压)阳性。
- 触痛或骨擦音:骨折区有触痛、肿胀和捻发音。
- 检查是否存在连枷胸体征(➲第 84 页)。
- 检查是否存在相关气胸或血胸体征(➲第 79 页和第 82 页)。

(二)辅助检查

除非临床怀疑存在隐匿性肺损伤(这种病人是申请 CXR 的适应证),否则不需要做辅助检查。胸部 X 线片(CXR)往往能见到折断的肋骨,但是,50%的肋骨骨折在 CXR 上不显示。

切记,前胸部的肋软骨和肋骨-肋软骨交界处也可以折断,但是 CXR 都无法显示。

(三)救治指南

1. 紧急处理

- *单处肋骨骨折*:口服镇痛药,如:复方扑热息痛(扑热息痛 1 g,每日 4 次+/-阿片)、双氯芬酸钠。把病人放回家请全科医生做随访。让病人进行呼吸锻炼,咳嗽时要屏住胸部肌肉。
- *多处肋骨骨折*:治疗同连枷胸(➲第 84 页)。

2. 排除合并伤

- 血气胸。
- 第 1、2、3 肋骨骨折可能会导致锁骨下血管或主支气管损伤。
- 肺挫伤。
- 心脏挫伤或破裂。
- 主动脉破裂。
- 膈肌破裂。
- 下位肋骨骨折往往会导致脾脏、肝脏或肾损伤。
- 呼吸衰竭。
- 因肋间血管损伤导致血胸。

3. 哪些病人可以放回家

- 单纯肋骨骨折。
- 既往没有肺部疾病。
- 既往无内科合并症的年轻病人。
- 口服镇痛药后吸气力满意。
- 全面评估后未发现其他肺部伤情。

（四）常见失误

对胸壁损伤的范围以及肋骨骨折对病人呼吸功能影响的结局估计不足。

（胡浩霖）

第十八节　胸骨骨折

（一）临床表现

1. 受伤机制和诱发因素
- 交通事故中的安全带损伤或方向盘撞击。
- 直接击打胸部，如：被马踢伤。

2. 症状、体征和临床所见
- 前胸痛。
- 胸骨区局部肿胀和触痛。

（二）辅助检查

- 心电图和心肌酶谱：目的是排除心脏挫伤（⟳第91页）。
- **胸部X线片（CXR）和胸骨侧位片**：目的是显示是否存在胸骨骨折或相关肺损伤。

（三）救治指南

1. 一般处理
- 心脏监护仪，供氧。
- 充分镇痛。

2. 哪些病人可以放回家

对既往没有肺部疾病的年轻人的单纯胸骨骨折，如果不伴有其他创伤性损伤，心电图和血心肌标志物正常，疼痛可以通过口服镇痛药满意控制，就可以让病人回家服药治疗。

（四）并发症

- 心脏挫伤。
- 肺挫伤。

■ 大血管损伤。

■ 胸部感染(后期)。

(五)常见失误

注意,高能传递所引起的胸骨骨折可能会伴有上胸部骨折。

(胡浩霖)

第十九节　创伤性膈肌破裂

膈肌破裂在创伤后并不常见。膈肌破裂比较多见于左侧,因为,相对来讲,右侧膈肌有肝脏保护。但是,右侧膈肌破裂的死亡率比较高,因为其伤情往往比较重。双侧膈肌破裂极为罕见。

膈肌撕裂后腹腔内容就容易进入胸腔,导致呼吸窘迫。这种情况在自主呼吸病人更容易发生。

(一)临床表现

1. 受伤机制和诱发因素

■ 钝性胸腹结合部损伤,如:机动车道路交通事故、腹部挤压伤导致腹内压力剧升高。这类损伤导致大口径的放射状撕裂,腹腔内脏早期疝入胸腔。肋骨骨折也可以造成膈肌撕裂。减速伤会导致膈肌从其周围附着点撕裂。创伤性膈肌破裂多见于左侧(80%)。右侧膈肌破裂需要更大的暴力,并且几乎都伴有腹内其他脏器损伤。

■ 左侧胸腹结合部(乳头连线与肋弓之间)60%的枪弹伤和30%的刀刺伤有膈肌损伤。左侧胸腹结合部无症状的穿入性损伤中30%有膈肌穿孔。这类损伤通常是在膈肌上造成一个小孔,经数日至数周逐渐扩大后腹腔内容才得以疝入。

2. 症状、体征和临床所见

■ 穿入伤的小破口往往无症状。

■ 血流动力学不稳:原因是膈肌破裂口出血,或疝入胸腔的腹腔内容压迫纵隔。

■ 呼吸窘迫:呼吸急促、胸痛或腹痛、躺下后情况加重。

■ 伤侧呼吸音减弱,叩诊浊音,胸部听诊有肠鸣音。

■ 由于伤侧肺被压缩,病人有缺氧和呼吸衰竭表现。

- 在做胸腔引流管插入时意外发现胸腔内有腹腔内容物流出。
- 腹内容物梗阻或穿孔：疝入胸腔的常见腹内容是胃、结肠和网膜。

（二）辅助检查

1. 无创检查

膈肌破裂贵在早期诊断和治疗，因为膈疝有很高的并发症发生率和死亡率。早期诊断的秘诀就是对每一位腹部重击钝性伤和左下胸穿入伤病人持有高度怀疑心态，直至有排除证据。

- **CXR**：一侧膈肌上抬。胸部出现含气-液平或含鼻-胃管的腹内脏；同侧胸腔积液。必要时，做一次口服泛影葡胺检查了解胃的位置或钡灌肠检查。在穿入性膈肌损伤病人中，约半数 CXR 检查显示非特异性血气胸，约 40%CXR 检查结果显示正常，约 10% 为可疑膈肌损伤。
- **CT 或 MRI** 检查：都无法显示膈肌小穿孔，因此，对膈肌损伤检出的敏感性达不到 100%。

2. 有创检查

- 对血流动力学稳定的胸腹结合部（◯第 111 页图 9-2）戳伤病人的最佳诊断手段，人们依旧存在不同意见。
- 诊断性腹腔灌洗（DPL ◯第 228 页）：在怀疑膈肌破裂时，应该做一次 DPL。如果 DPL 灌洗液从胸管中流出，也提示膈肌上存在破口。DPL 操作对于烦躁病人和肥胖病人可能会有难度。
- 诊断性腹腔镜：如果之前的检查有提示膈肌损伤的迹象（如：血胸或气胸），尤其是提示左侧膈肌损伤，就应该做诊断性腹腔镜检查，因为左侧膈肌损伤发生迟发性内脏膈疝的风险更高。为了排除其他腹内脏器损伤，一般建议观察 6~8 小时后再做腹腔镜检查。准备做腹腔镜前，请先插入一根胸管，因为泵入的气体会通过膈肌上的破口造成张力性气胸。
- 胸腔镜：在急诊时很少采用。仅在残余血胸需要清除血凝块时使用。

（三）救治指南

1. 紧急处理

- 考虑早做气管插管，防止腹腔内容进一步疝入胸腔。
- 经腹做手术修补（腹腔镜或开腹手术）。膈肌右后方的小破口可以不予修补，因为有肝脏遮挡破口，不会形成疝。

■ 如果诊断迟（超过 2 周），就可能需要做开胸手术。
■ 右侧膈肌穿孔采用腹腔镜似乎不是上策，因为肝脏往往遮挡膈肌破口的视野，不讨可以做一次尝试。

2. 一般处理

■ 供氧、建立静脉通路、静脉镇痛。
■ 插入鼻-胃管做胃减压。
■ 动脉血气分析以确定是否存在呼吸衰竭。
■ 请 ICU 医生会诊，因为病人可能需要正压通气。
■ 立即向高年资医生汇报，听取高见。病人可能需要做胸腔镜检查、剖胸或剖腹做确定性评估和直接修复。
■ 对怀疑膈疝的病人，请勿在术前插入胸腔引流管（引流血胸或气胸）。只有在高年资医生会诊后才能做胸腔引流管插入，并且要非常小心，以免伤及疝入胸腔的腹腔内容。

（四）并发症

■ 张力性胸腔胃。
■ 复张性肺水肿。
■ 肠坏死、穿孔。
■ 膈肌麻痹。
■ 脓胸。

（五）常见失误

膈肌破裂通常不易诊断，往往有延误。CXR 所见往往被错误地解读为一侧膈肌抬高、急性胃扩张或包裹性血气胸。

在插入鼻-胃管后摄一张 CXR 片，或许能确认胃位于胸腔内。

（胡浩霖）

第九章

腹部损伤

穿入性腹部损伤与钝性腹部损伤在伤情评估、辅助检查和处理上有很大差异。

腹腔是创伤病人致命性出血的 5 大部位之一（⊃第 30 页），应在初期筛查中作为循环评估的一部分进行评估。

第一节 穿入性腹部损伤

腹腔的边界：前面是呼气末两乳头连线至腹股沟韧带和耻骨联合，后面是肩胛下角连线至臀沟。

腹部分为：

- 腹膜腔：包括肝、脾、胃、部分十二指肠和大小肠。
- 腹膜后：包括大血管、肾脏、输尿管、结肠。
- 盆腔：包括膀胱、直肠、髂血管和女性内生殖器。

穿入性腹部损伤是指凡可能进入腹腔或腹膜后从而伤及腹腔内脏的穿入性损伤。一般来讲，腹部损伤的入口都位于第 5 肋间至会阴部之间的区域。切记，**下胸部创伤可能会导致腹部损伤**。

> 经验之谈：
> 腹部损伤在优先处理顺序方面很少需要考虑气道问题。主要问题是实质性脏器损伤出血和容量不足，其次是空腔脏器损伤腹膜炎。

（一）腹部伤情评估

穿入性腹部损伤的伤情取决于穿入物体传递的能量和伤道轨迹，很少需要做辅助检查评估，仅当病人伤情比较稳定、腹部体检模棱两可时才应该借助辅助检查。

- 腹部穿入伤表现：寻找前腹壁或后腹壁是否有入口、出血。
- 有无腹膜炎表现：腹部疼痛、触痛或肠鸣音变化。
- 确保做一次规范的胸部检查，因为胸部损伤可以伴有穿入性腹部损伤。

- 尿常规明确有无血尿。
- 对于病情稳定的病人，可以摄普通胸腹部 X 线片（用于枪弹伤病人）帮助识别血气胸、膈肌异常、骨折、弹片残留位置，预判弹道轨迹，如：子弹从胸部至大腿的行程中是否穿过胸腔和腹腔？
- 选择保守治疗的病人应该做一次静脉增强 CT。

注意，腹腔大量积血的病人可以没有任何临床征象。**从外部伤口的大小无法判断腹腔内伤情的存在与否，更无法判断其严重程度。**

（二）救治指南

1. 急诊手术适应证

下述征象只要有一项存在，就应该**立即**把病人送入手术室做探查性剖腹术（➲第 237 页）。

- 穿入性腹部损伤病人伴有血流动力学不稳定征象。同时，按照初期筛查所见为病人做体液复苏（➲第 37 页损害控制性复苏）。
- 显著腹膜炎体征，符合空腔脏器损伤。
- 符合腹腔内脏损伤的其他迹象：呕血、直肠出血、在胸管插入时手指触及膈肌破口、胃肠道损伤的放射学证据。
- 大多数权威人士还主张对大网膜或肠襻脱出者立即行剖腹探查术，因为这类情况往往伴有内脏损伤。
- 下肢缺血征象提示大血管损伤。
- **所有腹部枪弹伤**，其伤道穿入腹腔内或腹膜后脏器者。在腹膜穿入性损伤的病人中，枪弹伤有 95%伴有内脏或血管损伤，而戳伤仅有 1/3 伴有这些损伤。这里有一个例外，就是对单一的右上腹穿入伤、CT 扫描示枪弹轨迹局限于肝脏、血流动力学稳定的病人，可以考虑采用非手术观察。同样，对于肥胖病人，如果怀疑其枪弹伤是通过皮下组织的切线伤，CT 扫描能勾勒出弹道的轮廓，且排除了腹膜破损。腹腔镜是评估腹膜是否破损的另一种手段。
- **所有留在体内的异物或刀具**都只能在手术室、在剖腹手术中、在直视下取出，确保有能力控制潜在的出血或污染。

2. 术前准备

对所有准备送入手术室做探查性剖腹术的病人：

- 一旦决定送手术室，就应该争分夺秒，**不得耽误！！！**
- 确保血库有备用的血液。
- 针对肠道菌群预防用抗生素（哌拉西林/他唑巴坦）。
- 对所有预见的损伤部位做广泛消毒（从颏部至膝部，从一侧腋后线至另一侧腋后线)。

■ 如果病人有血尿,做一次快速单次注射的静脉肾盂造影,了解双侧肾脏是否都存在。该操作一般可以在手术室完成,不需要推迟剖腹术的时机。按每千克体重注射 1 mL 泛影葡胺或类似造影剂,5 分钟后摄一尿路(KUB)平片。如果病人情况稳定、时间允许,另一种方法是做静脉增强腹部 CT 检查。

■ 在恰当的清创和冲洗后,考虑对枪弹伤伤口做一期缝合。

3. 一般处理(表 9-1)

■ 有腹膜炎体征或血流动力学不稳迹象的病人应该**立即手术**(➲第 237 页)。所有病人术前都应该给予抗生素。术后常规预防用氨苄西林-他唑巴坦(3 g)24 小时。

4. 伤口处理

■ 用无菌敷料覆盖伤口。所有脱出的肠襻或网膜都应该用浸透温盐水的纱布覆盖,不能用手抓或推入腹腔。

■ 了解病人的破伤风免疫状态,考虑是否需要做破伤风预防。

■ 根据处方指南给予静脉用抗生素。

表 9-1 腹部创伤观察常规

■ 卧床休息、禁食、供氧 15 L/min、鼻-胃管减压。
■ 建立 2 条大口径静脉通路,静脉输液。
■ 抽取血标本做血常规、肾功能、肝功能、淀粉酶、凝血功能和交叉配血。
■ 不要常规预防用抗生素,也不要常规镇痛,镇痛会掩盖重要症状和体征。
■ 每小时监测 1 次生命体征,直至正常(如:脉搏<100 次/min×3 次)。
■ 每 4 小时评估一次腹部临床体征×24 小时。连续动态检查对伤情评估具有良好的敏感性和阴性预测值。最好由同一位医生定时评估腹部体征,并把监测所见仔细记录在案,包括日期和时间。
■ 每 6~12 小时监测一次白细胞、Hgb 和 Hct 直至稳定①(Hgb 下降值<20 g/L ×2 次),然后改为每 24 小时查 1 次。   如果连续 2 次测定的 Hgb 下降>20 g/L 或 Hct 下降>6%,或出现腹膜炎体征(腹部触痛、心动过速、发热、白细胞持续升高),就应该复查 CT 或直接做手术,否则,就可以在 24~48 小时出院。

① 注意 3 个问题:①在出血性休克早期,病人血红蛋白浓度(Hgb)和血细胞比容(Hct)可以正常,原因是血液没有稀释(没有输液,组织间液向血管内渗入的速度缓慢,血管床处于收缩状态)。②在出血性休克后期,病人 Hgb 和 Hct 下降有 2 个原因,其一是继续出血,其二是血液稀释(输液+组织间液向血管内渗入)。因此,动态监测鉴别分析至关重要!③输血对 Hgb 和 Hct 有影响。一般来讲,成人每输入 1 个单位压积红细胞,病人的 Hgb 应该上升 10 g/L,Hct 应该上升 3%。如果情况不是这样,首先应该考虑存在继续失血,当然,也可以是血液稀释。

（三）特殊考量

1. 区分高速枪弹伤与低速损伤

一定要将**高速枪弹伤**与**低速损伤**区别开来，因为这两者的伤情程度、处理方法和预后迥异。

- 高速枪弹伤会造成广泛组织损伤，基本都需要开腹手术。
- 低速损伤一般为刀刺伤或低速枪弹伤，其处理通常分两种策略：
  - 通过伤口局部探查或者经伤道做超声检查了解腹膜的完整性。凡有明确腹膜穿透伤证据的病人，都常规做剖腹探查。缺点是高达 30％的有明确腹膜穿破证据的刀刺伤并没有明显腹内脏器损伤。
  - 选择性保守处理，仅当病人出现腹膜炎或严重出血临床证据时才需要剖腹探查。如果病人腹软、无肌卫、无压痛（伤口处除外），就暂时观察病情采取保守治疗。
    - ★ 对意识丧失病人和脊髓损伤病人不宜采用该策略。同理，如果该病人因其他伤情（如：颈部、胸部、骨折等）行全身麻醉时，最好同时探查腹腔。
    - ★ 约 50％的前腹壁刀刺伤、85％的腰背刀刺伤和 25％的腹部低速枪弹伤可以安全地采用选择性保守处理策略。

2. 确定戳伤入口位置（图 9-1）

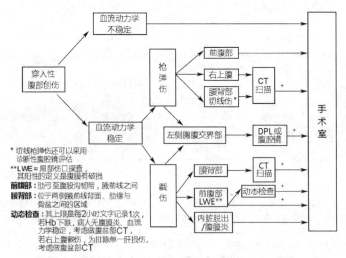

图 9-1　穿入性腹部损伤处理流程概要

如果病人没有需要立即手术的征象，也不是右上腹损伤。就**依据戳伤入口位置行事**。

- 前腹部：两侧是腋前线；上界是肋弓，下界是腹股沟皱褶。
- 胸腹结合部：上界在第4肋间（前）、第6肋间（侧）和第8肋间（后），下界是肋弓，不过该定义不统一，有人认为上界是乳头连线（在无肥胖症的男性!）与肩胛下角连线。这种穿入伤起初是进入胸腔，然后穿破膈肌进入腹腔，因此，这种损伤一定会伴有胸部伤情（即：血胸、气胸，包括纵隔损伤）。
- 胁腹部：上界是肋弓，下界是髂嵴；前界是腋前线，后界是腋后线。
- 背部或腰部：两侧是腋后线；上界是肋弓，下界是髂嵴。该区域的伤口之所以与众不同是因为损伤的脏器很可能位于腹膜后。此外，腰背部的肌肉厚实，减少了脏器损伤的可能性，也给脏器损伤的诊断增加了难度。

3. 右上腹戳伤或低速枪弹伤

如果病人没有需要立即手术的征象。对右上腹（肝脏区域）的戳伤或低速枪弹伤（5.58 mm或6.35 mm口径）需特殊对待（➲第118页）。

4. 前腹部戳伤（图9-2）

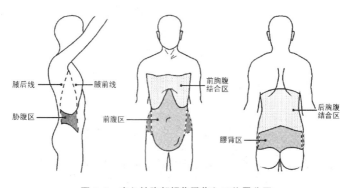

图9-2 穿入性腹部损伤戳伤入口位置分区

- 伤口局部探查只能由能胜任腹腔镜手术或剖腹手术（如果有适应证的话）的外科医生在手术室进行。通过肉眼判断伤口是否与腹腔相通。这种伤口探查可以在局部浸润麻醉、伤口消毒铺巾后进行。必要时，可以将伤口延长以便能看清伤口判断其深度。充分利用拉钩和助手有助于伤口的满意探查。当前腹壁的筋膜或腹膜有破损时，就是**伤口局部探查阳性**。

- 凡前腹壁筋膜穿破的病人如果不立即手术,就应该收入病房观察24小时。

- 如果伤口未穿破前腹壁筋膜,就可以在清创冲洗后缝合伤口。如果不存在其他损伤,就可以让病人回家休养。

- 如果腹膜已经穿破,有两种选择:
  - 考虑做一次剖腹手术。需要行剖腹探查的病人高达 50%。大多数内脏损伤病人都会在 8～12 小时内出现内脏损伤的症状或体征(如发热、心率快、腹部触痛逐渐加重、腹膜刺激征、白细胞计数逐渐升高)。
  - 如果病人没有腹膜刺激征,可以做一次 DPL(◐第 228 页)。

- 诊断性腹腔镜(在手术室全身麻醉下进行)或许有助于腹腔刀刺伤伤口或膈肌损伤的检出,但是,它可能遗漏肠襻损伤或后腹膜损伤。

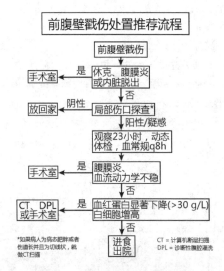

图 9-3 前腹壁戳伤处理推荐流程

5. 胸腹结合部戳伤

切记,这种病人一定有胸部损伤——气胸、血胸。

- 申请 CXR,伤口用标记物标记,以便于判断是否有胸部损伤存在以及入口与膈肌的关系。

- 伤道有穿破膈肌之可能(◐第 104 页)。

6. 背部或腰戳伤

- 插入 Foley 导尿管,判断是否存在血尿。

- 单独体格检查不可靠,DPL 无法评估腹膜后。
- 申请一次**三重增强** CT 扫描,对腹内和腹膜后伤情诊断的敏感性为 89%～100%,特异性为 98%～100%,目的是判断腹膜后脏器有无损伤。三重增强是指静脉注射、口服或鼻-胃管注入以及直肠灌入。可以考虑在伤口周围的皮肤上用金属夹标记,以帮助损伤的定位。

7. 盆部戳伤或枪弹伤

盆部枪弹伤病人怀疑直肠损伤,尤其当直肠检查有血迹时,应该做一次乙状结肠镜,判断是否存在黏膜破损。如果找到了损伤,考虑做粪便转流加直肠冲洗。如果污染严重,或者肛管周围组织损伤严重,应该留置骶前引流。

8. 腹壁"切线"枪弹伤

- 弹道通过皮下组织,没有穿入腹腔。
  - 入口和出口都清晰可见。
  - 没有弥漫性腹部触痛。
- 申请 CT 扫描,用金属夹标记入口和出口。
- 如果没有腹腔受伤证据(无积液或积气……都没有!!),可以观察。

(四)常见失误

臀部、腹股沟或背部穿入伤病人,容易遗漏腹腔或直肠损伤的诊断。

遗漏背部伤情:为了全面评估背部和胁腹部是否存在后腹壁伤情,不得不做一个折中选择,进行直肠检查。依据损伤机制,这一折中选择是用戴手套的手在病人背部触摸检查是否有出血或伤口,或者对每一侧做有限的 15°迷你滚木(○第 23,33 页)直接视诊背部。

(五)法医学

确保有一位医务人员告知警方"我科室有一位刀刺伤或枪弹伤病人"。如果该病人是由救护车送达,一般都会有一名警员陪同。

确保病人的所有衣裤、物品和武器都得到了安全保管,以便交给经过身份确认的警员做法医学检查。

(陈卫东)

第二节 钝性腹部损伤

在我国,钝性腹部创伤是最常见的腹部创伤原因。最容易受伤的器官是脾脏。

钝性腹部损伤最重要的诊断工具依旧是临床检查。腹内损伤诊断的延误会导致并发症发生率和死亡率明显增加。

(一)临床表现

1. 受伤机制和诱发因素

钝性腹部损伤造成腹内脏器损伤有 4 种机制:

- 脏器被挤向脊柱、骨盆或腹壁。
- 减速力。
- 腹内压突然增高➡空腔脏器破裂。
- 下位肋骨骨折刺伤。

2. 症状、体征和临床所见

对下列情况,应该考虑腹内脏器损伤的可能性:

- 无法解释的出血性休克征象(心动过速和/或低血压)。注意,腹腔大量积血的病人可以没有任何腹部临床征象。
- 腹膜炎表现:
  - 腹痛明显,无论在体格检查时是否有腹膜炎体征。
  - 腹胀(后期征象)。
- 直肠或阴道出血——直肠指检了解直肠的完整性和括约肌张力。
- 骨折
  - 骨盆骨折。
  - 腹部以上和腹部下方都有骨折,如:胸部和股骨。
  - 下位肋骨骨折(提示肝脏或脾脏损伤)。
  - 腰椎或下位胸椎骨折。
- 腹部遭受撞击史(如:方向盘变形、车厢损坏):有显著外部特征,如:变形、挫伤、出血、撕裂(安全带征)。腹壁有**安全带勒伤伤痕**者往往(约 20%)伴有腹内脏器损伤。
- 腹内损伤评估有困难
  - 存在意识水平下降情况无法监测腹部伤情:如:吸毒和醉酒、四肢瘫、截瘫、创伤性脑损伤伴昏迷、需要在麻醉下进行的耗时长的非腹部外科手术。

○ 存在分散注意力的伤情:胸部损伤、下位肋骨骨折、腹壁挫伤、骨盆骨折、脊柱损伤。

(二)辅助检查

如果病人显然需要剖腹,就不必在辅助检查方面无谓浪费时间。

■ 所有创伤病人都应该在急诊室由急诊科医生或创伤外科医生做一次创伤超声评估。注意,FAST 阴性并不能排除腹内损伤。

■ X 线平片(CXR):由于钝性腹部损伤往往合并有胸外伤,因此,腹部评估应该摄一张 CXR。酌情加摄脊柱、骨盆和肋骨 X 线片。意识清醒的无症状病人不必常规摄骨盆 X 线片。放射学重要所见:骨折、腹内游离气体、腹膜后积气、膈肌抬高、胸腔内见到空腔脏器影、软组织影、脊柱侧凸和腰大肌影消失。

■ 全腹 CT 扫描:在血流动力学稳定病人的腹部损伤评估中,最有价值的辅助检查手段是静脉增强 CT 扫描,在钝性腹部损伤的阴性预测值为 99.97%。除了能根据形态对脾脏或肝脏损伤做出诊断外,CT 扫描还能显示活动性出血或假性动脉瘤("造影染色")证据,显示腹膜后结构和肠系膜血肿,能为腹腔内游离积液以及骨盆和脊柱骨折提供可靠信息;还能显示一些提示空腔脏器损伤的迹象(游离气体、无法解释的腹腔内游离积液、肠壁增厚、肠系膜脂肪"缆绳征")。不过,CT 扫描对无并发症的细小膈肌损伤和空腔脏器损伤不敏感。

■ 镜下血尿检查:所有钝性腹部损伤病人都应该做一次镜下血尿检查。

■ 血淀粉酶检查:所有上腹部损伤病人都应该做一次血淀粉酶测定,排除胰腺损伤。不过,请记住,只有 70% 的钝性胰腺损伤病人会有血淀粉酶升高。此外,有些血淀粉酶升高的病人并无胰腺损伤。血淀粉酶的动态变化比初次数值更可靠。

■ 诊断性腹腔穿刺(⊃第 227 页)。

(三)救治指南

1. 依据血流动力学加腹内情况判断手术的必要性

除了 ABC 外,就腹部外伤来说,需要优先处理的是止血和容量不足(表 9-2)。

表 9-2　依据血流动力学和临床判断的钝性腹部损伤分类

- 病人血流动力学不稳,有血液丢失于腹腔内的临床体征;多为大血管损伤。对这种情况,要求在5分钟内将病人从担架车抬至手术室做剖腹手术。病人能否得救,时间至关重要。不得已之举是在复苏性开胸时夹闭降主动脉控制腹腔内出血,该方法的缺点是未能针对出血部位进行止血,拖延了剖腹术的时间,此外,打开第二个体腔显然会造成进一步体温和血液丢失。
- 病人血流动力学不稳,存在腹部损伤的可能性;做创伤超声检查(🔄第230页)。
  - 如果 FAST 检查结果为阳性(腹腔内有积血证据),应免去一些不必要的检查和处理,立即送手术室找到出血点止血。唯一需要判断的是哪个部位出血? 要先打开哪个体腔?
  - 如果 FAST 检查结果为阴性,考虑是其他伤情(胸、盆、股)所致大出血而导致血流动力学不稳定。(注:如果无法快速找到其他出血源,就应该考虑剖腹术,因为 FAST 可以为假阴性)
- 病人血流动力学正常:多为空腔脏器损伤、胰腺或肾损伤。可以在 FAST 检查后做增强 CT 检查,了解有无胃肠道、膈或腹膜后脏器损伤。如果没有 FAST 或 CT 检查条件,考虑做 DPL 检查。
  - CT 扫描显示有实质性脏器损伤,将病人收入住院观察。(🔄第109页表9-1)
  - CT 扫描显示无实质性脏器损伤,但有腹腔积液,选择剖腹手术对肠襻做全面评估。
  - 如为弥漫性腹膜刺激征应立即手术。
  - CXR 提示膈肌破裂:立即做腹腔镜检查。
  - 如有明显腹膜穿破。注意:对病情稳定病人,可以采用腹腔镜排除严重腹内脏器损伤。
  需要强调的是,对合并有气胸的腹部外伤病人,一定要先做胸腔闭式引流,然后才能进行气管插管全身麻醉,目的是防止正压通气后引起张力性气胸。

2. 术前一般处理(🔄第109页表9-1)

- 静脉快速输注(团注)0.9%氯化钠 250 mL,将收缩压维持在 90 mmHg 以上。
- 早期请创伤外科医生参与。
- 如果病人可能需要早期剖腹,请通知当班的麻醉师和手术室人员。
- 考虑留置鼻-胃管做胃减压,降低呕吐风险。

插入导尿管并监测每小时尿量。只要有尿道损伤迹象(如:尿道口血迹、阴囊血肿或会阴部血肿、严重盆腔骨折以及病人无法自行排尿),则不应插入导尿管,而应该请泌尿科医生会诊。

3. 非手术处理

对有些孤立的钝性肝损伤、脾损伤或肾损伤,非手术处理可以作为治

疗选项之一。非手术处理决策必须由高年资外科医生来拟定,意识到该病人的病情可能会恶化,稍后需要手术干预。非手术处理的适应证是:

- CT 表明该实质性脏器损伤适合采用非手术处理。
- 体征轻微。
- 血流动力学稳定(输血<2 个单位)。
- ICU 有病床用于观察病人。
- 有高年资外科医生做重复动态检查,并在稍后需要时做紧急剖腹手术。

既然选择观察,就应该重视动态检查(第 109 页表 9-1)。

4. 腹盆部 CT 的适应证

- 脊髓损伤、意识改变、中毒、分散注意力的伤情、不可靠的体检。
- 腹部有显著疼痛或触痛。
- 肉眼血尿。
- 骨盆骨折。
- 无法解释的心动过速和/或短暂低血压(即使 FAST 正常)。
- 严重胸外伤:肺挫伤、一侧肋骨骨折>2 根、肩胛骨骨折、纵隔血肿。

(四) 常见失误

- 对腹内损伤病人采用滚木法检查可能会导致血凝块破裂造成灾难性内出血和休克。对这种病人要用铲合式救援担架搬动(第 7 页图 1-3),尽量减少翻动。
- 诊断性腹腔灌洗(DPL)阴性并不能排除严重腹内脏器损伤的可能。DPL 假阴性常见于膈肌损伤、腹膜后损伤或空腔脏器损伤。
- 膈肌损伤病人也可能无症状,胸部 X 线片大多没有诊断价值! 对所有左侧胸腹结合部和右前胸腹结合部穿入性腹部损伤病人应该常规做腹腔镜检查。
- 钝性胰十二指肠损伤早期往往没有腹膜刺激征。对可疑病例,应该考虑动态血淀粉酶和白细胞计数检查,以及三重增强 CT 复查。
- 在不可评估的钝性腹部损伤病人,会遗漏空腔脏器穿孔之诊断。要注意 CT 上的蛛丝马迹(无法解释的腹腔内游离积液、少量游离气体、肠壁增厚、肠系膜脂肪"缆绳征")、无法解释的白细胞增高、基础病情恶化以及临床情况无改善。一定要请有经验的放射科医生读 CT 片。

经验之谈：
- 血流动力学**不稳定**＋腹内出血临床体征＝剖腹手术
- 血流动力学**不稳定**＋不确定是否有腹内出血＝FAST 或 DPL
- 血流动力学**不稳定**＋FAST 阴性＝寻找其他出血部位
- 血流动力学**稳定**＋FAST 阳性＝做三重 CT 确定腹内伤情
- 血流动力学**稳定**＋FAST 阴性（或腹部临床体征不确定）＝重点排除空腔脏器破裂＋隔 30 分钟再做一次 FAST 或做增强 CT 检查（这类出血或许可以采用非手术疗法处理）

第三节　穿入性右上腹损伤

穿入性右上腹损伤是指穿入伤的伤道看上去所伤及的腹内脏器仅仅是肝脏的创伤。任何可能伤及其他脏器的损伤都不适合采用穿入性右上腹损伤预案。

（一）腹部伤情评估（第 107 页穿入性腹部损伤）

（二）救治指南

1. 优先处理 ABC

- 创建 2 条大口径的静脉通路。其中一条必须位于膈上（上腔静脉系统）。
- 乳酸钠林格液 2 L。
- 手术适应证（第 116 页穿入性腹部损伤）

2. 非手术处理标准

病人需要同时具备下列非手术处理的适用标准：

- 血流动力学稳定。
- 戳伤或低速枪弹伤（5.58 mm 或 6.35 mm 口径）。
- 临床表现和辅助检查提示伤道穿过肝脏，并且是腹腔内唯一损伤的脏器。
  - ○ 入口和出口（如果存在）提示伤道仅穿过肝脏。
  - ○ 入口和 X 线上的弹片提示肝脏是腹腔内唯一的受伤脏器。
  - ○ 口服加静脉增强 CT 提示子弹或刀进入或通过肝脏，并同时具备下列特点：
    - ★ 肝脏是腹内唯一的损伤脏器。
    - ★ 肝周和腹腔内的积血量为少或中等。

★ 没有提示活动性出血的活动性涡流征(考虑血管造影加栓塞止血➲第 127 页)。

并发的血气胸不影响非手术处理,只要血胸量不大(＜500 mL)。必要时放置大号胸管(36 F)。

■ 选择保守处理的病人要给予静脉输液和鼻-胃管插入减压。连续动态监测血压、脉率、体温和腹部体征。连续动态检查对伤情评估具有良好的敏感性和阴性预测值。最好由同一位医生定时评估腹部体征,并把监测所见认真记录在案,包括日期和时间。此外:

○ 每 4 小时评估一次腹部临床体征,每 6～12 小时监测一次 Hb 和 WBC。

○ 不要常规预防用抗生素,也不要常规镇痛,镇痛会掩盖重要症状和体征。

○ 如果病人出现腹膜炎体征(腹部触痛、心动过速、发热、白细胞持续升高)就做手术,否则,就可以在 24～48 小时出院。

3. 非手术处理方法

严密观察(➲第 109 页表 9-1)。

■ 伤后第 2 天做肝功能检查。

■ 如果在 24～48 小时后病人血流动力学稳定,血细胞比容无变化:

○ 转至外科普通病房。

○ 开始进食。

○ 第 4 天下床活动。

○ 伤后 48 小时复查 CT 片。

★ 如果腹腔积液增加很少,同时血胆红素正常,继续原治疗,在病人能进食、排便和体温正常时出院。

★ 如果腹腔积液增加,同时血胆红素增高,做 MRCP 或放射性核素胆道成像。如果有胆汁漏,就对胆汁囊肿做经皮引流,或者做 ERCP 加支架置入。

(三) 常见失误

■ 胆汁囊肿。

■ 膈疝:由于膈肌有肝脏保护,一般不容易形成膈疝。

■ 胆道出血。

■ 大胆管损伤可能会导致持续性胆汁漏。

(陈卫东)

119

第四节　脾脏损伤

（一）临床表现

1. 受伤机制和诱发因素
- 钝性腹部损伤或胸腹结合部损伤（⊃第 114 页）。
- 穿入性腹部损伤或胸腹结合部损伤（⊃第 107 页）。

2. 症状、体征和临床所见
- 左上腹痛牵涉至左肩部（Kehr 征），让病人取头低足高体位，该体征会更明显。
- 低容量血症体征（病人往往处于血流动力学稳定状态）。

（二）辅助检查

- 胸部 X 线（CXR）：或许能见到左侧下位肋骨骨折、左侧膈肌抬高、胃向中线移位、结肠脾曲向下移位、脾脏轮廓增大。
- 创伤超声（⊃第 230 页）。
- 诊断性腹腔穿刺（⊃第 227 页）。
- 血白细胞增高。
- 静脉增强 CT 扫描（⊃第 115 页钝性腹部损伤）。

（三）救治指南（图 9-4）

1. 优先处理顺序
- 血流动力学不稳表现（⊃第 116 页表 9-2）。
- 手术处理的适应证：血流动力学不稳定、腹膜炎、伴有其他需要手术干预的腹内脏器损伤以及设备条件不允许采用非手术处理。

2. 非手术处理适应证
大多数儿童（约 90%）和许多成人（约 60%）的脾脏损伤可以安全地采用非手术处理（non-operative management，NOM），但是，必须满足下列所有条件：
- 血流动力学正常，不需要体液复苏，或体液复苏很快起效的病人。
- 没有其他重大腹内脏器损伤。
- 不存在其他大失血病灶。
- CT 扫描诊断出的 Ⅰ～Ⅲ 级脾脏损伤（⊃表 9-3）。儿童的 Ⅳ 级或 Ⅴ 级脾脏损伤可以考虑，成人的 Ⅳ 级或 Ⅴ 级脾脏损伤如果没有明显腹腔积血也可以考虑,动态 CT 检查随访很重要。

- 病人既往不存在无法承受血液丢失的疾病(如:严重缺血性心脏病)。
- 病人愿意接受输血。
- 其活动性出血(涡流征)有望通过栓塞成功处理。

有些病人的脾脏活动性出血可以通过 CT 扫描(造影剂染色或旋涡征)和血细胞比容下降得到明确诊断。此时,就应该考虑做血管造影加栓塞止血。如果你选择了血管造影加栓塞止血,就应该把栓塞的时间看作下述预案的"开始时间"。

表 9-3　脾脏损伤分级

分级	说明
I	血肿:包膜下血肿无进行性增大,小于脾脏表面积的 10% 裂伤:无出血的包膜裂伤,实质裂伤深度<1 cm
II	血肿:包膜下血肿无进行性增大,小于脾脏表面积的 50%;无进行性增大的实质内血肿,直径<2 cm 裂伤:有活动性出血的包膜裂伤,实质裂伤深度<3 cm,未累及小梁血管
III	血肿:包膜下血肿大于脾脏表面积的 50%或进行性增大的血肿;实质内血肿直径>2 cm 或进行性增大 裂伤:包膜裂伤,实质裂伤深度>3 cm 或累及小梁血管
IV	血肿:实质内血肿破裂伴活动性出血 裂伤:累及脾段或脾门部血管造成脾缺血范围>25%
V	撕裂:脾脏碎裂 血管:脾门血管撕裂造成脾脏完全缺血

3. 非手术处理方法

非手术处理法已经成为血流动力学稳定、增强 CT 上无造影剂染色、低中级别(I～III 级)脾脏损伤病人的标准疗法。严密观察(➲第 109 页表 9-1),所不同的是:

- 所有≥II 级的脾脏损伤都应该入住有远程监控条件的病房。所有IV 级或 V 级脾脏损伤都应该考虑收住 ICU。
- 如果病人的血细胞比容稳定,也没有血流动力学不良事件发生:
  - ○ 转至普通病房或停止远程监控。
  - ○ 开始进食。
  - ○ 每日抽血测定 1 次血细胞比容和血红蛋白。
  - ○ 卧床休息的天数等于脾脏损伤的级别(如:III 级=卧床休息 3 天),然后可以下床在医院范围内行走。人们在最佳的下床活动时间上尚未达成共识。

○ 人们对启用预防性静脉血栓栓塞(venous thromboembolism, VTE)治疗的最佳时机依旧存在不同意见。近来的数据表明早期(受伤后<18小时)启用预防性VTE治疗并未增加NOM失败率或输血需求量。

○ 如果病人情况依旧稳定,并能耐受进食,在开始下床行走1天后办理出院。

■ 出院后:

○ 休学1周。

○ 停止体育课约6周,避免高强度身体接触运动项目(如:足球)约3个月。

○ 2周后来门诊复诊。

○ 告知病人如果出现左上腹疼痛加重、头晕、晕厥或低血压应该立即来医院就诊。

■ 95% NOM失败发生在伤后72小时内。NOM失败的迹象(需要剖腹手术):

○ 任何病人新出现*弥漫性腹膜刺激征*(提示空腔脏器穿孔),或者*突然出现低血压*,没有其他部位出血迹象。

○ 儿童:输血需求>40 mL/kg才能维持血细胞比容>26%。

○ 成人:输入2单位血才能维持血细胞比容>26%(假如病人没有其他伤情)。

(四)脾切除术后特殊问题

■ 脾切除术后暴发性感染:通常是荚膜细菌(肺炎球菌、脑膜炎球菌、嗜血杆菌)感染。脾切除后本病的发生率约为0.5%~2%,但是死亡率达50%~75%。本并发症多见于儿童。对脾切除术(包括做脾动脉主干栓塞)的病人,在病人出院前1天注射下列疫苗:

○ 肺炎球菌疫苗(纽莫法©)。

○ 脑膜炎双球菌疫苗。

○ 流感嗜血杆菌疫苗。

除了疫苗外,对儿童和免疫抑制的成人,要告知病人一旦出现感染症状,应该立即寻求就医。

■ 血小板计数增高:如果血小板计数大于$1\,000 \times 10^9/L(1\,000\,000/mm^3)$或者病人是血栓形成易患人群(如:既往有DVT史),就有血栓栓塞风险。在这类病人,可以给予某种预防用药(如:阿司匹林)。

■ 脾切除术后白细胞计数和血小板计数增高是一种常见的生理现象。不过,在脾切除术后第4天如果白细胞$>15 \times 10^9/L$,且血小板/白细胞<20,就高度提示存在脓毒症,不要与脾切除术后的生理反应相混淆。在脾切除术后第 7 天如果血小板未超过 $200\times10^9/L$ 也提示病人体内很可能存在感染。

- 局部并发症:膈下积液、肺底肺不张或肺底肺炎、左侧胸膜腔积液、胰腺炎、胰瘘、胃扩张、胃大弯坏死、脾静脉血栓形成。

(五)脾动脉栓塞(SAE)

1. SAE 的适应证

当前的数据表明严重脾脏损伤(Ⅳ～Ⅴ级)、有造影剂染色的脾脏损伤或有假性动脉瘤的脾脏损伤都会从脾血管栓塞中获益,因为这些高危病人的非手术处理失败率在 26%～60%,在 SAE 之后其失败率<10%。

2. SAE 的并发症

SAE 的并发症发生率约为 3%～10%:脾梗死、脾脓肿、内脏血管损伤、血管入路相关并发症和造影剂性肾病。

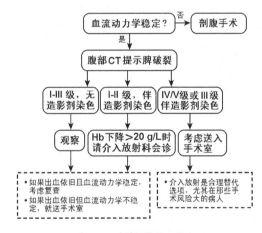

图 9-4 脾脏损伤处理流程

（陈卫东）

第五节　肝脏损伤

(一) 临床表现

1. 受伤机制和诱发因素

- 钝性腹部或胸腹结合部损伤(➲第 114 页)。
- 穿入性腹部或胸腹结合部损伤(➲第 107 页)。

2. 症状、体征和临床所见

- 低容量血症体征(病人往往处于血流动力学稳定状态)。
- 右上腹疼痛,有时牵涉至右肩部,让病人取头低足高体位,该体征会更明显。
- 往往合并有右侧下位肋骨骨折。
- 腹膜炎体征。

(二) 辅助检查

- 创伤超声(➲第 230 页)能显示腹腔内游离积液(往往在肝肾间隙)。
- 胸部 X 线(CXR):或许能显示右侧下位肋骨骨折、右侧膈肌抬高。
- 诊断性腹腔穿刺(➲第 227 页)。
- 静脉增强 CT 扫描(➲第 115 页钝性腹部损伤)。

(三) 救治指南

1. 优先处理顺序

- 当肝脏损伤处持续出血导致病人生命体征不稳时(➲第 116 页表 9-2),或者腹腔内可能存在其他伤情时,应该考虑对肝损伤病人采用手术处理。
  - ○ *病情明显不稳定,腹部迅速膨隆或张力进行性增加。*
  - ○ 诊断性腹腔灌洗肉眼阳性。
  - ○ CT 扫描示 V 级肝损伤(表 9-4)。
  - ○ CT 扫描上见"涡流"征提示出血正在继续,且血管造影无法及时实施情况下。
  - ○ 右上腹高速枪弹伤。
- 在有些病人可以考虑用血管造影评估,必要时做栓塞。
- 对没有腹膜炎体征且血流动力学稳定的肝损伤病人,可以采用非手术处理。

■　入院时低收缩压、输血量、腹膜炎体征、损伤严重程度评分高和其他腹内脏器损伤证据都是**肝脏钝性创伤病人非手术处理失败的危险因子**。肝脏钝性创伤病人非手术处理的失败率约为 10%。因此，凡Ⅱ级以上肝损伤病人都应该入 ICU＋动态 CT 严密观察。

2. 非手术处理适应证

活动性出血病人，同时满足下列条件：

■　病人其他各方面都稳定，腹内其他脏器没有明显损伤。

■　在体液复苏后病人的生命体征反应满意。

■　随时都可以做血管造影加栓塞。

■　创伤团队能够跟随病人进入血管造影室对病人进行监测。

■　影像表现提示出血量不大或出血风险小：

　○　CT 扫描诊断的Ⅰ～Ⅳ肝脏损伤、无肝门部损伤、肝脏周围有一圈清晰的薄层积血，生命体征正常。

　○　FAST 查见腹内积液，并且病人病情稳定。

表 9-4　肝脏损伤分级

分级	说明
Ⅰ	血肿：包膜下血肿无进行性增大，小于肝脏表面积的 10% 裂伤：无出血的包膜裂伤，实质裂伤深度＜1 cm
Ⅱ	血肿：包膜下血肿直径＜10 cm 裂伤：有活动性出血的包膜裂伤，实质裂伤深度 1～3 cm 穿入性伤口：累及肝脏外周
Ⅲ	血肿：包膜下血肿直径＞10 cm 裂伤：包膜裂伤，实质裂伤深度＞3 cm 穿入性伤口：累及肝脏中央
Ⅳ	血肿：中央巨大血肿 裂伤：肝叶组织毁损
Ⅴ	肝后下腔静脉损伤 两肝叶均有广泛毁损

3. 非手术处理方法

血流动力学稳定的钝性创伤病人的标准处理是非手术处理。这类病人约有 1/3 需要输血，但是，如果在创伤后第 1 个 24 小时的输血量超过 6 单位，就需要做血管造影检查。据报道，在非手术处理的病人中约有 10% 会出现并发症（第 126 页）。

■　严密观察（第 109 页表 9-1）。

■　所有Ⅲ级和Ⅳ级的肝脏损伤病人或肝周有大量积血（生命体征正常）的病人都应该入住有远程监控条件的病房。肝周有大量积血且血细胞比容＜32％的病人应该考虑入住 ICU。所有其他病人可以收住普通创伤病房。

■ 如果病人的血细胞比容稳定：
  ○ 转至普通病房，开始进食。
  ○ 每日抽血查 1 次血细胞比容和血红蛋白。
  ○ 在第 2 天测定血肝酶和胆红素，目的是排除胆汁囊肿。如果胆红素升高，考虑做放射性核素 HIDA 扫描排除胆汁漏。
  ○ 卧床休息 2 天。Ⅰ 级和 Ⅱ 级肝损伤可以立即下床走动。
  ○ 如果病情稳定，病人能耐受进食：Ⅰ 级和 Ⅱ 级肝损伤者在 1～2 天后出院；Ⅲ 级和 Ⅳ 级肝损伤者在 4 天后出院。

■ 出院医嘱：
  ○ 休学 1 周。
  ○ 停止体育课，避免高强度身体接触运动项目（如：足球）至少 6 个星期。Ⅲ 级、Ⅳ 级和 Ⅴ 级肝损伤者避免高强度身体接触运动项目至少 3 个月。
  ○ 2 周后来医院门诊复诊。
  ○ 不饮用含酒精的饮料。
  ○ 告知病人出现以下情况时来医院急诊：右上腹疼痛加重、发热、黄疸、呕血。

(四) 并发症

在肝脏钝性损伤后，总的肝脏并发症发生率约为 13％。肝脏损伤级别越高，并发症发生率越高：Ⅲ 级损伤为 5％，Ⅳ 级损伤为 22％，Ⅴ 级损伤为 52％。

■ 再出血：在严重肝脏损伤非手术处理后 7～10 天病人出现低血压、Hct 下降：
  ○ 再出血，一般是动脉性的。
  ○ 收入 ICU 稳定病情。
  ○ 血管造影了解出血病因。
  ○ 在血管造影下做血管栓塞。
  ○ 此时，要尽可能避免做探查——此时的损伤区域一团糟！

■ 胆汁血症[①]。

■ 胆漏、包裹性胆汁囊肿（又称胆汁积聚）往往会继发感染，甚至形

---

① 胆汁血症（bilhemia）是创伤、肝脏活检或 PTC 后在肝内胆管与肝静脉（压力低）之间形成的病理性交通（内瘘），胆汁藉此通道进入血流，表现为严重高胆红素血症。大多数胆汁血症能自愈。

成致死性腹膜炎。胆道-胸膜腔瘘是一种胆道系统与胸膜腔之间的交通,由于胸膜腔负压的存在,会导致胆汁性脓胸。对采用非手术处理的病人来讲,胆汁漏的发生率约为3%,Ⅰ级、Ⅱ级和Ⅲ级肝脏损伤罕有发生胆汁漏。胆汁漏发生率较高的是那些做过手术或血管造影栓塞术的病人。

- ○ 做CT扫描了解肝脏周围有无积液。
- ○ 放射性核素胆道排泄检查了解有无活动性胆汁漏。
- ○ 经皮穿刺引流。
- ○ 考虑做ERCP放置内支架和/或括约肌切开术。

■ 胆道出血[①]:病人伤后2~4周发生上消化道出血,少数表现为腹痛、黄疸、呕血、无法解释的贫血。有些病人会自行缓解。

- ○ 做CT扫描了解肝内有无大的损伤或血凝块。
- ○ 做血管造影了解出血病因。
- ○ 持续胆道出血者可能需要做血管造影加栓塞术。
- ○ 请勿对胆道出血做探查(保守治疗无效者选择血管造影栓塞)。

■ 肝实质坏死伴持续发热。

■ 脓肿形成(膈下、肝下、肝内)。

■ 肝内假性动脉瘤或动静脉瘘。治疗手段是血管造影栓塞。

■ 死亡率:受伤机制、损伤严重程度分级和腹内其他脏器伴随损伤是决定死亡的主要因素。肝脏戳伤的死亡率约为2%;枪弹伤为8%;钝性伤为15%。单一Ⅲ级肝损伤的死亡率为2%;Ⅳ级为20%;Ⅴ级为65%。肝后下腔静脉损伤的死亡率在穿入伤为80%,在钝性伤为95%。

(陈卫东)

第六节 CT扫描上出现血管造影剂涡流或染色时的处理

在静脉增强CT扫描上,活动性出血部位的表现是高密度白色造影剂异常积聚。最常见的表现是异常"着色"区,周围环绕的是正常实质,或在体腔内表现为"涡流"现象。

---

① 肝脏创伤病人的胆道出血(hemobilia)其原因是创伤后假性动脉瘤破裂进入胆道系统在肝内胆管与肝动脉之间形成病理性交通(内瘘),血液借助压力进入胆道,表现为消化道出血和胆管梗阻。有些病人会自行缓解。

（一）造影剂外溢时的关注点

在 CT 扫描上见到造影剂活动性向血管外渗出的异常区域时,请注意下面 4 个问题:

- **要继续做体液复苏**(因为该病人存在活动性进行性出血),**又要避免体液复苏过度**(把 SBP 维持在 90 mmHg 即可)。
- 亲自阅读 CT 影像,了解造影剂向血管外渗出的位置和范围。
- 判断体腔内或出血区域的积液量,估算出血的严重程度。
- 判断做血管造影和栓塞术的可行性和可能需要的时间。

如果病人为多发伤,其胸部损伤可能导致胸主动脉破裂,应该考虑在血管造影时做胸主动脉造影。

（二）造影剂外溢的部位与处理选项

- **在病人有低血压或预计血管造影需要花费长时间等待时,腹内任何部位的造影剂外渗都应该考虑外科手术处理。**
- 肝脏
  - ○ 如果没有其他损伤,考虑血管造影加栓塞。
  - ○ 如果不同的肝段多个部位有造影剂外渗,考虑剖腹手术。
- 脾脏
  - ○ 所有<18 岁的儿童,都考虑行血管造影加栓塞。
  - ○ 对Ⅰ～Ⅲ级脾破裂病人,考虑血管造影加栓塞。
  - ○ 比较重的脾破裂应该考虑剖腹手术。
- 骨盆
  - ○ 所有骨盆骨折病人,都应该考虑采用血管造影加栓塞治疗。
  - ○ 如果在血管造影时发现活动性出血已经停止,但是,血管呈截断征(cut-offs),考虑做髂内动脉栓塞。
  - ○ 如果有一个大血肿,但未见到造影剂活动性从动脉渗出,应该考虑静脉出血的可能性,并做双侧髂内动脉栓塞。
- 臀部和腹壁
  - ○ 考虑采用血管造影加栓塞治疗。
  - ○ 腹壁下动脉出血的合理治疗选项是栓塞。
- 肾脏
  - ○ 考虑用血管造影加栓塞作为治疗选择。
  - ○ 尝试栓塞远侧血管,保留肾功能。
- 肠系膜或肠襻:直接剖腹手术。

（尤承忠）

第七节 胰腺损伤

钝性和穿入性损伤都可以造成胰腺损伤。钝性胰腺损伤往往会有诊断困难。胰腺损伤往往会伴有十二指肠损伤。

（一）临床表现

- 腹部创伤史。
- 上腹部疼痛,大多轻微。
- 急性胰腺炎。
- 有些病人在后期表现为胰腺炎或胰腺假性囊肿。
- 明显腹膜炎表现。

（二）辅助检查

- 淀粉酶:约 70％的钝性胰腺损伤和 30％的穿入性胰腺损伤有血淀粉酶增高。
- 三重增强 CT 扫描:有助于诊断,尤其在钝性胰腺损伤。早期 CT 可以呈假阴性。必要时,6～10 小时后复查 CT。
- MRCP:用于胰管评估。
- ERCP:用于胰管评估。

（三）救治指南

- CT 显示轻微损伤➜保守处理。注意假性胰腺囊肿的形成。
- 主胰管漏➜外科手术(手术原则如同吃小龙虾——吸头吃尾)。
- 低级别损伤的处理是在初次手术中留置单纯闭式负压引流。
- 胰腺损伤往往有伴随伤,应该仔细寻找,酌情处理。
- 在血流动力学不稳定的病人,应该先做清创术去除无血供的组织、止血和引流,等病人情况稳定后再考虑做延期重建手术。
- 在血流动力学稳定的病人,如果考虑有近侧主胰管损伤,就应该做 ERCP、MRCP 或胆管造影评估。
- 除轻微损伤外,其他胰腺损伤病人都应该考虑留置一根空肠营养管创建肠内营养通道。

（四）并发症

- 威胁生命的大出血是胰腺损伤病人早期死亡最常见的原因➜采用损害控制原则(➜第 238 页)。

- 两大最常见并发症：胰瘘和腹腔内脓肿。
- 其他后期并发症：胰腺炎、胰腺假性囊肿、胰腺出血、胰功能障碍。

（尤承忠）

第八节　腹部筋膜室综合征[①]

（一）定义与分类（表 9-5）

表 9-5　ACS 的相关定义与分类

序号	描述
1	IAP 是存在于腹腔内的稳定压力，反映的是腹内容量与腹壁顺应性。参照标准是在膀胱内注入 50 mL 无菌生理盐水后，在完全仰卧平躺时呼气末以腋中线水平为零参照点测定，以免腹肌收缩影响。健康人为负压至 5 mmHg 之间，随呼吸、体重指数和活动情况而波动。
2	IAH 是指持续测定或反复至少 3 次测定（每 2 次间隔 4～6 小时）在呼气末测定 IAP≥12 mmHg，即病态 IAP 增高。
3	IAH 的分级：Ⅰ级，IAP<10～15 cmH$_2$O；Ⅱ级，IAP<16～25 cmH$_2$O；Ⅲ级，IAP<26～35 cmH$_2$O；Ⅳ级，IAP>36 cmH$_2$O。
4	ACS 是指至少 3 次测定（每 2 次间隔 1～3 小时）IAP≥20 mmHg，伴有 1 个或多个新的脏器系统功能障碍/衰竭。
5	原发性 ACS 是指腹腔盆腔损伤或疾病导致的 ACS，如：肠襻水肿、肠麻痹、腹腔出血、腹腔填塞止血。这种情况一般应该尽早手术或介入放射干预。
6	继发性 ACS 是指起初的损伤或疾病不在腹腔盆腔（如：脓毒症或大量晶体液输入导致毛细血管渗漏）所造成的 ACS。
7	三发性 ACS 是指原发性或继发性 ACS 经过外科或内科治疗后再次出现。

ACS = abdominal compartment syndrome（腹腔筋膜室综合征），IAH = intra-abdominal hypertension（腹腔内高压），IAP = intra-abdominal pressure（腹内压）。1 mmHg=1.33 cmH$_2$O。

---

　①　腹部筋膜室综合征（abdominal compartment syndrome, ACS）也有翻译成腹腔间室综合征、腹腔室隔综合征或腹腔间隙综合征。ACS 是最近 20 年才在我国出现的新词。本文之所以把它译为腹部筋膜室综合征（以往我们曾译为腹腔室综合征），是因为在汉语里骨筋膜室综合征（osteofascial compartment syndrome）的年龄已逾半个世纪。尽管 abdominal compartment syndrome 没有"筋膜"含义，但是，这里的 compartment 就是指筋膜室。该综合征受累的是被腹壁筋膜（主要是腹横筋膜）包裹的腹腔内脏和大血管，与四肢筋膜室综合征受累是被筋膜包裹的神经血管束如出一辙。

（二）病理生理

腹部筋膜室综合征是由于腹腔内压力增高（一般需要超过 $25\sim30$ mmHg）所引起的一系列全身性的病理生理变化，并以循环、呼吸以及肾等脏器功能紊乱为主要表现。临床预后不良，虽经腹腔减压等处理，其死亡率仍然很高（60%）。

- 循环系统：静脉回心血量减少、心动过速、前负荷下降、内脏和下肢血管床血液瘀积、外周血管阻力增加。
- 呼吸系统：膈肌上抬导致胸腔容量和胸壁顺应性下降，以及胸内压上升。出现气道峰值压升高、通气-血流不匹配、低氧血症、高碳酸血症和酸中毒。当 IAP 达 25 mmHg 时，呼气末压就会增高至一个固定潮气量水平。
- 肾功能：对肾脏的直接压迫和肾静脉流出受阻，加之肾前血管阻力增加和血液从皮质向髓质分流，导致肾小球滤过率、肾血浆流量、葡萄糖重吸收和尿量下降。
- 颅内压、脑灌注：中心静脉压增高会影响脑静脉的流出，导致脑血液瘀积和颅内压增加。此外，由于心排出量下降和颅内压增加，脑灌注压开始下降。
- 其他：压迫肠系膜血管导致内脏灌注减少、肠系膜静脉高压和肝动脉血流减少。

（三）诊断

应指出，ACS 的诊断需以临床征象为主，测压是一种辅助诊断的较客观的方法。对腹内压高危病人，应该密切监测。

- 腹胀症状。
- 胸内压上升：呼吸机通气压上升，同时潮气量减少。
- 尽管做了体液复苏，病人依旧少尿。
- 膀胱压>20 mmHg 加上述任何一点。
- 任何时间，只要膀胱压>30 mmHg。

（四）救治指南

- 给病人用肌松剂：如果压力下降低于 20 mmHg，考虑用利尿剂非手术处理。如果肌松剂无效或不允许用，就紧急开腹。
- 紧急开腹的适应证一般是膀胱内压>$30\sim35$ cmH$_2$O。
- 只要病人腹部存在张力、出现了严重通气功能障碍和少尿迹象，就可以考虑做开腹减压。

- 用塑料口袋或其他暂时关腹装置临时关腹。稍后,在腹内填塞物取出、肠襻水肿消退后,再关腹。
- 可以采用微创手段做腹横筋膜切开松解来缓解 IAP。

(五) 常见失误

- 在 ACS 高风险人群,勉强做一期关腹:这种病人应该让腹腔敞开不缝。
- 采用大量晶体液复苏(>6 L)时,未注意监测腹内压。
- 腹腔减压后病人突然死亡:腹腔减压过快使腹内压突然下降,全身血管阻力突然下降会出现严重低血压。潮气量突然增加,来自膈下的乏氧代谢产物被血流洗出,结果,呼吸性碱中毒、有效前负荷减少以及酸性产物、钾和其他产物瞬间大量涌入心脏,造成心律失常或心脏停搏。要在容量补充、前负荷满意后做腹腔缓慢减压。

(尤承忠)

第十章

外周血管损伤

（一）临床表现

1. 受伤机制和诱发因素

■ 穿入性损伤、骨折、脱位和直接钝性损伤。

■ 上肢最常损伤的动脉依次是：

○ 肱骨髁上骨折➜肱动脉。

○ 尺桡骨骨折➜前臂动脉（桡动脉和尺动脉）。

○ 肩关节脱位➜腋动脉。

○ 锁骨骨折➜锁骨下动脉。

■ 下肢最常损伤的动脉依次是：

○ 股骨骨折（股骨干骨折和股骨髁上骨折）➜股浅动脉。

○ 膝关节脱位/胫骨平台骨折➜腘动脉。**膝关节脱位**（尤其是后脱位）是外周血管损伤的一种高危伤情，约 30% 有腘动脉损伤。

2. 症状、体征和临床所见

只要存在外周血管损伤之可能，都必须详细记录血管检查、神经学检查（运动和感觉）和软组织检查结果。血管检查要求记录可疑受伤部位近侧和远侧的脉搏。

■ 主征：搏动性出血、巨大血肿进行性增大、扪及震颤、闻及血管杂音（在损伤部位远侧）以及局部缺血证据［6P：pain（疼痛）、pallor（苍白）、poikilothermia（皮温下降）、paralysis（瘫痪）、paresthesia（感觉消失）和 pulse deficit（脉搏减弱或消失）］。主征是外科手术处理的可靠适应证。

■ 次征：脉搏变弱（与对侧健肢比较）、稳定的血肿、解剖上与大动脉伴行的周围神经有损伤、四肢大动脉附近的穿入性损伤以及中等量的失血史。次征提示需要做额外检查以明确诊断。

■ 外周脉搏存在并不能排除近侧动脉损伤。许多动脉损伤其外周脉搏可以存在。不过，如果综合考虑其他临床征象，临床检查在血管损伤的诊断和高度怀疑方面是极为正确的。

- 急性动脉出血后动脉会痉挛和收缩，静脉出血则是源源不断。

（二）辅助检查

- Doppler 动脉压力指数（arterial pressure indices，API）测定：紧靠伤部的近侧绑袖带。用 Doppler 探头检查伤部远侧的动脉压。然后，在对侧健肢相同位置扎袖带测压。将伤肢收缩压作为分子，健肢收缩压作为分母，算出 API。API<0.9 时，判断大动脉损伤的敏感性为 95%，特异性为 97%；API>0.9 时，阴性预测值为99%。血管轻伤（内膜小撕裂或假性动脉瘤）时，API 可以正常。<0.9 就应该怀疑动脉损伤，需要做进一步检查（如：CFD 或血管造影）。

- 彩色血流 Doppler（CFD）：凡颈部和四肢大血管附近的损伤都建议做一次 CFD。所有血管损伤都可以通过规范的临床检查加CFD 得到诊断，或高度提示。

- CT 血管造影（CTA）在多个方面已经取代了导管动脉造影。CTA只需要单次静脉注射造影剂，提供冠状位、矢状位和水平位图像，还可以在三维重建的基础上做旋转和放大，以便对兴趣部位做更好的观察。与导管动脉造影相比，CTA 的成本更低、完成检查更迅捷。CTA 的唯一不足是由金属碎片造成的衍射效应，有可能妨碍伤情显示。CT 血管造影上出现下列情况时应考虑为"阳性"征象：血流中断、造影剂外溢、早期静脉显影（提示存在动-静脉瘘）、造影剂进入血肿内（假性动脉瘤）、内膜缺损和局灶性狭窄（动脉痉挛）。

- 动脉造影：人们对急诊动脉造影的适应证尚存在争议。导管动脉造影本身会造成动脉损伤。动脉造影最好能摄两个方位的 X 线像或斜位像，不过，这依旧会遗漏隐性损伤并且肯定需要使用更多的造影剂。急诊动脉造影适应证是：循环稳定病人的血管杂音、霰弹枪伤、大多数因钝性伤所致的血管损伤以及 CFD 结论模棱两可时。在有些病例，可以在手术中做一次手术台上的单次曝光血管造影检查。

- **单次曝光血管造影**：单次曝光血管造影一般都用于手术室内，可以在手术前，也可以在手术中。在肢体近侧动脉内插入一根 18G导管，尽可能快地推注造影剂 20 mL。在造影剂推注完毕前摄片。

（三）救治指南

遵循高级创伤生命支持程序，优先处理 ABC。不过，外周血管损伤病人很少存在气道或呼吸问题，主要问题是对休克病人做**体液复苏**并**控制出血**，直至未受伤的四肢能扪及脉搏。然后考虑**损伤血管修复**问题。

■ 在院前场合和急诊室，控制伤肢出血最好的办法是**正确绑扎止血带**——绑扎位置正确、松紧适度（用压力表）。一般不主张在急诊室用血管钳直接钳夹尝试控制出血，以免加重动脉伤情或损伤毗邻的神经。

■ 重大血管损伤需要外科修复。有些放射学检出但临床表现隐匿的血管损伤可以采用保守处理。有些病例可以选择血管造影内支架置入或栓塞。

■ 救肢的要求是及时诊断和及时恢复灌注。导致肢体丢失率增高的因素包括：

○ 处理耽误超过 6 小时。

○ 钝性损伤机制（与穿入伤相比，钝性伤传递的动能更多）。

○ 腘动脉损伤。

○ 存在相关伤情（尤其是软组织严重缺失伤、神经伤和/或骨折）。

○ 高速枪弹伤（猎枪/军用武器）或近距离手枪枪弹伤。

○ 既往有血管疾病基础。

○ 未做筋膜室切开或切开时间有延误。

○ 出现明显缺血表现。

○ 抵达创伤救治室时处于严重休克状态。

■ 所有再灌注时间长达 4～6 小时的病人都应该考虑做筋膜室切开术。

（四）血管损伤的并发症

■ 凡四肢血管伤病人，都应该考虑到**出血、缺血、血栓形成、假性动脉瘤和动静脉瘘**这 5 种病理情况及其结局。

○ 在血管壁的 3 层结构中，内膜的顺应性最差，当毗邻的骨或关节发生骨折或脱位变形时，内膜就会断裂，并在前向血流的冲击下造成分离（夹层）、形成活瓣向动脉腔内翘起，最终形成血栓。

○ 横断的血管会痉挛回缩，出血一般会停止或减少，不过会形成血肿，有时会很大。动脉刺伤会造成出血和大血肿，最终被周围组织限制，不过会形成假性动脉瘤。

○ 漏诊的血管损伤会导致血栓形成、动脉瘤、动静脉瘘。

- 四肢大静脉结扎后肌筋膜室压力可能会迅速增高,筋膜室压力增加会影响静脉或动脉的血流,从而出现筋膜室综合征。
- 大静脉结扎后还可以出现术后静脉淤滞,小腿间歇气压治疗和小腿抬高对术后静脉淤滞有缓解作用。

(五) 常见失误

- 外周脉搏存在并不能排除严重血管损伤。一定要与健侧对比(触诊、Doppler 测压)。
- 单次曝光血管造影会遗漏动脉伤情。
- 在膝关节后脱位病人一定要怀疑腘动脉损伤。
- 对创伤后表现为肢体严重缺血的病人,不要为了做一次正规血管造影而耽误了手术时间。病人会因为手术延迟而丢失伤肢!必要时,在手术室做一次手术台上的血管造影。

> 经验之谈:
> - 对有可能存在血管损伤的病人,必须在体液复苏后对伤肢和健肢做对比检查评估。
> - 动脉血管影像的首选项目是 CT 血管造影,除非有金属碎片挡在损伤部位的表面。
> - 如果病人的血流动力学不稳定,四肢大静脉损伤应该结扎而非修补,动脉损伤是做暂时性血管转流。
> - 用于血管间置的最理想桥接管道是自体大隐静脉。
> - 暂时性血管转流对血管损伤合并有骨折的病人很有用,还可以为需要采用损害控制的病人重建灌注。
> - 血管损伤所致的四肢筋膜室综合征是缺血后再灌注的结果;筋膜室综合征也可以见于血管未受伤的小腿钝性伤后。

(六) 术中止血绝招

- 对"高难度腹股沟区大出血",*腹股沟韧带*是你的唯一挚友。经验老到的外科医生会在一开始就设法找到腹股沟韧带。用训练有素的手指触摸股三角区哪里有搏动,如果没有触到搏动,摸摸脂肪组织中是否存在管状结构。如果你遇到位于阔筋膜深面的肌肉,这提示你偏外侧了,这块肌肉就是髂腰肌,你需要将分离方向调向内侧。*要时刻注意保持在股动脉前壁操作。*如果你的分离偏向内侧,暗红色的血液就会从股静脉涌出向你"送出"欢迎"礼花"。如果你的分离偏外侧,有可能伤及股神经。
- *千万勿把股深动脉解剖出来。*找到股总动脉和股浅动脉,分别套

阻断带，易如反掌。但不要把股深动脉解剖出来。股深动脉起始部的特点是股总动脉直径突然变细。旋股外侧静脉是腹股沟区最狰狞的静脉，该静脉在股深动脉与股浅动脉分叉之间、紧贴股深动脉起始段的腹侧走过。

（尤承忠）

第十一章

泌尿生殖系损伤

第一节 血尿的评估

(一) 定义

- **肉眼血尿**：由于尿液的颜色改变，尿液中的血可以通过肉眼分辨出来。
- **镜下血尿**：尿液外观正常，但是，血液检测（试纸法或显微镜检查法）阳性。

(二) 救治指南

- 优先处理 ABC。
- 给病人插一根 Foley 导尿管或让病人自主排尿判断尿中是否有血。
- 如果尿液为红色或粉红色，就存在肉眼血尿（一般 RBC＞50/HPF）。
- 如果尿液外观正常，但血"试纸检查阳性"（≥1＋）且镜检有 RBC（一般 RBC＜50/HPF），就存在镜下血尿。
- 钝性创伤
  - 肉眼血尿病人：判断是否有骨盆骨折，以及是否存在提示腹内脏器损伤的受伤机制和体征。
  - 镜下血尿病人：判断是否存在提示腹内脏器损伤的受伤机制和体征。
- 穿入性创伤
  - 病人血流动力学不稳定➡送手术室做剖腹手术。必要时做术中静脉肾盂造影(IVP)明确病人是双肾抑或独肾。
  - 病人有肉眼血尿或镜下血尿、血流动力学稳定➡做静脉增强 CT。

（三）常用造影方法

- 逆行尿道造影：向尿道口插入一根细（12 Fr.）Foley 导尿管，进入深度约 2～3 cm，轻轻注入泛影葡胺 10～25 mL。以耻骨结节为中心进行投照摄片。如果之前已经留置了 Foley 导尿管，可以沿 Foley 导尿管旁插入一根 18 号血管造影导管注射造影剂。
- 膀胱造影（到放射科做）
  - 留置 Foley 导尿管。
  - 取泛影钠或泛影葡胺（原浓度或 50％稀释）。
  - 打开一副输液器。将输液器乳头与 Foley 导尿管连接。
  - 按重力原理，让造影剂 300 mL 通过 Foley 导尿管（儿童为 10 mL/kg）流入膀胱内。
  - 摄骨盆片。
  - 将膀胱内液体引出。
  - 摄膀胱排空后骨盆片。
- 单次注射法 IVP
  - 如果已经留置了 Foley 导尿管，将 Foley 导尿管夹住，收获一次"免费"膀胱造影。
  - 静脉推入造影剂 2 mL/kg（最大剂量是 150 mg）。
  - 在造影剂推注完毕 10 分钟摄一张腹部平片。

第二节　肾损伤

在美国，约 90％的肾损伤为*钝性机械力*所致。由于儿童的腹壁肌肉薄弱、胸廓骨化差、肾周脂肪少、肾脏占身体的比例大，因此儿童比成人更容易发生严重肾脏损伤。

（一）定义

- 肾挫伤：CT 或 IVP 示符合肾实质挫伤的肾灌注缺损。
- 肾破裂：肾实质缺损伴肾周血肿或尿液囊肿。
- 肾血管损伤：肾动脉闭塞，在 CT、IVP 或血管造影上存在肾脏无灌注证据。

（二）临床表现

- 腰部有瘀斑、挫伤或穿入伤伤口。
- 腰部疼痛、伴随损伤（如：肋骨骨折）。

- 低血容量性休克、肉眼血尿或镜下血尿。肾脏解剖异常（如：肾积水、输尿管-肾盂交界处梗阻、异位肾）的病人也可以出现与肾脏损伤病史不成比例的血尿。相反，在肾蒂损伤尽管损伤很重，病人可能只有很少或根本没有血尿。
- 由于创伤性动脉瘤或动静脉瘘形成，可以闻及血管杂音。
- 钝性创伤病人出现肉眼血尿，或者休克伴镜下血尿，都应该做进一步检查，了解是否有肾脏损伤（◑第 138 页血尿的评估）。
- 凡穿入性腹部损伤（◑第 107 页）病人，都要考虑肾损伤的可能性。

（三）辅助检查

- 诊断肾脏损伤最佳的影像检查手段是腹盆部 CT 平扫＋静脉增强＋延迟像（排泄像）。
- 动脉造影：动脉造影的适应证是增强 CT 像上肾脏无强化、增强 CT 像上假性动脉瘤或动静脉瘘证据、持续性肉眼血尿。
- 单次静脉肾盂造影适用于外科手术探查前无法做增强 CT 的病人（如：休克）。这种影像检查无法对肾脏和输尿管损伤做正确诊断和分级，但是，它有助于了解对侧肾脏是否在位。

（四）救治指南

- 血流动力学稳定的钝性肾损伤病人 98% 可以安全地采用保守治疗。一般监测◑第 109 页表 9-1。
  - 对有症状的病人和/或高能量肾损伤病人应该考虑做影像学随访监测。
  - 卧床休息，每日查 1 次尿常规直至 RBC＜50/HPF。
  - 对尿外渗病人做膀胱引流＋输尿管支架置入。
  - 监测是否有血管杂音或高血压出现：在肾脏创伤病人，创伤后高血压的发生率不足 2%。症状通常在伤后最初几个月内出现。创伤后高血压的形成机制是肾素介导的，是肾动脉狭窄或闭塞、肾实质受压以及创伤后动-静脉瘘所致。急性高血压可以见于腹膜后巨大血肿（伴或不伴尿漏）压迫肾脏造成"Page 肾"[①]的病人。
- 外科干预的适应证是出现了腹膜炎表现、血流动力学不稳表现、

---

① Page 肾是指因为肾脏长期受压导致高血压的情况，其中最常见的原因是创伤后包膜下血肿，其次还有肾囊肿和肿瘤。是美国医生 Irvine Heinly Page(1901—1991) 于 1939 年首先采用一种称为 cellophane 的包装纸紧紧包裹动物肾脏使动物产生高血压。

严重尿漏病人或临床情况(因肠麻痹、血肿和/或尿漏病人出现严重腹胀和严重腹痛)无好转的病人。中等程度的尿漏可以采用输尿管支架置入。

- 早期诊断(4～6小时)的肾动脉血栓形成(继发于肾动脉损伤伴内膜活瓣形成),考虑血管内支架置入或观察(前提是对侧肾脏存在)。晚期诊断,选择观察。监测是否出现脓肿或高血压等并发症。
  - 如果受伤的肾脏功能正常,热缺血30分钟后就可以出现不可逆性肾损害,缺血8小时后肾脏获救的可能性就微乎其微。

第三节 膀胱损伤

创伤性膀胱损伤有腹膜内与腹膜外、钝性与穿入性之分。其他征象是下腹部疼痛、无法排尿、经导尿管灌洗膀胱后液体量回收不全。

(一)临床表现

- 肉眼血尿(真性血尿):是膀胱损伤最常见的征象。
- 下腹部或耻骨上疼痛。
- 不能自行排尿。
- 腹胀。
- 阴囊有尿外渗。

膀胱钝性创伤会导致膀胱挫伤、腹膜内膀胱破裂或腹膜外膀胱破裂。在没有上尿路损伤的情况下,肉眼血尿病人膀胱造影正常就提示膀胱挫伤。大多数膀胱损伤都是腹膜外损伤,损伤部位多在膀胱底部。腹膜外膀胱损伤一般都可以采用保守治疗,留置Foley导尿管7～10天。腹膜内膀胱破裂最常见的部位在膀胱穹顶部,是膀胱处于充盈状态时遭受钝性伤所致。腹膜内膀胱破裂应该用可吸收线两层缝合法进行外科修补,并留置Foley导尿管7～10天。在Foley导尿管拔除前要做一次CT膀胱造影,核实膀胱愈合的满意度。

10%的骨盆骨折有腹膜外膀胱损伤。反之,约85%的钝性膀胱损伤与骨盆骨折有关。靠近中线的耻骨支骨折比远离中线的耻骨支骨折容易并发膀胱损伤,双侧耻骨支骨折比单侧耻骨支骨折容易并发膀胱损伤。10%的膀胱撕裂由单处耻骨支骨折引起。

(二)辅助检查

- 一般有血尿素氮增高。

- 膀胱造影(➲第 139 页):一定要摄斜位 X 线片。如果做腹部增强 CT 或静脉肾盂造影(IVP),就可以省略膀胱造影。
  - 造影剂从膀胱穹顶部外溢进入腹腔内,衬托出肠襻轮廓➔腹膜内(腹腔内)膀胱破裂。
  - 造影剂在耻骨联合附近溢出膀胱,被膀胱周围的腹膜后间隙所包裹局限➔腹膜外膀胱破裂。
- 如果病人有严重血尿伴移位的骨盆骨折或下腹部疼痛,考虑膀胱损伤。

(三) 救治指南

- 所有腹腔内膀胱破裂都应该采用外科手术修补,留置导尿管 10 天。
- 细小的腹膜外膀胱破裂可以采用保守治疗,在拔除导尿管前(大约在受伤引流后 14 天),要做膀胱造影证实无造影剂外溢。

第四节　尿道损伤

尿道损伤几乎毫无例外的见于男性。一般都伴有骨盆骨折,少数是骑跨伤。女性尿道断裂提示损伤机制严重,死亡率很高。

(一) 临床表现

1. 受伤机制和诱发因素
- 骑跨伤、外生殖器创伤、骨盆骨折。

2. 症状、体征和临床所见

在男性病人,下列情况应该考虑尿道损伤:
- 尿道口血迹。
- 导尿管无法插入。
- 直肠指检示高位骑跨前列腺[①]或沼泽前列腺。
- 会阴部和阴囊肿胀伴瘀斑。

注意,如果病人存在上述情况,请勿在尿道造影前试插导尿管。

---

　① 高位骑跨前列腺(high-riding prostate)是指在直肠指检时发现前列腺上移、前列腺漂浮感或触不到,原因是尿道膜部断裂、前列腺位置发生改变。此时的前列腺就像赛马中骑士的臀部离开了马鞍,处于半蹲位(高位骑跨、浮动),故得名。

（二）辅助检查

- 严重骨盆前部骨折伴移位（即：开书骨折）：单侧耻骨联合旁骨折20％有尿道损伤，双侧耻骨联合旁骨折50％有尿道损伤。
- 凡怀疑尿道损伤，一定要做逆行尿道造影（⮌第 139 页血尿）：
  - 尿道部分断裂：尿道有造影剂外渗伴膀胱显影。
  - 尿道完全断裂：造影剂在局部广泛外渗不能进入膀胱或仅有微量进入膀胱。

（三）救治指南

- 如果造影阴性，在有适应证时插入 Foley 导尿管。
- 如果造影阳性，万勿试插 Foley 导尿管，请泌尿外科会诊。
  - 保守疗法：在耻骨上或经尿道插入导尿管。一定要请最有经验的泌尿外科医生来试插导尿管，保留该尿管 2 周。
  - 入院后立即做内窥镜下尿道会师加导尿管插入。

（四）并发症

尿道损伤最常见的远期并发症是尿道狭窄。骨盆骨折所致的后尿道完全断裂会出现勃起功能障碍。

（尤承忠）

第十二章

骨科损伤

第一节　骨盆骨折

骨盆骨折是危及生命的**五大易忽略出血源**(🔲第 32 页)之一,应该在初期筛查中发现。出血可以来自骨折部位、骨折周围的软组织以及受伤时骨盆血管撕裂。

(一) 临床表现

1. 受伤机制和诱发因素
骨盆骨折所需作用力巨大,可能造成大量失血。

- 前后或侧方挤压伤:机动车道路交通事故中的乘客、行人或摩托车手。
- 从高处坠落:垂直剪切力。
- Tile 分型
  - A 型——稳定型:A1(骨盆撕脱骨折,未累及骨盆环)。A2(稳定的髂翼、单侧耻骨支骨折,轻微移位)。A3(骶骨横形骨折)。
  - B 型——旋转不稳定,但垂直和后环稳定:B1(开书样损伤,外旋不稳定)。B2(侧方压缩伤,内旋不稳定)。B3(双侧旋转不稳定损伤)。
  - C 型——旋转、后环和垂直都不稳定:C1(髂骨骨折、S1 破裂、骶骨骨折,不稳定型损伤)。C2(双侧损伤:一侧 B 型,一侧 C型)。C3(双侧 C 型)。

2. 症状、体征和临床所见
除严重出血外,总的来看,约 15％的骨盆骨折合并有腹内脏器损伤。在严重骨盆骨折病人,该数字上升至 30％。凡骨盆骨折伴耻骨支/骨盆环移位的病人,都应该考虑下泌尿生殖道损伤。

■ 失血性休克:在血流动力学不稳的骨盆环破裂病人,其腹膜后急性出血 80%～90%来自骶前和膀胱周围静脉丛的静脉出血以及来自骶骨和髂骨折松质骨破裂面和骶髂关节破裂处的出血。在所有腹膜后骨盆出血的来源中,仅 10%～20%是动脉出血,最常见的是臀上动脉。

■ **骨盆骨折迹象:**
  ○ 腹股沟、髋部、外生殖器或下腰背部(骶髂关节)*疼痛*。
  ○ 髂嵴或耻骨联合肿胀、伤痕或*畸形*。
  ○ 两腿不等长,排除了两腿骨折。检查并记录肢体远端的神经血管状态。

■ **尿道损伤的迹象**(⇒第 142 页)。

■ **直肠和阴道损伤的迹象:**一定要做一次直肠检查! 检查会阴、阴道或直肠是否有撕裂伤。如果病人的会阴部有累及直肠的严重撕裂或者裂口很深,直接送手术室。

■ **开放性骨盆骨折迹象:**骨盆区有不断冒血的伤口,只能用直接压迫法或血管栓塞法控制这种外出血。

(二)辅助检查

如果病人情况稳定,摄骨盆 3 个位置 X 线像:

■ 骨盆前后位像。

■ 骨盆"入口"位像,即 X 线向尾侧转 45°角,提供向下看的骨盆环像。

■ 骨盆"出口"位像,即 X 线向头侧转 45°角,可以满意地评估骶骨及其相关的上下移位。

■ 酌情考虑做骨盆薄层 CT 扫描。

与大出血相关的放射学征象:

■ 骶髂关节破裂。

■ 耻骨联合分离>2.5 cm。

■ 双侧耻骨上下支骨折(蝴蝶骨折)。

这 3 种放射学征象只要出现 1 种,就应该早期做血管造影。在严重多发伤病人、老年病人或存在重大内科合并症的病人,要放低血管造影的门槛。

■ 由于髂腰韧带附着于 L5 横突,因此,L5 横突骨折表明骨盆骨折可能存在垂直(纵向)不稳定。大多数"垂直剪力"损伤都伴有 L5 横突骨折。

(三) 救治指南

1. 救治流程(图 12-1)

骨盆骨折的处理要点是抗休克,排除腹内脏器损伤并固定骨折。

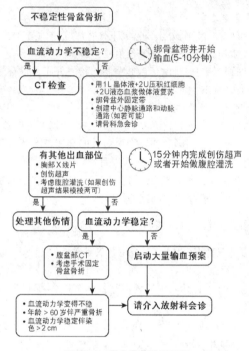

图 12-1　骨盆骨折处置流程

- ABC,吸氧。
- 把注意力放在**低血容量性休克**的体征以及体液复苏方面(➲第 37 页表 4-2)。包括交叉配血 6 个单位。血流动力学不稳定骨盆环破裂病人的主要死因是来自后腹膜、无法控制、威胁生命的急性大出血。后期死亡原因是感染、脓毒症和多脏器衰竭。
- 静脉镇痛:逐渐加大吗啡剂量至有反应。
- **尽可能避免对病人做滚木翻动**:用铲合式救援担架(➲第 7 页图 1-3)搬动病人,或者利用硬板搬动病人。尽量避免不必要的搬动——骨折端每活动一次,就会多一些失血。
- **不要反复触压骨盆**,以免造成骨折部位移动和血块脱落,导致进一步的内出血。以受伤机制、症状或体征为引导,考虑是否存在

骨盆骨折,据此做处理。

- 在大转子水平裸露的皮肤上绑一个**商品化骨盆外固定带**(图 12-2),以稳定骨折。如果没有骨盆外固定带,用一张床单包裹骨盆(不要把床单拧起来,要平铺包裹),目的是缩减盆腔容积,减少腹膜后血液丢失。

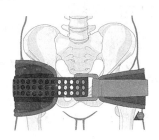

图 12-2　用骨盆外固定带在大转子水平包扎骨盆,暂时提升骨盆环的稳定性

- 两腿内旋,用"8"字绷带包扎固定双踝,防止髋关节活动。
- 摄一张床边骨盆 X 线片。如果床边骨盆片正常,且病人血容量正常,疼痛轻微,可以轻轻松开骨盆外固定带做骨盆触诊。只要存在骨盆伤的嫌疑,且病人情况稳定,就应该做一次 CT 扫描。
- 将骨盆骨折病人紧急转给骨盆/骨外科医生。
  - ○ 如果病人的血流动力学依旧不稳定,FAST/CT 未显示腹腔内积血,尽早请介入放射或血管外科做血管栓塞[1],并请骨科在可能的情况下做外固定。
  - ○ 如果在足量的体液复苏等上述处理后病人的血流动力学依旧不稳定,考虑**结扎两侧髂内静脉,加骨盆填塞止血**[2](注意:请在此时给出预后评估)。

---

[1]　临床指南推荐早期使用血管造影加经皮经导管血管栓塞作为血流动力学不稳定骨盆骨折病人紧急止血的主要治疗选项之一。血管栓塞能有效控制骨盆动脉出血,其最大不足是无法控制静脉出血。况且,80%~90%的血流动力学不稳定骨盆环破裂病人其出血的主要来源是静脉。

[2]　骨盆填塞理念最早由欧洲人提出,当时是采用剖腹探查正中切口做经腹腔的开放式骨盆填塞法。近年在美国,人们改用耻骨上正中切口做"直接"腹膜前骨盆填塞(preperitoneal pelvic packing, PPP),该入路可以直接显露腹膜外间隙,允许在隐蔽的腹膜前间隙内做更有效的填塞,不必剖腹切口打开后腹膜间隙。由于骨盆出血主要来源于静脉,因此,在血流动力学不稳定的骨盆环破裂病人的早期体液复苏阶段,联合使用骨盆填塞与骨盆外固定可以起到有效"填塞",达到紧急止血的目的。有证据表明,在血流动力学不稳定的骨盆环损伤病人,该措施把出血死亡率从过去的 40%~60%成功地降至如今文献报道的 15%~20%。骨盆填塞的纱垫一定要在 24~48 小时内的"二次开腹探查"手术时撤出,以降低感染风险。

- 如果是骨盆前环损伤,且耻骨分离>2 cm,在插 Foley 尿管前请考虑做一次逆行尿道造影(➡第 139 页)。
- **排除其他合并伤**:包括颅脑外伤、胸部损伤和膈肌破裂,尤其应该通过临床检查、创伤超声或 CT 检查排除腹内脏器损伤。
  - 显而易见的血流动力学不稳定加腹腔内游离积液(FAST、DPA、CT)就是急诊手术的指征。
- 在严重骨盆骨折伴出血的病人,麻痹性肠梗阻是一种常见并发症,需要采用鼻-胃管减压。
- 开放性骨盆骨折的定义是皮肤或黏膜(阴道、直肠)上存在破口导致骨盆骨折端外露或污染。开放性骨盆骨折病人容易发生威胁生命的大出血、感染和脓毒症,这种病人的死亡率为 50%。因此,只要怀疑开放性骨盆骨折,就必须早期为病人做会阴部检查、阴道检查、直肠指检以及直肠镜检查。直肠或会阴部的开放性骨盆骨折需要做一个暂时性转流性结肠造瘘来预防和控制感染。
- 就大多数骨盆环损伤来讲,伴发腰骶神经丛损伤、骶孔损伤和骶管损伤的情况罕见(<5%),不过,在完全骨盆环破裂(如:"垂直剪力"机制)以及在 2 区和 3 区(骶骨按椎间孔和椎管的分区)骶骨骨折,伴随神经损伤的发生率则显著增高。

2. 循证医学推荐意见

- 用骨盆外固定带或床单包裹骨盆缩小骨盆体积(Ⅲ类推荐意见——推荐做,但没有证据支持这样做会减少失血或提高存活率)。
- 采用介入放射技术止血
  - 对下列两种病人是Ⅰ类推荐意见:
    - ★ 血液动力学不稳定(持续输血或输血≥4 个单位)的骨盆骨折,并且 CXR、FAST 或 DPL 排除了其他原因。
    - ★ 血流动力学稳定、CT 扫描有动脉染色(>2 cm 和骨盆血肿)的骨盆骨折。
  - 对下列两种病人是Ⅱ类推荐意见:
    - ★ 病人>60 岁的严重骨盆骨折(开书骨折、蝴蝶骨折或垂直剪切骨折),无论血流动力学是否稳定。
    - ★ 如果在血管造影(加或不加栓塞)后,血流动力学再次不稳定或血红蛋白持续下降,应该在排除其他原因后,考虑再做一次血管造影。
- 对血流动力学稳定的严重骨盆或髋臼骨折病人,要强制做一次腹

盆部 CT 检查(Ⅱ类推荐)。

- 对骨盆骨折病人,FAST 的优点是能判断出是否存在腹腔出血。但是,对血流动力学稳定的骨盆骨折病人,FAST 无法给出"腹腔内出血不是来自骨盆骨折"的提示(Ⅰ类推荐)。

(四)常见失误

- 未做直肠检查,遗漏严重伤情!
- 耽搁血管造影和栓塞时机,大量血液流失导致凝血功能障碍。
- 平片对骨盆骨折的估计往往不足,建议放宽 CT 扫描的指征。

第二节　开放性骨折

(一)伤口分类

- 无组织缺损的单纯清洁伤口:伤后 8 小时内就诊的清洁伤口,细菌还未侵入组织。这种伤口会有微生物污染,并且,微生物可能正处于分裂状态。
- 无组织缺损的单纯污染伤口:如果病人就医时距伤后已经超过 8 小时,这种伤口可能已经被严重污染,请假定这些伤口已经感染。晚期伤口会出现细菌入侵迹象——裸露面被脓液和腐肉所覆盖,周围皮肤红肿。虽然受伤时没有组织缺损,但后期感染会造成软组织破坏。
- 有组织破坏或异物穿入的复杂污染伤口(例如:皮肤或肌肉缺损,或者血管、神经或骨骼的损伤):新鲜的低速枪弹伤伤口属于这一类,由于没有足够的动能,所以带入伤口内的是衣服碎片和脏物。
- 有组织破坏或异物穿入的复杂脏伤口,尤其当病人就医时距受伤时间已经超过 12 小时。
- 农田(这种土壤富含细菌)伤口:破伤风和气坏疽的风险增加。缺血失活的肌肉是细菌的良好培养基。随着血肿和水肿在包裹筋膜内形成,组织张力增加,进一步影响局部循环,组织逐渐死亡。
- 高速枪弹伤伤口应该归为另外一类(➲第 203 页)。
- 开放性骨折有多种不同的分类方法,最被广泛接受的或许是 Gustilo 分型法(表 12-1),涉及软组织重建时,这种分型法特别有用。

表 12-1　Gustilo 开放性骨折分型

Gustilo 分型	说明
I	开放性骨折,清洁伤口,伤口长度<1 cm
II	开放性骨折,伤口长度>1 cm、<10 cm,没有广泛软组织损伤、皮瓣形成或撕脱
III	开放性骨折伴广泛软组织撕裂(>10 cm)、损伤或缺损,或开放性节段性骨折。该类还包括农业劳作所致的开放性骨折、需要行血管修复的骨折或距治疗时间超过 8 小时的开放性骨折
III A	尽管有广泛软组织撕裂或损伤,但骨折端有足够骨膜覆盖的 III 型骨折
III B	有广泛软组织缺损、骨折端的骨膜有剥脱和骨损伤的 III 型骨折。这类骨折一般都有严重污染,往往需要做进一步的软组织覆盖手术(也就是游离皮瓣或旋转皮瓣)
III C	有动脉损伤需要行动脉修复的 III 型骨折,不考虑软组织损伤的程度

(二) 救治指南

- 根据高级创伤生命支持(ATLS)的原则和指南,优先处理 ABC。对多发伤病人,一般把四肢骨折的处理放在最后,除非有明显出血。

- 对伤口取一个培养拭子,送细菌培养和药敏试验。其结果在后续感染的处理中或许有用。

- 对伤口拍摄一张数码照片,留下伤口范围和形状的影像。然后,用无菌生理盐水去除伤口内所有肉眼可见的污染,用浸透生理盐水的无菌敷料覆盖所有伤口。

- 考虑已经受伤的可能是哪些结构,并检查动脉、神经、肌腱和骨骼的完整性。把肢体远端神经血管功能状态记录在案。

- 采用局部加压或抬高患肢控制出血,切忌盲目钳夹,以免损伤毗邻结构。

- 对肢体做大致对位或者对脱位进行复位,用夹板或石膏做固定。

- 对多发伤病人,一定要申请做颅骨、颈椎侧位、胸部以及前后位骨盆 X 线检查,同时,不要耽误病人的处理。

- X 线能显示骨损伤的程度和不透 X 线的异物(切记,并非所有异物都是不透 X 线的)。

- 判断伤口的受伤机制、伤口感染风险分级和伤口深浅度。距受伤的时间越长,伤口越深、越脏,伤口对抗生素和破伤风预防的需求就越大。

- ○ 清洁伤口或者Ⅰ型或Ⅱ型伤口：用头孢唑林 24 小时。
- ○ 污染伤口或者Ⅲ型伤口：外加覆盖 Gram 阴性菌的抗生素(氨基糖武类，不要用氟喹酮)72 小时，或者用至皮瓣覆盖创面。
- ○ 泥土污染伤口或者农田伤口：外加青霉素 G 400 万～500 万单位每 4 小时 1 次。
- ○ 如果伤口脏而深，且已超过 6 小时，就肌内注射青霉素 1 g 和破伤风类毒素 0.5 mL(假如该病人在过去 10 年中做过破伤风主动免疫)。
- ○ 如果该病人未做过破伤风主动免疫，可以给予人类破伤风免疫球蛋白 1 瓶(250 单位)，外加破伤风类毒素。确保在 6 周和 6 个月后再次注射破伤风类毒素。
- 对皮肤缺损或损伤做初步评估，对于穿入性损伤还要检查是否还存在出口伤口。
- 根据伤口的程度，做进一步的评估和处理，根据情况确定是否麻醉，也可以在区域或全身麻醉下处理。避免采用局部浸润麻醉。
- 请骨科会诊
  - ○ 在伤后 6 小时内做外科冲洗和清创(🡒第 244 页)处理。依据骨科预案做早期固定。
  - ○ 每 24～36 小时重复做 1 次外科清创，直至创口清洁或所有失活组织全部去除。
  - ○ 在伤口稳定后对伤口选择一种合适的方法做正规缝合，可以是延期一期缝合、STSG[①]、旋转或游离组织转移。
  - ○ 对于肢体远端无脉搏的ⅢC 型开放性骨折，如果准备做救肢手术，应做紧急外科干预加术中血管造影。MESS 评分[②]或许有助于救肢决策的拟定。评分＞7 分者截肢预测值大于 95%。

第三节　骨筋膜室综合征

　　骨筋膜室综合征是肌筋膜室内的压力增加(一般在 25～30 cmH$_2$O 以上，正常值＜10 cmH$_2$O)，导致该平面以下毛细血管灌注减少，不能满足组织存活所需，结果发生肌筋膜室内的肌肉、神经或血管缺血和损害。这是**只有正确的外科减压才能治疗**的一种外科急诊。

---

　　① STSG 是 split thickness skin graft(断层厚皮片移植)的英文首字母缩略词。
　　② MESS 是 mangled extremity severity score(毁损伤肢体严重程度评分)的英文首字母缩略词。

严格地讲,腹部筋膜室综合征也是筋膜室综合征的一种(➜第130页),然而,在我国,这两种综合征完全归两个不同的专科处理,故分别叙述。

(一)临床表现

1. 受伤机制和诱发因素

- **缺血-再灌注损伤**:在缺血阶段细胞内的能量储备耗竭,随后的再灌注导致毒性自由基产生,结果出现细胞肿胀以及体液在细胞外间隙积聚。
- 骨折、血肿、挤压伤、血管损伤、烧伤、敷料或石膏包扎过紧、大量液体复苏。
- 下列伤情应该警惕四肢筋膜室综合征:
  - ○ 四肢钝性创伤伴出血或肌肉肿胀。筋膜室综合征并不一定都继发于骨折。
  - ○ 环周烧伤、环形焦痂形成。
  - ○ 工业用高压枪的注射性损伤。
  - ○ 长时间缺血后的血运重建(如:动脉修复需要长时间的血管阻断)。
  - ○ 意识不清病人的肢体受压。
  - ○ 大量体液复苏。
  - ○ 治疗延迟(>4小时)。

2. 症状、体征和临床所见

约45%的筋膜室综合征是由胫骨骨折所致,其次依次为前臂、大腿、上臂、臀部。四肢筋膜室综合征的**临床所见可以概括为6 P**:

- Paresthesia 轻触觉消失:**可能是最早甚至是唯一的临床征象!** 因为感觉神经对缺氧最敏感。
- Pain 疼痛:疼痛与伤情不成比例。筋膜室包裹的肌群在被动拉伸时出现剧痛。
- Pressure 高压:肿胀、筋膜室张力大。客观诊断手段是用经皮穿刺针和压力传感器来测定筋膜室压力。如果组织压>25~30 cmH$_2$O 就能明确诊断,并立即做筋膜室切开术。
- Paralysis 肌肉瘫痪/麻痹。
- Pink color 粉色:毛细血管再充盈不良。皮色不是苍白,除非已经处于晚期! **万勿依据它诊断筋膜室综合征!**
- Pulse 脉搏:大多能触及,除非已经处于晚期!

3. 鉴别诊断

- 神经损伤

■ 血管损伤

> 经验之谈：
> ■ 最早和最重要的症状是疼痛超出预期。
> ■ 血管损伤所致的四肢筋膜室综合征是缺血-再灌注的结果；筋膜室综合征也可以见于血管未受伤的小腿钝性伤后。
> ■ 筋膜室综合征的并发症是导致截肢和急性肾衰竭。
> ■ 筋膜室综合征的处理是急诊手术将筋膜室完全敞开。

（二）辅助检查

■ 在诊断模棱两可的病人时，可以测一次筋膜室内压力。

■ 如果压力＞30 cmH$_2$O，或者临床高度怀疑筋膜室综合征时，就是筋膜室切开减压的适应证。

■ 如果平均动脉压减筋膜室压的结果＜40 mmHg，筋膜室综合征的诊断就成立，就是筋膜室切开的适应证。

■ 如果病人有明显的筋膜室综合征表现，筋膜室压力"正常"并不能否定筋膜室切开之需。

（三）救治指南（图 12-3）

■ 病因治疗。如：拆除石膏、修补动脉等。

■ 甘露醇可能有帮助，有证据表明，在有些病例，甘露醇（1 g/kg，推注 20 分钟）的使用可以免去筋膜室切开减压。

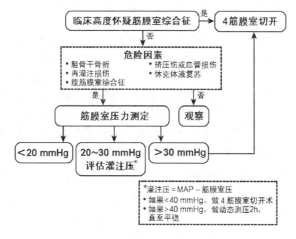

图 12-3　筋膜室综合征救治指南

- 筋膜室切开减压。
- 早期缝合切口(5～7 天),降低伤口感染率。
- 监测横纹肌溶解症。静脉输液将尿量维持在至少 1～2 mL/(kg·h),动态监测血肌酐水平。

(四)小腿筋膜室综合征

1. 解剖概要

- 小腿有 4 个筋膜室:
  - 前筋膜室:腓深神经(背屈、第 1 和第 2 足趾的感觉)。
  - 外侧筋膜室:腓浅神经(踝外翻、足外侧部感觉)。
  - 后深筋膜室:胫神经(跖屈)、胫后动脉、腓动脉。
  - 后浅筋膜室:腓肠神经。
- 小腿筋膜室综合征最常受累的是前筋膜室,其次依次为外侧筋膜室、后深筋膜室和后浅筋膜室。

2. 筋膜室切开术

- 标准方法是在内侧和外侧各做一条长切口,将 4 个筋膜室全部敞开。
- 第一条切口做在胫骨嵴与腓骨之间的中点、在前筋膜室与外侧筋膜室间隔的表面。切口从腓骨头下方 1 cm 处(以免伤及腓总神经)向下延伸至踝上方。在皮下分别向前、向后做潜行分离,充分显露其筋膜。前筋膜室减压是按踇趾方向向远侧切开筋膜,向近侧切至髌骨。外侧筋膜室减压是在近侧的腓骨头与远侧的外踝之间切开筋膜。
- 第二条切口做在胫骨内侧缘后方 2 cm 处。皮肤切开后在皮下潜行分离。剪开后浅筋膜室表面的筋膜减压,请勿伤及大隐静脉。然后,将比目鱼肌与胫骨后面分开,为后深筋膜室做减压,请勿伤及胫后血管。尽可能向近侧切开,远侧向内踝方向切开。
- 也可以在胫骨与腓骨之间做单一长切口,完成 4 筋膜室切开术。这种方法适用于胫骨骨折的病人,其优点是不会将闭合性骨折变为开放性骨折。

(五)大腿筋膜室综合征

1. 解剖概要

- 大腿有 3 个筋膜室:前筋膜室、后筋膜室和内侧(内收肌)筋膜室。
- 大腿筋膜室综合征不常见,其中最常见的是前筋膜室综合征和后

筋膜室综合征。

2. 筋膜室切开术

- 在大腿外侧做切口。在皮下做适当潜行分离,牵开皮瓣,同时对前后筋膜室做减压。内侧筋膜室需要减压的情况很罕见。

(六) 前臂筋膜室综合征

1. 解剖概要

- 前臂有 2 个大筋膜室:前(掌侧)筋膜室和后(背侧)筋膜室。
- 前臂外侧还有一个小筋膜室,内含肱桡肌和桡侧伸腕长肌。该筋膜室与屈肌筋膜室和伸肌筋膜室的联系不太紧密。

2. 筋膜室切开术

- 前筋膜室切开减压是从肘窝至手掌中部做一条长切口,同时需要做腕管切开减压。背侧筋膜室切开减压是在前臂背侧做一条短切口。

(七) 上臂筋膜室综合征

1. 解剖概要

- 上臂有 2 个筋膜室:前筋膜室和后筋膜室。

2. 筋膜室切开术

- 这 2 个筋膜室的切开减压都可以通过一条外侧切口完成。

(八) 常见失误

- 筋膜室综合征早期,大多存在脉搏,皮肤呈粉色。脉搏消失和皮肤苍白是筋膜室综合征的晚期征象!
- 对伤肢的持续性疼痛,普通止痛剂无效未引起重视!未针对筋膜室综合征做检查。
- 在严重四肢外伤,敷料包扎遮盖了足趾或手指,特别是当给病人用了药物镇痛或麻醉!肢体缺血表现就会被遗漏!
- 在可疑病例,仅仅依据临床检查就武断排除筋膜室综合征,临床检查有误导作用!对于可疑病例,应该做测压!
- 筋膜室测压技术失误!要检测所有筋膜室(如:小腿有 4 个筋膜室)的压力。

第四节　脊柱损伤

胸椎、腰椎、骶椎骨折的发生率与颈椎骨折大致相仿（钝外伤为2%～5%）。

虽然大多数病人存在疼痛和压痛，但是，高达20%的病人在就诊时没有相关疼痛和触痛。

大多数稳定性胸腰椎骨折要卧床保守治疗，穿戴支具8～12周。不稳定性胸腰椎骨折伴不全性脊髓损伤，则可能需要做外科融合手术。

（一）定义

- **稳定性脊柱损伤**：这种损伤无神经功能缺失，也没有发展成神经功能缺失或者在后期发生崩塌的风险（如：横突骨折、棘突骨折、轻度压缩性骨折）。

- **不稳定性脊柱损伤**：凡伴有神经功能缺失、容易发展成神经功能缺失或者在后期容易发生崩塌的骨折（如：骨折半脱位和骨折脱位、严重爆裂骨折），都属于不稳定性脊柱损伤。不稳定性脊柱损伤往往需要外科手术重建脊柱"圣三一"[①]。

- **颈椎特殊骨折**

  ○ 寰椎骨折：寰椎骨折最常见的类型是颈部过伸挤压造成后弓骨折。治疗方法是佩戴硬质颈托。

  ○ Jefferson 骨折：原因是遭受枕骨髁垂直挤压，寰椎侧块发生爆裂骨折。这是一种不稳定性骨折。

  ○ 齿状突骨折：根据骨折的平面不同，不稳定性骨折和骨不连是常见现象。齿状突近基底部骨折可能需要外科手术融合。

  ○ 缢死（上吊）者骨折：又称创伤性枢椎滑脱症，多见于高速机动车车祸，典型机制是颈部过伸，然后过屈，造成双侧椎弓峡部骨折和C2 - C3半脱位（◑图 2-4）。在司法绞刑中，致死性颈椎损伤是躯体下落时脊髓受到牵拉和C2骨折共同所致，会出现椎动脉、颈动脉受压迫或撕裂，从而引起脑缺血。

---

① 脊柱圣三一（Holy Trinity of Spine）是指在脊柱外伤必须一并考虑对线、稳定和脊髓功能三大内容。脊柱不稳就无法在生理负重情况下维持脊柱的对线、起到保护神经的作用、规避难以忍受的疼痛。脊柱损伤可能会伴有脊髓损伤，往往伴有临床上能够检出的神经功能缺失。因此，在对创伤病人做评估时，关键在于判断病人是否存在脊柱损伤、脊髓损伤或脊柱不稳。外科手术的目的是恢复脊柱的正确对线、对遭受伤害的脊髓做减压、提供坚如磐石的稳定性。

○ C7 - T1 脱位:往往需要手术复位。

(二)辅助检查(表12-2)

- X线平片:合格的颈椎 X 线片应该包括 C1 和 T1。张口位像的目的是显示齿状突。游泳者位像的目的是显示低位颈椎。C3 前方的软组织厚度超过 5 mm 或者超过椎体厚度的 2/3 提示前部结构显著损伤。胸椎骨折会导致上纵隔增宽。如今,这些特殊位像已经基本被 CT 或 MRI 检查取代。

- CT 检查:CT 检查是一种非常有用的辅助检查工具,所有颈椎有严重疼痛的伤员或神经功能缺失者,不管 X 线平片显示如何,都应该做一次筛查性 CT 检查。此外,对所有可疑受伤机制(如:高速机动车车祸、高处坠落)、无法评估的多发伤伤员也应该做一次筛查性 CT 检查加矢状位和冠状位重建。

- MRI 检查:适用于 CT 检查正常但心存疑虑的伤员。MRI 是诊断脊髓中央综合征的最佳检查手段。

- 儿童的放射学征象与成人有许多不同之处(第 183 页"儿童创伤")。

表 12-2 排除脊柱损伤

- 可评估病人(第 23 页)+脊柱区域没有疼痛或触痛=无需做影像检查。
- 可评估病人+脊柱区域有疼痛或触痛+颈椎 X 线片报告"无异常"=硬质颈托固定 10~14 天后,摄屈曲位和过伸位颈椎侧位 X 线片核实脊椎的稳定性。
- 不可评估病人+颈椎 X 线片报告"无异常"=高品质 CT 扫描加冠状位和矢状位影像重建。
- CT 检查诊断不确定,申请 MRI 补充诊断证据,同时了解外伤性椎间盘突出和韧带损伤情况。

(三)救治指南

- 优先处理 ABC:颈椎和高位胸椎损伤属于初期筛查内容(第 20 页)。

- 颈椎损伤会导致钝性椎动脉损伤的相关风险因素有多个,包括累及横突孔的颈椎骨折、涉及 C1~C3 的骨折以及各种合并颈椎半脱位的损伤。CTA 检查能发现这些血管损伤。抗凝有利于脑血管意外的预防。

- 二期筛查:请把所有创伤病人都假设为存在脊柱损伤。首先,始终不忘脊柱损伤防护事项,为所有创伤病人戴上硬质颈托,严格按照滚木法搬动病人,直至会诊医生或 MRI 检查排除了脊柱损伤。

- 用滚木法视诊整个脊柱区域是否存在外在伤口,触诊检查棘突是否存在触痛区、脊柱后凸增加或明显"台阶状滑落"区。并按照ASIA(American Spinal Injury Association)检查表做一次全面神经功能检查(➲第27页图2-6)。检查者还应该注意伤员是否有阴茎异常勃起。所有检查结果都应该全面记录在案。
- 腹壁有"安全带征"的病人要高度怀疑腰椎骨折存在的可能性。
- 对胸腰骶椎疼痛的病人摄相应脊椎的前后位和侧位X线像。
- 如果发现有神经功能缺失但没有骨损伤,或者发现有椎体骨折,要对受累脊柱平面做一次MRI扫描,并考虑对未受累脊柱平面做筛查性MRI扫描。一定要包括受累脊柱平面上下各至少一个椎骨(例如:C7椎体骨折就需要申请颈椎和胸椎的CT和MRI)。
- 如果发现椎骨损伤或者神经功能缺失,请脊柱外科会诊(判断脊柱是否存在不稳定,是否需要做开放复位内固定)。
- 注意,脊柱骨折病人会出现麻痹性肠梗阻,考虑早期留置鼻胃管。
- 15%的脊柱损伤病人在非毗邻部位有第二处脊柱伤。如果在脊柱的某个部位发现有骨折,应该做一次全面的颈胸腰骶椎放射学检查,评估是否有另外骨折。*如果病人已经做过胸腹盆CT检查,更好的办法是请放射科做一次矢状位和冠状位的脊柱影像重建。*

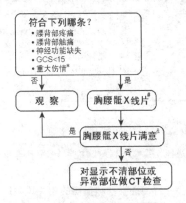

图12-4　胸腰骶椎损伤诊断指南

* 血胸、连枷胸、肝/脾破裂、长骨骨折、骨盆骨折。

\# 如果病人已经做过胸部/腹部扫描,就可以免去胸腰骶X线摄片。

&胸腰骶X线片满意:T1－T5椎体前缘图像清晰可见,对线良好,无压缩;T6－骶骨全部椎体图像清晰可见,对线,无压缩。此外,后部结构与肋骨和肩带结构有一些重叠,看上去完好无损。

（四）常见失误

- 上纵隔增宽：除了考虑主动脉破裂，还应该考虑脊椎损伤！
- 凡脊柱有显著触痛的伤员都应该做一次 CT 检查，即使 X 线片正常！同样，对所有存在可疑受伤机制（如：高速机动车车祸、高处坠落）、无法评估的多发伤伤员也应该做一次完全颈部 CT 检查（C1～T1）。
- 四肢瘫伤员在入院时会给你一个"呼吸平稳"的假象，注意，这种病人的呼吸衰竭会在入院后数小时内出现，要尽早考虑气管插管问题。
- 用硬板担架保护脊椎病人会很不舒服。应该在病人完成放射学检查后，或者在转入手术室或 ICU 后尽早撤除。

第五节　脊髓损伤

（一）定义

- **创伤性四肢瘫**：任何非穿入性完全性脊髓损伤伴脊髓或神经根功能缺失（包括 C8、T1 神经根在内及该平面以上，不包括颅神经）。
- **创伤性截瘫**：任何非穿入性完全性脊髓损伤伴脊髓或神经根功能缺失（包括 T2 在内及该平面以下）。
- **完全性脊髓损伤**：是脊髓遭受横切、伸展牵拉或挫伤。在该损伤平面以下所有神经功能（运动、感觉和反射）都消失。
- **不完全性脊髓损伤**：损伤平面以下存在任何感觉或运动功能，包括肛周感觉。
  - 脊髓前索综合征：是脊髓前 2/3 损伤（脊髓前动脉分布区），此处走行的是运动、痛觉和温觉束。由于后索一般没有损伤，因此，振动觉和本体感觉保留完好。
  - 脊髓后索综合征：本体感觉消失、肌力存在、痛觉和温觉存在。
  - 脊髓中央索综合征：最常见于老年病人颈髓过伸或过屈损伤。所有四肢都有肌力减弱或麻痹，上肢更重。
  - Brown-Séquard 综合征（常见于穿入性损伤）：临床表现是伤侧的运动、位置觉和振动觉缺失；对侧的痛觉和温觉消失。
- **脊髓震荡**：该损伤平面以远无反射，无随意运动。脊髓震荡在伤后立即出现，为一过性。一旦某些反射恢复，但远侧感觉或随意运动未恢复，就是完全性脊髓损伤。在脊髓震荡后，最早恢复的是骶神经反射(肛门反射和球海绵体反射),通常在伤后 24 小时内。

- **神经源性休克**:在颈髓或上胸段脊髓损伤后,由于交感张力缺失,病人会出现低血压。高位颈髓损伤时,低血压伴心动过缓。
- SCIWORA 是 X 线检查无异常的脊髓损伤(spinal cord injury without radiographic abnormality)的英文首字母缩略词。其定义是神经学症状和体征符合创伤性脊髓病变,但全部 X 线平片或 CT 检查未能显示骨骼或韧带异常。不过,MRI 一般都能显示异常证据。SCIWORA 罕见,主要见于儿童,约占儿童脊髓损伤的 15%;对于<9 岁的儿童,该比率可以高达 40%;在成人约占脊髓损伤的 5%。因为,与成人相比,儿童的脊柱特点是:弹性好,小关节面浅且呈水平方向,椎体前缘呈楔状以及钩突发育不良。

(二)临床表现

1. 受伤机制和诱发因素
- 脊柱骨折、脱位、穿入性损伤。在所有钝性脊髓损伤病人中,约占 90% 的是位于 C5‑C6、T11‑L1、T4‑T6。
- 高处(>4.5 m)坠落有很高的脊髓损伤概率。在≥15 岁的伤员中,约占 25% 的病人有脊髓损伤。年龄越大,脊柱骨折的发生率越高。

2. 症状、体征和临床所见
- 诊断往往有耽搁,尤其在伴有严重脑损伤、多发伤或中毒的病人。只要心存疑虑,就保护可能有伤情的脊柱。
- 对高处坠落、机动车车祸和脊柱附近穿入伤病人,一定要考虑脊髓损伤的可能。触摸棘突是否有触痛和肿胀。
- 检查肌力(皮层脊髓束)、针刺觉(脊髓丘脑束)、深感觉(脊髓后角)和反射。用肌节和皮节记录脊髓损伤平面(●第 27 页图 2‑6)。
- 脊髓终止于 L1‑L2。该平面之下的脊髓损伤是马尾神经根。
- 存在脊髓损伤时,腹内伤情容易被掩盖。

(三)救治指南

1. 优先处理顺序
- 优先处理 ABC。始终牢记脊柱损伤防护事项(●第 20 页)。
- 做一次全面的神经学检查,了解有无神经功能缺失并确定缺损平面。在脊髓损伤的病人中,50％伴有颅脑损伤。

- 对*颅脑损伤病人做检查会有难度*:
  - 脊髓损伤病人的典型表现是弛缓性瘫痪伴反射消失。
  - 一定要将上肢反射与下肢反射做对比。
  - 查一下病人是否存在*阴茎异常勃起*,它是脊髓损伤的常见征象,不会由头颅外伤引起。
  - 做一次全面的肛管直肠检查:细致的肛管直肠检查可能成为窥视脊髓的"窗口"。
- 下列四肢瘫要提防呼吸衰竭:
  - 几乎所有 C-5 或 C-5 以上神经功能缺失的病人都需要气管插管。
  - 评估肺活量:如果肺活量小于 1 000 mL(或 10 mL/kg),考虑气管插管。
  - 评估分泌物清除能力:如果不能自行排痰或在采用辅助咳嗽手法时不能排痰,考虑气管插管。
  - 第一个 24 小时在 ICU 良好排痰护理条件下做密切监护。
  - 如果不能肯定病人在第一个 24 小时是否会出现分泌物潴留或形成肺不张,请做气管插管,否则,情况只会变得更糟!
- *胸主动脉夹层又称为"假冒王"*,其临床表现可以酷似 T4 脊髓损伤(➲第 96 页"*创伤性主动脉破裂*")。一般来讲,T4 是椎动脉供血区与主动脉之根动脉(aortic radicular arteries)供血区之间的分水岭。鉴于这种疾病在诊断方面的困难,就应该在仔细的病史采集和体格检查的基础上,放宽高级影像检查的尺度。
- 在怀疑脊髓损伤时,应该降低放射学影像检查的门槛。
- 对*四肢瘫或截瘫病人*做一次球海绵体反射试验:
  - 男性:在拽拉阴茎的同时检查肛门括约肌张力是否增加。
  - 女性:在拽拉 Foley 导尿管的同时检查肛门括约肌张力是否增加。
  - 球海绵体反射存在提示未发生脊髓震荡,瘫痪情况一般不会好转。
  - 球海绵体反射消失提示可能发生了脊髓震荡,瘫痪的结局有待观察。
  - 无论球海绵体反射存在与否,都应该在病历中记录存档,并立即请骨科或神经外科会诊。
- T4-6 平面以上的脊髓损伤可以出现神经源性休克。
  - 留置 Foley 导尿管,监测尿量。

- ○ 定时监测血压。如果病人的 SBP＜90 mmHg 或 MAP＜
  65 mmHg,同时尿量＜30 mL/h,且能排除出血性休克,给予
  静脉输液 2 000 mL:
  - ★ 如果心率＜60 次/min,启用去甲肾上腺素或多巴胺。
  - ★ 如果心率＞60 次/min,考虑启用去氧肾上腺素,从 30 mg/
    min 开始。
- 在脊髓损伤病人的**早期评估**中,**重要的一点是判断骶尾部神经功
  能是否存在**,如果骶尾部神经功能存在,就定义为不全性脊髓损
  伤,即使损伤平面以下的运动或感觉功能都查不出。不全损伤病
  人就有恢复的机会。其实,不全损伤病人的有意义恢复机会约为
  75％。骨折的正确治疗有助于减轻疼痛和避免后期的神经功能
  恶化。
- 填写 ASIA 脊髓损伤检查表(◯第 27 页图 2-6)。
- 脊髓损伤病人往往需要急诊手术重建:脊柱不稳定性损伤往往需
  要外科手术重建"脊柱圣三一"——对脊柱做对线、减压和固定。
  这几个目标应该在病人的生理稳定、适合手术时尽早完成。
- 趁早请理疗康复科会诊帮助拟定诊疗计划。

2. 一般处理

- 纠正已存在的低血压和低氧血症,避免或减轻继发性脊髓伤害的
  发生。
- 颈髓损伤病人往往伴有低血压,原因是损伤远侧交感张力消失
  (神经源性休克)。抬高床脚,静脉输液或给予血管加压药。
- 对急性创伤性脊髓损伤病人,**不要用大剂量皮质类固醇治疗**。人
  们对这一话题的激烈争论已经持续了数十年,目前看来,这种干
  预疗法的风险大于获益。其风险包括肺部并发症、胃肠道溃疡和
  出血,以及感染。
- 四肢瘫伤员会有呼吸衰竭风险,要早期做机械通气。
- 对所有脱位要做复位固定。最常用的方法是将病人摆放适当体
  位后做牵引。
- 麻痹性肠梗阻是脊髓损伤后的常见现象,需要留置鼻-胃管。
- 穿入性损伤可能需要预防用抗生素。
- 留置 Foley 导尿管引流膀胱。稍后,我们提倡间歇性自我导尿,目
  的是减少尿路感染风险,也有利于膀胱训练。
- 预防压疮:定时翻身,使用专用床褥,加强营养,注意卫生。
- 预防 DVT:小腿气压治疗、皮下注射肝素、下腔静脉滤器。
- 在最初的脊髓震荡过后,病人会出现痉挛状态。采用物理治疗,

必要时,给予药物:巴氯芬片(作用于脊髓水平)或丹曲林钠(作用于肌肉水平)。在复苏后要尽早请物理治疗科和职业治疗科会诊。

- 后期随诊时做肾脏超声检查排除尿路梗阻。
- 由于脊髓损伤平面以下交感亢进(自主反射障碍),病人会出现高血压。
- 膀胱充满或其他腹内情况会触发高血压,应设法去除这些诱因,必要时,给予硝酸甘油。

(四) 预后

- 完全性脊髓横断:预后恶劣,无有效治疗。
- 脊髓前索损伤综合征:这种损伤的根源一般是血管损害。预后差。
- 脊髓中央索综合征:预后不一,但是,一般都有一些临床可检测到的恢复。病人往往会遗留双手动作笨拙。
- Brown-Séquard 综合征:预后一般良好。

第六节　外周神经损伤

(一) 定义

- *神经失用症*:神经的功能性麻痹,但没有解剖方面的损伤。预后最好。常见原因是钝性损伤,或枪弹伤时的抵近冲击波损伤。
- *轴索断伤*:神经纤维(轴索)有断裂,但神经鞘完整。常见原因是钝性损伤。神经纤维会再生,预后良好。
- *神经断伤*:神经鞘和神经纤维完全或不全离断。这种伤情需要外科修复。在外科修复后,桡神经的预后最好,正中神经良好,尺神经最差。

(二) 临床表现

1. 常见颅神经损伤

- *第3颅神经(动眼神经)损伤*:会导致上睑下垂、眼球外凸、瞳孔散大、眼调节损失、复视和外斜视。
- *第7颅神经(面神经)损伤*:中枢性面瘫是对侧下面部肌肉痉挛性麻痹。前额和眼睑肌依旧完好。周围性面瘫是同侧额部、眼部和口部肌肉弛缓性麻痹。

■ **第 11 颅神经(副神经)损伤**:胸锁乳突肌和斜方肌麻痹。肩下垂,上臂不能外展至水平面之上。

2. 常见脊神经损伤

■ 桡神经

  ○ 近侧桡神经损伤:

    ★ 运动体征:无法伸前臂、伸腕和伸指。特点是垂腕。

    ★ 感觉缺失:拇指背侧和第一掌骨间感觉丧失。

  ○ 远侧桡神经损伤:无运动障碍。拇指基部背侧感觉丧失。

■ **正中神经**

  ○ 近侧正中神经损伤的运动体征:不能握拳。不能屈食指和中指,但能屈环指和小指(部分屈指深肌受尺神经支配)。此称"祈福手"或"教皇手"(图 12-5)。拇指不能外展、屈曲,只能维持一个姿势。

  ○ 远侧正中神经损伤的感觉缺失:桡侧 3 个半手指感觉丧失。

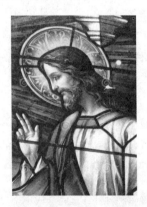

图 12-5 正中神经损伤的"祈福手"或"教皇手"示意图

■ **尺神经**

  ○ 近侧尺神经损伤:

    ★ 运动:手指不能外展和内收。如果让病人用拇指和其他指夹住一张纸牌,病人只能弯曲拇指末节指骨(Froment征)。小指处于外展、微屈状态。

    ★ 感觉:尺侧 1 个半手指的感觉丧失。

  ○ 远侧尺神经损伤:与近侧尺神经损伤大致相同,唯尺侧腕屈肌和部分屈指深肌依旧有神经支配。

- **腋神经**：三角肌麻痹导致上臂不能外展。
- **肌皮神经**：前臂不能屈。
- **坐骨神经**
  - 运动：垂足、屈膝无力。
  - 感觉：除了小腿内侧和足内侧一狭长区域受隐神经支配外，膝关节以下感觉完全丧失。
- **腓总神经**
  - 运动：小腿伸肌和腓侧肌群麻痹，导致足下垂。
  - 感觉：小腿外侧下 2/3 的感觉丧失。
- **胫神经**
  - 运动：腓肠肌群麻痹。
  - 感觉：足底感觉丧失。
- **股神经**
  - 运动：股四头肌麻痹，不能伸膝。
  - 感觉：小腿内侧和足内侧一狭长区域感觉丧失。
- **颈交感链**星状神经节损伤表现为 Horner 综合征：受伤一侧眼球内陷、上睑下垂、瞳孔缩小和无汗症。

（三）辅助检查

肌电图（EMG）及神经传导速度（NCV）对有无神经损伤及损伤的程度有重要参考价值，一般在伤后 3 周进行检查。

感觉神经动作电位（SNAP）和体感诱发电位（SEP）有助于节前节后损伤的鉴别。节前损伤时，SNAP 正常，SEP 消失[其原因在于后根感觉神经细胞体位于脊髓外部，而损伤恰好发生在其近侧（即节前），感觉神经无 Wallerian 变性，可诱发 SNAP]；节后损伤时，SNAP 和 SEP 均消失。

（崔学良）

第十三章

软组织损伤

一、手部伤口

(一)一般原则

- 紧急止血方法:抬高患肢并对伤口直接持续加压。也可以在损伤水平近心侧扎一条止血带。必须记录扎止血带的时间,绑扎时间一般不宜超过2小时,以免肌肉和神经发生缺血性损伤。
- 不要对深部结构做盲目钳夹或缝合,以免发生医源性神经血管损伤。
- 对可能伴有肌腱或神经损伤的手掌部伤口一般要求在照明良好、满意的麻醉和止血带控制下用精细的器械进行探查。外科医生通常必须戴放大镜。
- 手背伤口可以在急诊室探查,对清洁的单纯伸肌腱损伤进行修复。

(二)指尖缺损伤

- 指腹破损很小:每天清洗和更换无黏性的湿敷料,伤口会自行愈合。
- 稍大缺损:依据分类(图 13-1)可能需要行皮肤移植,采用的方法是将手指的离断部分剔去皮下脂肪后做皮肤移植。
- 局部骨外露:可以用封闭敷料①处理,每周更换2次,直至上皮组织覆盖缺损处。
- 骨外凸暴露:末节指骨缺损可以将指骨做缩短处理。如果希望保证手指的长度(如:拇指指端缺损),就需要采用皮瓣覆盖。如果向近侧缩短需要超过指深屈肌腱的止点方能用缝合法覆盖指骨,

---

① 封闭敷料(occlusive dressings)是一种能避免空气或水进入伤口,并能保湿、保温的敷料。一般是一张透明薄膜。

就应该采用皮瓣。远侧指间关节以远的指神经无法修复。

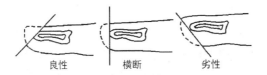

良性　　　　横断　　　　劣性

图13-1　依据有感觉的掌面皮肤多寡对指尖离断伤的分类

"良性"角度的离断伤是切掉部分指背结构（指甲和指骨），可以比较容易地用掌面无毛皮肤来覆盖创面。向掌侧成角的离断伤属"劣性"损伤，一般都需要做重建手术。

（三）甲床损伤

- 生发基质（图13-2）破裂：必须在放大镜下细致对合，然后尽可能用撕脱的指甲覆盖甲床。甲床损伤要用5-0快薇乔缝线修复。
- 指甲下血肿：用烧红的回形针尖或电池供电的电烙铁器在指甲上烫一个小洞，清空血肿。
- 指甲脱落后，要把脱落的甲板或者其他惰性材料插入将甲上皮撑起来，防止背侧甲襞与甲床形成粘连。

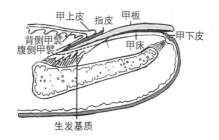

图13-2　指甲相关解剖示意图

（四）屈指肌腱损伤

- 屈指肌腱撕裂不属于急诊，因此，不应该在急诊室做修复。这种损伤应该在10天内处理，处理过迟可能会影响屈指肌腱的一期修复。
- 对伤口做反复冲洗后缝合，把病人转给专业的手外科医生。
- 要预防用抗生素，用手背夹板把掌指关节和指间关节固定在屈曲位。

（五）离断手指的处理

- 优先处理 ABC。一旦病人的心肺情况稳定,就应该做破伤风免疫和预防用抗生素。
- 要对软组织损伤进行拍片存档,同时与再植中心取得联系,协商转运事宜。一旦达成协议,就应该马上转运,刻不容缓,包括空运。
- 断指再植时间最长在 24 小时内进行。然而,含肌肉(前臂、上臂)的离断部分体积越大,对缺血的耐受时间就越短。大块(掌血管弓近侧)离断伤冷缺血时间超过 6 小时通常就无法再植。
- 离断手指的转运:先将手指的断离部分用浸透生理盐水的湿纱布包起来放入一个塑料袋内密封。再将这个塑料袋放入一个盛有冰屑的容器中,温度维持在 4℃。断离的手指不能与冰直接接触,以防冻伤。也不能用低张或高张溶液,以免对断离伤指(断指)造成渗透性损害。

二、广泛钝性软组织损伤

（一）全身性并发症

- 低血容量性休克:原因是血液外渗进入组织。
- 肾衰竭:原因是肌红蛋白尿。肌红蛋白损害了肾小管上皮。
- 代谢改变:高钾血症、低钙血症(钙沉积于损伤组织)、高磷血症、高尿酸血症、高 CPK。
- 血液学改变:原因是损伤组织释放组织凝血活酶导致 DIC。

（二）局部并发症

- 开放伤口脓毒症。
- 血肿感染或损伤组织。
- 筋膜室综合征。
- 坏死性筋膜炎。

（三）辅助检查与监测

- 血常规、血小板计数、血尿素和电解质、Ca^{2+}、P^{3+}、CPK。
- 尿常规:了解有无血尿、肌红蛋白尿、尿 pH。
- 有些病人要测定中心静脉压。
- 留置导尿管,记录每小时尿量。

（四）治疗

- 肾衰竭:可以通过早期积极处理来预防。在第一个 24 小时通过静脉输液将尿量维持在 100 mL/h。要求尿 pH 中性或偏碱。必要时,静脉给予 $NaHCO_3$。尿 pH 低容易发生肾衰竭。也可以用甘露醇增加尿量。
- 酌情给予破伤风类毒素。
- 纠正存在的高钾血症:高钾血症(即使是轻度的)加低钙血症对心脏有毒性作用。
- 如果出现筋膜室综合征,应做筋膜室切开。

三、切口

（一）一期缝合

适用于新鲜清洁伤口。
- 局部麻醉或全身麻醉。
- 用生理盐水或无菌水冲洗。消毒剂请勿进入伤口内。
- 手指探查伤口有无异物(如:玻璃、砂砾等)。
- 有些病人需要做外科清创,切除参差不齐或缺血的组织。
- 分层缝合,不留死腔。
- 有些损伤(如:手)需要制动和抬高患肢。
- 预防破伤风。
- 使用抗生素。

（二）延迟一期缝合

只要怀疑污染或存在坏死组织,就采用延迟一期缝合,就是在肉芽组织形成前缝合伤口(一般在 4 天内)。

（三）二期缝合

适用于显著污染或已经感染的伤口,是在肉芽组织形成后缝合伤口(一般在 4～5 天后)。往往需要植皮。

四、人咬伤或动物咬伤

（一）细菌学

哺乳动物的口腔内存在 200 种细菌,最常见的感染菌是金黄色葡萄球菌、甲型溶血性链球菌和啮蚀艾肯菌。在狗咬伤，多杀巴斯德菌也是常见感染菌。这种细菌对青霉素(阿莫西林/克拉维酸)、四环素和头孢类敏感，对红霉素和氨基糖甙类耐药。人咬伤会传播肝炎、AIDS、梅毒、放线菌病和结核。狗咬伤会传播狂犬病、布鲁菌病、芽生菌病。

(二) 预后

人咬伤比狗咬伤更糟糕。最糟糕的是手部被咬伤，原因是感染发生率高，导致手指丢失和关节僵直的情况屡见不鲜。

(三) 救治指南

- 在清洗伤口后摄一张 X 线片排除异物(如:断齿)的存在。
- 大多数咬伤可以安全地在门诊采用一期缝合。例外的情况是:感染性咬伤、关节穿入伤、腱鞘穿入伤。
    - 所有深刺伤和深咬伤且未引流的伤口(如:猫咬伤)，都应该看作感染伤口。
    - 伤口敞开;开始预防用抗生素,如:氨苄西林＋氯唑西林,或四环素,或头孢类抗生素。对于狗咬伤,红霉素和氨基糖甙类药不建议使用。
    - 所有伤口都应该在 24～48 小时复查一次。如果伤口有感染症状,就应该注射抗生素,考虑外科引流选项。
- **打咬伤**是指用握紧的拳头击打对手的门牙时发生掌指关节背侧或近侧指间关节背侧挫伤。此时,掌指关节深部往往有厌氧链球菌污染。这种创伤性关节囊破裂很难被识别,尤其当患者的手平放在检查桌上而非处于拳头捏紧位置时。这种损伤需要在手术室做冲洗和清创。
- 酌情预防破伤风。
- 酌情预防狂犬病。
- 手部咬伤要制动、抬高。

(四) 狂犬病预防

- 被已知健康家庭宠物咬伤:不需要做狂犬病预防。
- 被可观察的流浪动物咬伤:观察 10 天。如果该动物出现了狂犬病迹象,就处死之,并取该动物的脑组织送检。如果检查结果阳性,再做狂犬病预防。
- 被无法观察的流浪动物咬伤:在非挑衅情况下被咬伤,给予狂犬病预防。

■ 被野生食肉动物咬伤:给予狂犬病预防,除非该动物被逮住,检查
证明无狂犬病。

(五)常见失误

对于动物咬伤,开具红霉素和氨基糖甙类抗生素,这些抗生素不能杀
死多杀巴斯德菌。

对广泛撕裂伤不做缝合。其实,这种损伤可以安全地采用一期缝合!

（李 贺）

第十四章

特殊伤情

第一节　创伤性心搏骤停

(一) 定义

- 创伤性心搏骤停:送达创伤救治室的病人没有脉搏或自主呼吸活动,包括无脉电活动(pulseless electrical activity, PEA)病人。
- **生命体征**(vital signs):触及脉搏或测到血压。
- **生命迹象**(signs of life):瞳孔活动、呼吸活动或窄的 QRS 综合波。单独存在 PEA 不能作为生命迹象的证据。

(二) 不可逆因素与可逆因素

- 钝性创伤性心搏骤停:存活率几乎为零——一般不宜采用复苏性开胸术。
- 穿入性创伤性心搏骤停:存活率取决于穿入伤的环境和特点:
  - 在都市中心,由于能得到快速转送,这些病人的预后比较好。
  - 穿入性胸部损伤的存活率最高。

　　创伤后心搏骤停者的预后极差[①]。不可逆因素有多种,如:重要纵隔结构损伤、严重颅脑损伤、严重气管支气管损伤,或者导致这一创伤事件的因素是内科病因所致心搏骤停。

　　在创伤病人心搏骤停的可逆因素(图 14-1 中概括为 4 H's 和 4 T's)

---

　　① 2008 年地震中有一位大腿被倒塌废墟卡压、尚有生命体征的年轻女伤员,在卡压解除后不久殒命。原因在于:急性挤压伤(尤其是下肢挤压伤——钝性创伤)使动脉受压闭塞,随着时间的推移被压肢体会出现不可逆性缺血性变化,在解除卡压(血运再灌注)后,大量组织细胞坏死产物(钾和肌红蛋白)和酸性代谢产物会进入血流导致肌性肾病综合征(myonephropathic metabolic syndrome, MNMS),甚至造成病人猝死。救治病人需要有对受压肢体活力的判断力以及果断决策力。必要时宁可截肢救命——丢卒保帅。

中主要是前面的 2 个 H(气道梗阻导致低氧血症和出血所致的低容量血症)和 2 个 T(张力性气胸和心脏压塞)。低氧血症性心搏骤停在气管插管和通气后会迅速见效。低容量血症、张力性气胸和心脏压塞的共同特点是静脉回心血量减少(➡第 34 页、第 78 页和第 86 页)。

(三) 救治指南

应立即开始基本生命支持和高级生命支持(图 14-1),目的是尽早发现和处理所有可逆因素,为成功救治创造最大机会。

创伤性心搏骤停的抢救步骤:

- 把病人抬至创伤专用推床上。
- 继续实施 CPR。
- 快速做一次初期筛查。
- 核实病人是否存在自主心脏和呼吸运动。
- 同时进行经口气管插管和静脉通路建立。
    - ○ 此时,采用外周静脉建立静脉通路往往难以成功。
    - ○ 可以尝试同时建立股静脉通路或锁骨下静脉通路。

表 14-1　创伤性心搏骤停的抢救步骤

- 确认心搏骤停并启动 CPR 30:2(对于创伤病人,效果通常不佳),考虑:
    - ○ 双侧胸腔穿刺:无论哪侧胸腔穿刺,只要能抽出大量气体或血液,就立即向该侧胸腔内插入一根 36 F 胸管引流。
    - ○ 心包穿刺适应证(➡第 217 页):心盒区穿入伤或 FAST 检查发现心包积液。
- **气道**:
    - ○ 创伤病人要避免采用"抬头举颏"手法。
    - ○ 由一位训练有素的医生做早期插管。
    - ○ 保持颈椎制动。
- **呼吸**:用氧气通气,15 L/min。
- **循环**:
    - ○ 控制外出血。
    - ○ 分别建立**膈上和膈下**大口径静脉输液通路,立即输入晶体液 1 L。
    - ○ 如果有可能,将输血速率调至 500~1 000 mL/min(加温输入),用压积红细胞把收缩压提升至 80~90 mmHg,若能成功,就采用大量输血预案。
    - ○ 如果体液复苏已经持续实施达 5 分钟,病人依旧没有脉搏和心电活动,就停止复苏。
    - ○ 对胸腹部穿入伤病人,如果心搏骤停<10 分钟,考虑立即行复苏性开胸术(➡第 219 页)。
    - ○ 查心电图。
- **神经系统**:测床边血糖。
- **暴露**:脱下病人的衣裤,迅速评估损伤范围,如果病人是广泛颅脑损伤有脑组织外露,进一步复苏就是徒劳之举。

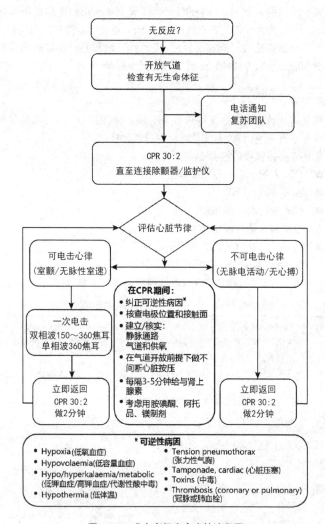

图 14-1 成人高级生命支持流程图

（李 贺）

第二节 孕妇创伤

(一) 孕妇的解剖和生理改变

1. 气道

- 仰卧位时气道梗阻风险增加,由于软组织增多,困难气管插管风险增加。
- 由于胃肠运动减弱和食管括约肌的功能减弱,误吸风险增加。

2. 呼吸

- 孕妇氧耗增加,因此,要尽早提供高流量氧气。
- 潮气量增加 40%,生理性过度通气使 $PaCO_2$ 的正常值在 4 kPa 左右,因此,要酌情解读动脉血气分析。
- 随着子宫的增大,膈肌会上抬达 4 cm,因此,在做胸腔置管引流时,要确保开胸位置足够高。

3. 循环

- 仰卧位时,子宫会压迫下腔静脉,导致低血压,因此,让病人向左侧斜卧,或者用手法将子宫推向左侧。下肢损伤出血量比通常多。
- 在妊娠后期,血容量增加 40%~50%。这种伤员失血量达其血容量的 1/3(>1.5 L),也不会有显著血流动力学变化。因此,考虑早期输液或输血。
- 子宫循环没有自动调节功能,因此子宫血流与母体血压成直接正比关系,休克时血管收缩会对胎儿构成不利影响,因此,要避免低容量血症。
- 子宫增大使腹内脏器移位,会影响腹部体格检查的可靠性。

(二) 孕妇创伤时的不同考量

1. 孕妇的处方开列

在妇女怀孕期间,为安全起见,在开列药物(镇痛药、抗生素等)时请查阅相关药物手册。例如,阿片剂会引起新生儿呼吸抑制,妊娠最后 3 个月禁用 NSAIDs。孕妇的镇痛剂用量也应该稍低。

2. 辐射暴露

- 儿童白血病发生率在一般人群中为 1/3 000,在宫内辐射暴露的儿童为 1/2 000。过度辐射暴露会增加胎儿畸胎、生长迟滞和儿童癌症风险。

- 风险最大的是在妊娠最初 3 个月。

- 然而,对辐射暴露的关注不应该妨碍对孕妇做有医学适应证的诊断性 X 线检查。在危及生命的情况下,对严重创伤孕妇应该毫不犹豫地做一次 X 线检查。

- 在可能的情况下,采用最低辐射暴露,例如:首选超声而非 CT,在做 X 线检查时腹部盖铅围裙。征求高年资医生的意见,权衡利弊,与放射科当班主任医师电话沟通。

3. Rh 血型(胎儿-母体出血,同种免疫风险)

创伤可导致经胎盘出血,胎儿血液进入母体循环(此称胎儿-母体出血)。Rh 阴性孕妇就会产生针对 Rh 阳性胎儿血细胞的抗体➡️免疫反应➡️新生儿出现致死性溶血性疾病。

- 凡遇致敏事件(如:创伤),都应该检查母体的 Rh 血型,并做 Kleihauer-Betke 试验,该试验能检出母体循环中是否有胎儿红细胞。

- 所有 Rh 阴性伤员都应该在 72 小时内给予罗加姆(RhoGam,抗 Rhγ 球蛋白)预防同种免疫,剂量在孕期＜20 周者为 250 IU(50 μg),＞20 周者为 1 500 单位(1 500 IU)。征求产科和妇科高年资医生的意见。

4. 家庭暴力

亲密伴侣或家庭成员暴力比我们的想象更为常见,妇女怀孕时风险更大。家庭暴力往往在怀孕期间开始或升级。凡有特定迹象的女病人均应该考虑家庭暴力(➡️第 191 页)。

为病人提供支持,向他们提供有关当地家庭暴力组织的信息,鼓励他们向警方报案。

(三) 特殊伤情

1. 钝性伤

骨盆、子宫壁和羊水都具有保护胎儿免受钝性损伤的作用。对腹部的直接撞击、交通事故中的安全带压迫以及减速剪切力都可能导致子宫破裂或胎盘早剥。

2. 胎盘早剥

- 钝性创伤后 50%以上的胎儿死亡原因是胎盘剥离(通常发生在伤后 6 小时内)。

- **症状和体征**:典型三联症状是宫缩频繁、阴道出血和腹痛。遗憾

的是,只有不足半数的病例有典型三联症状。体征是子宫触痛和僵硬、宫底高度大于数据预测、低血容量性休克。对所有阴道出血或下腹部疼痛病人都应该考虑到该诊断。超声发现胎盘血肿的概率只有 50%。如果孕妇有低血压但找不到出血源,请考虑胎盘剥离。

- **治疗**:紧急剖宫产。

3. 子宫破裂

- **症状和体征**:阴道流血、腹部触痛、胎动消失、可触及胎儿在子宫外、低血容量性休克。
- **治疗**:急诊剖腹、剖宫产±子宫切除术。

4. 穿入性损伤

较大的子宫具有保护腹腔内脏免遭穿入性损伤的作用,但是,这意味着一旦子宫有穿入伤,胎儿的前景不妙。

- **症状和体征**:腹壁穿入伤伤口、胎动消失、胎心消失或心动过速。
- **治疗**:急诊剖腹、剖宫产。

5. 孕妇心搏骤停

创伤是孕妇非产科死亡的最常见原因。胎儿的存活率取决于母体复苏的有效性。如果子宫底超过肚脐水平或者已知妊娠>24 周,围死亡期剖宫产应该于心搏骤停后 5 分钟内进行。立即请产科和儿科会诊寻求支持。

6. 孕妇创伤的风险在于"两条命"

- **母体**:创伤是孕妇非产科死亡的首位死因——大出血风险、羊水栓塞风险、围手术期误吸风险(原因是孕酮使得胃肠道张力降低)。
- **胎儿**:威胁生命的孕妇创伤 50% 有胎儿死亡的风险,稍轻的创伤也有高达 5% 的胎儿死亡率。

(四)救治指南

- 按照 ATLS 预案行事,包括初期筛查、复苏和二期筛查(🔄第 3 页"初期筛查")。切记,**请永远把母体的安康放在首位**,因此,初期筛查的一切都应该针对母体(包括 X 线和 CT 扫描),**同时兼顾胎儿的安康**。
- 只要腹部能见到"隆起",在转移途中就应该取左侧卧位,目的是避免"仰卧低血压综合征"。如果病人需要做脊柱制动,可以在担架右侧下方垫一个毛巾卷使担架向左偏。

- 凡妊娠期妇女创伤都应该*常规供氧*，因为妊娠期母体氧耗增加、肺活量减少、胎儿对母体缺氧高度敏感。
- 除了极其轻微的妊娠期创伤外（如：单一的四肢伤、撕裂伤等），所有妊娠期创伤妇女都需要至少建立*一条静脉通路*，快速（团注）输液，因为妊娠后血管内容量的增加会影响失血量的评估。
- 立即请产科、妇科会诊，评估病人——腹部检查、阴道检查、胎心监护等。如果病人分娩在即，电话联系新生儿科医生会诊。在紧急外科情况下，创伤外科主治医师可以在产科主治医师和新生儿科医生闻讯赶来医院的途中，先与产科住院医师着手手术。
- 围死亡期剖宫产手术（perimortem C-section）应该由产科或妇科主治医师实施，也可以由创伤科主治医师或指定的急诊内科医生实施，前提是胎儿有生命体征、母体死亡迫在眉睫且估计胎龄＞24周。如果能在4分钟内做剖宫产，胎儿存活率较高。如果胎儿娩出是在产妇死亡后15分钟之后，胎儿存活率仅为5％。
- 母体辅助检查
  - *所有育龄期创伤妇女都应该做一次尿妊娠试验*。
  - *所有育龄期创伤妇女*在做有适应证的放射学检查时，腹部都应该遮挡保护。
  - *不要*因为怀孕，对有适应证的放射学检查或CT检查有任何犹豫不决。尽可能防护腹部。避免不必要的腹部辐射对胎儿造成损害风险，尤其在妊娠最初16周。
  - 如果需要做诊断性腹腔穿刺（罕有），应该采用脐上半开放穿刺法。
  - 要常规做子宫和胎儿超声检查。
  - 对妊娠后期（＞24周）存活胎儿要做胎心监测。
  - 如果胎龄小于20周，一般不需要继续做胎心监测，除非产科医生有医嘱。
- 对于孕妇创伤，孕周（胎龄）评估对拟定决策至关重要。孕周评估依据：
  - 寻找孕妇通常会随身携带的产前检查记录"绿皮书"。
  - 产科病史（既往早产或流产史）、末次月经时间和预产期、胎动。
  - 尿β-HCG检查。
  - 前一次或现在的超声检查结果。
  - 通过宫底触诊估计胎儿周龄：

- ★ 宫底刚出骨盆为 12 周。
- ★ 宫底平脐为 20~22 周。宫底低于脐水平＜20 周,存活率极低;宫底高于脐水平(从耻骨联合至宫底的厘米＝孕周±2 周)。
- ★ 宫底达肋缘为 34~36 周。

■ 判断胎儿活力:
  ○ 21 周胎龄的新生儿出生后的存活率是 0%;25 周是 75%。
  ○ 分娩时胎龄不足 25 周的存活新生儿 50% 有严重残疾。
■ 询问有无腹痛、宫缩、阴道出血或流清亮液体? 检查子宫是否有触痛或僵硬? 是否容易触到胎儿? 视诊阴道是否有流血或羊水?
■ ***请勿做阴道检查。***
■ 如果从创伤外科的角度,可以安排病人回家或把病人转给产科。
■ 如果从创伤外科的角度,该病人需要住院,请按下列流程操作:
  ○ 让病人入住 ICU/HDU。
  ○ 所有胎儿存活的孕妇创伤都应该由产科/妇科护士做至少 8 小时的胎心监测。有些病人可能需要更长时间的监测。
  ○ 产科住院医师给病人安放胎心监测仪。
  ○ 产科住院医师开列基本心率报警医嘱。
  ○ 产科住院医师每 4 小时对病人巡视评估 1 次。

(五)常见失误

■ 由于早期生命体征"平稳",低估了失血量。在妊娠后期,高达 1 500 mL 的失血量病人可能还未出现低血压表现。
■ 因为怀孕,耽误了有适应证的放射学检查或 CT 检查。
■ 对于不太严重的中等程度母体损伤,低估了胎儿死亡风险。
■ 以母体为代价挽救胎儿! 其实,对胎儿来讲,最佳的治疗方法就是给母体做复苏!

第三节 儿童创伤

创伤是儿童死亡和致残的首位因素。小身材会对损伤模式和损伤严重程度形成影响,如:汽车保险杠对躯干的撞击点比成人高。

（一）儿童的解剖和生理改变

1. 气道

- 儿童的舌比较大、会厌松、淋巴组织多、气管细而短，因此，气道阻塞率高（大舌＋小嘴＝困难插管）。
- 儿童的会厌大而软，喉部（声带）更高、更靠前，因此，采用直片喉镜插管更容易。
- 儿童气道最窄的部位在环状软骨处，它能对不带套囊的气管导管形成密封作用。避免对婴幼儿采用外科环甲膜切开术，可以采用环甲膜穿刺术。
- 儿童隆突角是对称的，因此有可能误将气管导管插入支气管。
- 儿童伤后更容易出现呕吐。
- 鼻咽气道直径等于儿童鼻孔直径；鼻咽气道长度等于鼻孔至耳屏的距离。
- 口咽气道的直径同成人，下压舌部直接将口咽气道插入。

2. 颈椎和骨骼

- 儿童的颈椎保护往往需要全身制动：儿童头部较大，受力后颈部容易弯曲＝颈椎制动需要在患儿躯干和肩部做衬垫后才能维持头部中立位颈椎直线状。
- 脊髓损伤极为罕见。
- 儿童的骨骼较柔韧，可能已经有严重内伤，但没有骨折。

3. 呼吸

儿童肋骨有良好的顺应性，也就是说即使没有肋骨骨折，深部的肺组织也可能有严重损伤。肋骨骨折表明作用力大，肺挫伤发生率高。有关不同年龄的正常呼吸频率参见表 14-2。

4. 循环

- 儿童的循环血液总量少于成人，因此少量出血都是有临床意义的出血。
- 儿童对低容量血症的代偿良好，继之突然恶化。*儿童低血压是一项不祥之兆*。小儿对失血的耐受力强得令人难以置信。失血量达血容量的 30% 时或许不会有血压改变，但是，大量的血液丢失一定会导致心率加快。
- 儿童的心排出量在很大程度上取决于心率；与成人不同，儿童增加每搏排出量的能力有限。
- 肝外伤和脾外伤是儿童的常见外伤，往往可以采用观察保守处理。

有关儿童的脉率和收缩压参见表 14-2。

表 14-2　儿童的脉率、收缩压和呼吸频率

年龄（岁）	脉率（次/min）	收缩压（mmHg）	呼吸频率（次/min）
<1	110～160	70～90	30～40
1～2	100～150	80～95	25～35
2～5	95～140	80～100	20～30
5～12	80～120	90～110	20～25
>12	60～100	100～120	15～20

5. 神经系统

GCS 评分不适用于 5 岁以下的儿童——请采用 AVPU 或者儿童 GCS 评分（➲第 46 页）。

6. 暴露

相对体重来讲,儿童的体表面积比较大,因此,一丝不挂的儿童比成人丢失热量快。冷液体从静脉输入和冷气体的吸入都会加重低体温,导致低氧血症,低氧血症会引起肺动脉高压和进行性代谢性酸中毒。最容易发生低体温的是 6 个月以下的婴儿,这些小儿皮下没有足够脂肪,且缺乏有效颤抖机制(肌肉颤抖会大量产热)。

(二) 儿童创伤时的不同考量

儿童对创伤的生理反应可以不同于成人,因此在儿童严重创伤后,可能需要改变诊断和治疗方法,这需要依据每个病人的特定情况个体化。我们无法明确儿科病人的最大年龄,因为每个儿童的生长和发育都不同。

由于儿童的身材比成人小,因此,器材和药物剂量也随年龄而不同。用儿童的年龄(如果病史中未获知年龄,请查看其衣服上的标签)来计算大致体重。有条件的话,可以借助 Broselow 折叠式儿科急诊长表估计正常生命体征、体重、液体需求、器械尺寸和用药剂量。

允许家长或看护人员进入复苏室陪伴孩子,同时对医生来讲可以观察孩子在他们在场的情况下举止是否正常。向家长解释每个阶段会发生的情况。安排一名护理人员照看其家长。

- 至于鼻-胃管和 Foley 导尿管的合适型号,请参考儿科器械一览表或 Broselow 折叠式儿科急救用表。

- 对看上去需要入住儿科 ICU 的儿童(<16 岁),在患儿抵达急诊

室后马上电话告知 PICU 主治医师和住院医师。

（三）非意外伤害(◐第 190 页"家庭暴力")

对下列情况来就诊的儿童,应该考虑非意外伤害的可能:

- 儿童年龄不可能出现的情况(例如:不能行走)。
- 病史不断变化或含糊其词。
- 缺少父母关爱。
- 儿童有肋骨骨折,但病史是低受伤机制。
- 3 岁以下儿童的长骨骨折。

只要有任何疑虑,征求上级医师的高见,并请儿科医生会诊。

（四）儿童创伤救治指南

按照既定的 ATLS 指南行事。不要因为病人的年龄差异而分散了你的注意力,创伤医疗重点依旧是 ABC、初期筛查、体液复苏、二期筛查和再评估。

1. 病儿抵达前

- 电话通知儿科团队。
- 根据大致年龄计算药物剂量并准备器械。
- 为复苏室预温。

2. 控制颈椎前提下的气道开放

- 与病人交谈,评估其反应能力。注意听病人的呼吸是否有提示气道梗阻的杂音。查看口腔内部,用吸引器清除各种异物或碎屑。
- 医生将两只手分别放在病人头部两侧,用手法维持头部中立位颈椎直线状,或者用颈托、头部固定器和固定带做颈椎制动。对躁动的孩子请勿强制采用手法约束。
- 意识不清病人可以采用口咽气道。不过,请不要像成人那样上下颠倒塞入后再旋转 180°,而是用一块压舌板压住舌部,小心翼翼地将口咽导管直接越过舌部插至咽后部(◐第 14 页)。
    - ○ 用一个带非重复呼吸贮气囊的面罩给氧,15 L/min。
    - ○ 如果气道通畅存在问题,向高年资急诊医生或麻醉师寻求支援。
- 采用经口气管插管,尽量避免经鼻气管插管。
    - ○ 维持颈椎制动。
    - ○ 用纯氧做预氧合。
    - ○ 插管前用药:利多卡因、阿托品。

- ○ 肌松剂。
- ○ 喉镜镜片和导管的尺寸请参考儿科器械一览表或 Broselow 折叠式儿科急救用表。急诊情况下,**气管导管的尺寸可以按照该患儿的小指粗细估计**(表 14-3)。

表 14-3 气管导管尺寸估计

■ 气管导管的粗细应该与该儿童的小指粗细相当
■ 新生儿是内径 3 mm 的气管导管
■ 1 岁以内婴幼儿是内径 4 mm 的气管导管
■ 无袖囊气管导管的内径(mm)=病儿年龄(岁)÷4+4
■ 袖囊气管导管的内径(mm)=病儿年龄(岁)÷4+3
■ 气管导管的长度(cm)=病儿年龄(岁)÷2+12

- ○ 将导管插至声带下 2~3 cm 处。
- ○ 分别在两侧腋下听诊胸部。
- ○ 一定要摄一张 X 线胸片核实一次气管导管的位置。气管导管在右侧主支气管的发生率很高(急诊插管约为 17%)。
- ○ 8 岁以下儿童一般采用无袖囊气管导管,目的是减少声带损伤、声门下水肿和溃疡的发生率。袖囊气管导管可以用于任何年龄的儿童,主要适用于肺顺应性差、漏气等情况。
- ■ 在<6 岁的儿童,要避免做环甲膜切开,以免发生继发性声门下狭窄。可以用一根 14 号带针导管做环甲膜穿刺。
- ■ 儿童通气所用的潮气量为 7~10 mL/kg。
- ■ 一旦情况稳定,儿童的通气频率就可以降至 12~15 次/min,婴幼儿降至 20~30 次/min。
- ■ 婴幼儿通常用鼻呼吸:保持鼻孔清洁,采用口-胃管,而非鼻-胃管。

3. 颈椎

儿童颈椎放射学读片有难度:

- ■ 正常情况下,C2 - C3 会有前移增加(假性半脱位)。但是,C3 - C4 则很少有假性半脱位。这种假性半脱位在 16 岁之前的儿童都有可能见到。
- ■ 颈椎生理性前凸消失。
- ■ 正常情况下,C1 与齿状突之间的间隙增宽,这会被误认为半脱位。
- ■ C3 椎间隙或椎体正常的楔形变会被误读为脊椎损伤。
- ■ 齿状突的正常透 X 线区会被误读为骨折。

- X 线检查无异常的脊髓损伤(spinal cord injury without radiographic abnormality，SCIWORA)在儿童中有较高的发生率。

4. 呼吸

- 计算呼吸频率。
- 检查胸部并治疗所有损伤：儿童胸部损伤不常见，一旦损伤都提示伤情严重，因为儿童的胸壁柔软。
- 胸管的插管方式同成人。
- 胸管的粗细参考儿科器械一览表或 Broselow 折叠式儿科急诊长表。
- 如果自主通气不足，请采用带压力限制阀的呼吸球囊为病人通气。

5. 止血前提下的循环

- 儿童 CPR
  - 2 名施救者时，新生儿至青春期儿童的心脏按压：通气 ＝15：2。
  - 1 名施救者时，新生儿至青春期儿童的心脏按压：通气＝ 30：2。
- 像成人一样，快速评估病人是否存在组织灌注不良征象。用适当尺寸的袖套评估桡动脉脉搏、脉搏频率、中心毛细管再充盈时间和血压。
  - 血容量不足的第一征象是心率快。
  - 儿童低血压的定义是 SBP 低于年龄组的 5％：
    - ★ 0～28 天新生儿＜60 mmHg
    - ★ 1 个月～12 个月婴幼儿＜70 mmHg
    - ★ 1～10 岁儿童＜70 mmHg＋(2×年龄)
    - ★ ＞10 岁儿童＜90 mmHg
- 寻找并控制任何外出血，检查胸、腹、盆、股是否有伤情。
- 输液通路优选顺序如下：
  - 一开始不要用股静脉。
  - 先尝试外周静脉置管 2 次，如果不能成功，就尝试下述其他部位的通路。
  - 无法建立静脉通路时，采用骨髓腔输液(年龄＜6 岁的儿童)。
  - 对＞4 岁的儿童，最后一招是尝试股静脉或上腔静脉(锁骨下静脉或颈内静脉)穿刺置管。
  - 任何年龄的儿童都可以考虑的静脉切开部位：踝部的大隐静脉、颈外静脉、肘窝处的正中头静脉。

- 血容量丢失超过 25% 时,通常会出现临床休克。只要临床怀疑休克(例如:心率快、低血压、尿量少),就用温乳酸钠林格液 20 mL/kg 快速输入(团注)。
  - 如果心率和尿量无改善,按上述量再推注一次。
  - 如果心率和尿量依旧无改善,给予同型或 O-阴性压积红细胞 10 mL/kg。
  - 如果心率和尿量依旧无改善,考虑其他类型的休克,或者病人需要紧急手术干预。
- 使用儿科血培养瓶采血,预防医源性低容量血症!

6. 神经系统

- 相对躯干来讲,10 岁前儿童的头颅比成人大,因此,中枢神经系统损伤是创伤儿童的第一位死因。但是,就同等程度的颅脑外伤来讲,儿童的预后比成人好。
- 儿童因为囟门和颅骨缝的存在,耐受颅内病灶扩大的能力比成人强。
- 儿童硬膜外血肿比成人常见。
- 婴幼儿会因为血液丢失在帽状腱膜下或硬脑膜外间隙出现低血容量性休克。
- 评估 GCS(对<5 岁的儿童,采用儿童评分)和瞳孔。
- 对 GCS≤8 分的儿童,考虑气管插管。
- *切勿忘了血糖检测*:正常血糖[葡萄糖 5～7.2 mmol/L(90～130 mg/dL)]与低感染率、住院时间短和生存率高相关。如果血糖低于 3 mmol/L,就输 10% 葡萄糖 5 mL/kg。注意,10% 葡萄糖可能会有刺激性,尤其当溢出静脉外时。
- 在合适时,请用滚木法将病人从硬板担架上安全地移开。检查背部是否有伤口,对于有意识的病人,自上而下触摸胸椎和腰椎有无触痛。对怀疑脊柱损伤的病人,检查肛门括约肌张力和肛周感觉。
- 请神经外科急会诊,为所有意识状态改变的儿童申请头颅 CT 检查。
- 要尽早考虑颅内压监测,因为儿童即使没有局灶性损伤也比较容易发生脑肿胀。
- 儿童往往会出现呕吐和抽搐。
- 儿童的用药剂量
  - 甘露醇 0.5～1.0 g/kg。
  - 劳拉西泮 0.05～0.1 mg/kg,静脉注射。

  ○ 苯妥英 18～20 mg/kg,请勿超过 0.05 mg/(kg·min)。

  ○ 苯巴比妥 10～20 mg/kg。

7. 暴露

- 确保患儿在颈椎损伤防护下做滚木式显露,检查所有损伤。

- 谨防低体温。

- 覆盖伤口,上夹板。

- 给予镇痛(表 14-4)。

表 14-4　常用镇痛药用量

■ 对乙酰氨基酚口服＝20 mg/kg,最多用 6 小时。
■ 布洛芬口服＝5 mg/kg(不适用于 3 个月以下或体重在 5 kg 以下的儿童)。
■ 吗啡口服液＝0.2～0.4 mg/kg。
■ 吗啡静脉滴注＝0.1 mg/kg。
凡是不熟悉的药物都应该在处方手册或医院预案中核对。有关下一步剂量和信息,请参阅处方手册。

8. 胸部损伤

- 儿童肋骨骨折比成人少见。如果出现肋骨骨折,提示伤情严重。

- 儿童肺挫伤比成人常见。但主动脉破裂罕见!

9. 腹部创伤

- 评估同成人。Holmes 等在一篇大样本创伤儿童的研究中发现:无七大征象(Glasgow 昏迷评分＞13 分,无腹壁创伤证据、无腹痛主诉、无腹部触痛、无呕吐、无胸壁创伤、无呼吸音减弱)的伤员腹内脏器损伤的阴性预测值为 99%。

- **座椅安全带损伤综合伤**包括腹壁瘀斑、腰椎的屈曲-牵拉型损伤(Chance 骨折)和小肠损伤。在有座椅安全带损伤征象的儿童,约 30% 伴有小肠损伤。**把手伤**(方向盘伤)的特点是导致胰体-胰尾交界处胰腺断裂,因为胰腺在此处横跨脊柱,很容易被来自前方的钝性压力损伤。

- 在大多数儿童创伤中心,钝性肝脏和脾脏损伤的非手术治疗失败率如今已经小于 5%。该数值显著低于成人创伤人群的数值。与成人不同,儿童腹腔积血需要剖腹手术来控制出血或修补损伤的情况＜15%。

- 放宽鼻-胃管插入指征。婴幼儿会咽入大量气体造成胃扩张。胃扩张会影响呼吸功能,妨碍腹部评估。

- 腹部 CT 扫描是诊断钝性腹内脏器损伤的金标准:安全、无创、能

对腹膜后的结构进行评估、确定特定脏器是否存在损伤。不过，对儿童来讲，辐射诱发恶性肿瘤的风险是每500～6 000例CT扫描有1例新发恶性肿瘤产生。儿童年龄越小，辐射诱发恶性肿瘤的风险越高。此外，腹部CT扫描难以发现空腔脏器损伤，需要用静脉造影剂(有相关的肾损伤和过敏反应风险)，需要将病人搬运至放射科(对病情严重的创伤儿童来讲，CT检查是一种冒险行为)。

（五）常见失误

- 儿童大量失血后会通过血管收缩依旧维持血压"正常"，给人以"血流动力学稳定"的安全假象。
- 由于大量气体咽入造成严重胃扩张，患儿出现呼吸困难或使得腹部检查复杂化。要酌情插入鼻-胃管。
- 在快速诱导插管时未给予阿托品。有严重心动过缓风险！
- 摄片核实气管导管的位置是否正确。很多病人的气管导管会进入右侧主支气管。

（李　贺）

第四节　老年人创伤

高龄(＞65岁)创伤病人的结局不良。老年人创伤后死亡率是年轻伤者的5倍(原因有多器官衰竭和脓毒症)。

（一）老年人的解剖和生理特点

老年人往往有既往病史，器官系统的功能储备下降，服用多种药物。

1. 气道
- 张口受限，颈部活动受限。
- 由于牙齿或假牙脱落，呼吸囊-活瓣-面罩通气更为困难。
- 由于鼻黏膜极其脆弱，使用鼻咽气道时要小心。

2. 呼吸
- 由于衰老和慢性肺病，呼吸储备减少。
- 肺顺应性、肺活量、pO_2降低，残气量增加。
- 由于胸廓僵硬，连枷胸不容易表现出来。对多处肋骨骨折病人镇痛(强烈建议采用硬膜外镇痛)很重要。放宽早期插管和机械通气的适应证。

- 慢性阻塞性肺病病人会有 CO_2 潴留,因此,在给氧 15 L/min 钟时要小心。做动脉血气分析了解 pO_2 和 pCO_2 水平,酌情更改吸入氧水平。
- 即使胸部伤情不太严重,咳痰能力差的老人也需要收入院。

3. 循环

- 老年人心血管储备不足,且可能存在冠状动脉疾病。
- 心脏对内外信号的反应减弱,无法增加心排出量。
- 血压和脉搏不是血流动力学的可靠参数(心脏疾病、心脏药物)。
- 长期使用利尿剂导致血容量不足,病人对出血的耐受差。
- 携氧能力有限,应该尽早输血。
- 在低容量血症时无法像正常人那样出现心动过速或血管收缩代偿。
- 血压随年龄增长而增加,因此,与这些病人正常情况下的血压 180 mmHg 相比,收缩压 120 mmHg 已经是低血压。
- 药物(例如:β阻滞剂)会影响病人对创伤的反应。
- 可能需要尽早做有创监测(插入肺动脉导管)。

4. 神经系统

- 硬膜外血肿罕见。
- 硬膜下血肿是年轻伤员的 3~4 倍:大脑萎缩使得硬膜下出血风险增加,硬膜下血肿出现表现迟。病人可能正在使用华法林/抗凝药。
- 康复有难度。

5. 暴露

容易发生低体温,并且很难纠正。

6. 高龄的其他后果

- 伤情趋重,容易发生多发性骨折,原因是骨质疏松和肌肉萎缩。
- 免疫和伤口愈合能力下降,原因有多种,一般都有营养不良。
- 肾脏缩小,肌酐清除率和浓缩功能降低。对低血压和肾毒性药物的耐受性降低。
- 合并有内科疾病,往往服用药物。
- 生理储备有限,恶化迅速。
- 皮肤脆弱,压疮风险高。
- 增加静脉吗啡用量时要缓慢增加,老年人要避免常规使用 NSAIDs,在用造影剂做扫描检查前或者在使用肾毒性抗生素之前要考虑肾功能。

- 破伤风疫苗接种往往是很久之前的事。

(二)受伤机制

- 常见受伤机制是高处坠落或机动车车祸。
- 一定要设法排除创伤由内科疾病(如:短暂性脑缺血、心脏病发作、抽搐或低血糖)所致。
- 跌倒伤的伤情往往比较严重。
- 机动车道路交通事故中的汽车乘员或行人。
- 烧伤。
- 考虑虐待老人的可能性。

(三)拟定决策

- 与同样伤情的年轻伤员相比,老人创伤的死亡率和并发症发生率高、住院时间长。
- 病人、家属或看护人员的社会关系史对于第一时间判断病人的生活质量、正常功能和正常意识水平至关重要。
- 对耄耋老人,评估病人的行为能力且尽可能地与病人本人讨论治疗方案很重要。如果病人已经丧失了行为能力,核实他是否留有生前预嘱/事前遗嘱或持久授权书,指名的授权委托人是谁。始终按病人的最大利益处理。
- 除非有生前遗嘱,否则,不应该仅仅因为病人是高龄,把它作为唯一标准来拒绝或限制所提供的医疗水平。
- 年龄>70 岁加重大减速伤机制(机动车车祸、高处坠落)或穿入伤本身就是激活创伤团队的标准。

(四)常见失误

- 对中等程度损伤的风险估计不足。一定要严密监测,放低入 ICU 的门槛。
- 看似无碍大局的肋骨骨折会导致肺炎或呼吸衰竭。密切监测 SaO_2 和动脉血气,用硬膜外镇痛。
- 硬膜下血肿的临床表现可以比年轻伤员晚得多。放低颅脑 CT 检查门槛。
- 对严重创伤、呼吸功能看似"正常"的病人未在急诊室做气管插管。老年病人往往会在放射科检查室迅速出现失代偿,早期插管才能避免这种潜在危险的出现。

■ 未能对病人或其家属采集详细病史。重点询问是否服用β受体阻滞剂、其他心脏药物或抗高血压药物、抗凝药、阿司匹林,这些药物会使临床表现复杂化,成为出血风险,尤其是颅内出血!

■ 低估老年人的颅脑损伤,即使是"轻微"颅脑损伤。老年人有很高的颅内出血发生率。要放低 CT 检查门槛。

(吴　旋)

第五节　家庭暴力

(一) 定义

家庭暴力是一种强迫行为,涉及对"前任"或"现任"亲密伴侣的肉体虐待、性虐待或心理虐待。该定义包括家庭暴力的男性和女性受害人,也包括同性恋和异性恋伴侣关系。

(二) 家庭暴力风险因素

■ 妇女是家庭暴力的高风险人群。大多数家庭暴力案例的受害人是女性,施暴者是男性。约 20% 的美国妇女在其一生中受到过家庭暴力伤害,在 15～44 岁女性,家庭暴力是严重损伤的首位因素。

■ 醉酒和吸毒。

■ 家庭暴力在急诊室病人中占有很高的比例:创伤性损伤妇女中有 30%,各种病因的女性中有 18%～24%,是家庭暴力的受害人。

(三) 医生的责任

■ 发现哪些病人是家庭暴力的受害人。

■ 处理各种急性医学问题。

■ 把病人转给社会服务机构做进一步评估和咨询。

■ 由于家庭暴力在创伤病人中所占比例高,因此,有必要对所有女性病人都做一次家庭暴力的普遍筛查。男性病人存在家庭暴力的症状或体征时也应该筛查。

■ 凡疑似蓄意伤害(NAT)的儿童都应该做细致的体格检查,全面记录所有伤情(画图和照片可以提供很大帮助)、头颅 CT 扫描、骨骼检查以及视网膜眼底检查。

（四）肉体迹象

- 患方对损伤机制的解释与临床所见不符。
- 就医延迟。
- 多处伤情分别处于不同的愈合阶段。
- 挫伤、擦伤、轻微撕裂伤、骨折或掼伤。
- 头颅、颈部、乳房、胸部、腹部或外生殖器损伤。
- 妊娠期损伤，如：腹部或盆部碰伤、擦伤。
- 多次因创伤来就诊。
- 肌肉骨骼疼痛主诉、不典型胸痛、慢性头痛。
- 在儿童创伤死亡中 NAT 占多少百分比 25％。受虐待的孩子中有 20％涉及烧灼伤。最常见的是开水烫伤。特定类型的烫伤应该引起医生对虐童的怀疑，如：臀部和会阴部（沙滩裤分布区）、背部、手背、长袜-手套分布区的烫伤。烟蒂烫伤的外观是直径相当的圆形鸟眼状溃疡，此类溃疡也应该考虑 NAT。

（五）行为迹象

- 在整个问诊过程中，伴侣坚守在病人身旁，寸步不离，并代为回答问题。
- 病人或伴侣否认存在暴力或对暴力做轻描淡写的叙述。
- 当伴侣在场时，病人不敢启齿。
- 伴侣举止太激动、太多心或者防备意识太强。
- 反复就诊，主诉或症状含糊其词，证据不足。
- 病人不愿意与医生对视，自我责备。

为病人提供支持，向他们提供有关当地家庭暴力组织的信息，鼓励他们向警方报案。

（六）筛查性提问

- "你目前是否存在（或曾经有过）肉体受到伤害、威胁或感到害怕？"
- 如果病人存在肉体伤情，可以这样问："我们时常会遇到像你这样伤情的病人，往往都是他人伤害所致。不知道你是否属于这种情况？"

（吴　旋）

第六节　烧　伤

烧伤是有潜在生命威胁的伤害,需要快速评估、复苏,并酌情转至专业烧伤中心治疗。

(一) 定义

严重烧伤病人:是指需要入烧伤病房进行医疗的严重烧伤伤员。该严重烧伤病人的定义依据的是美国烧伤学会颁布的烧伤分类和指南。

- 烧伤面积大于 25％体表面积(total body surface area, TBSA)的烧伤病人。年龄小于 15 岁的儿童和大于 40 岁的成人,该数值是 20％TBSA。
- Ⅱ°烧伤大于 20％TBSA。
- 所有累及面部、眼部、耳部、手部、足部和会阴部的Ⅱ°和Ⅲ°烧伤。
- 伴严重骨折或其他重大损伤的烧伤。
- 高压电烧伤。
- 吸入性烧伤。
- 烧伤程度不太重,但伤前有严重疾病的病人。

(二) 诊断

1. 受伤机制和病史
- 有爆炸吗? 爆炸伤害风险。
- 是密闭空间吗? CO 中毒和烟雾吸入风险。
- 暴露的持续时间长短?
- 有意识丧失吗?
- 创伤性伤害风险:有跳跃或高处坠落从火中逃生,或被倒塌物击中吗?
- 过去史? 既往吸烟吗? 反映合并症和碳氧血红蛋白(COHb)水平。

2. 烧伤深度评估

切记,烧伤创面是一种动态创面,其深度随复苏的有效性而改变。同一区域的创面烧伤深度往往参差不齐。

- **浅表烧伤**(Ⅰ°烧伤,红斑烧伤):仅累及表皮,按压后变白色,犹如晒伤。
- **部分厚度浅烧伤**(浅Ⅱ°烧伤,大水疱烧伤):累及表皮和真皮浅层,创面基底潮红,按压后变白色,疼痛明显。

- **部分厚度深烧伤**(深Ⅱ°烧伤,小水疱烧伤):累及表皮和真皮深层。创面基底苍白或呈红白相间,按压后不会变白色,疼痛稍轻。
- **全厚烧伤**(Ⅲ°烧伤,焦痂烧伤):皮革状干创面,无苍白,无感觉,针刺无出血。

3. 烧伤面积评估

在评估烧伤面积时,只考虑Ⅱ°和Ⅲ°烧伤。评估烧伤面积的常用方法有多种,包括:

- **手掌法**:病人的手掌(包括手指)约为体表面积的1%。适用于小面积烧伤或大面积烧伤(对于大面积烧伤,可以测量未烧伤的皮肤面积)。
- Wallace **九分法**:把人体分为多个9%的区域,然后加起来(儿童用10分法)。
- Lund-Browder **图表法**:在图表上画上阴影区,然后将百分比相加。该图表适用于儿童,因为这张图表的体表面积百分比是随年龄变化的(图14-2,表14-5)。

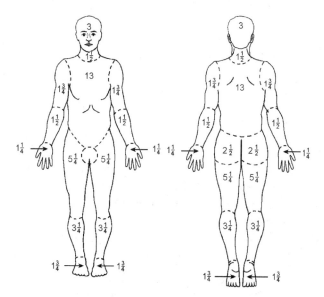

图14-2　烧伤面积评估——改良 Lund-Browder 图表法

表 14-5　中国新九分法（改良 Lund-Browder 图表法）各部位体表面积的估计

部位			占成人体表面积(%)	占儿童体表面积(%)
头　颈	发　部 面　部 颈　部	3 3 3	9×1	9+(12—年龄)
双上肢	双　手 双前臂 双上臂	5 6 7	9×2	9×2
双下肢	双　臀 双　足 双小腿 双大腿	5 7 13 21	9×5+1	9×5+1—(12—年龄)
躯　干	躯干前 躯干后 会　阴	13 13 1	9×3	9×3

4. 除了面积和深度外,年龄也是影响烧伤结果的主要因素之一

■　烧伤的总死亡风险是 7.6%。儿童烧伤中心记载的死亡率是 2%～3%,而 50 岁以上的烧伤病人其死亡率是美国平均死亡率 的 3 倍多,70 岁以上者的死亡率超过 33%。

■　(改良)Baux 评分＝年龄(岁)＋烧伤面积百分比＋17(如果有吸 入性烧伤)。目前认为 140 分以下者才有可能存活。

(三) 院前救治

■　"无害为先":在明火熄灭后,不要在伤口上使用冰、黄油、干冰或 其他物质。用手握式淋浴器和不冷不热的流水冲洗烧伤创面 20 分钟大有裨益,防止低体温。

■　如果病人所处的是边远地区,应该鼓励病人口服液体,并用清洁 毛巾遮盖创面。

■　救护人员对一切烧伤伤员应该遵循"抄起就跑"[①]流程指南,在 60 分钟内将伤员送达合适的医院。

■　保持烧伤的四肢抬高。如果面部有烧伤或肿胀,要将头部抬高至 高于心脏的水平。如果病人需要采用脊柱保护策略,可以采用反

---

①　"抄起就跑"(scoop and run)就是"抢到伤员后迅速转运",它与"就地抢救"(stay and play)模式属于不同的急救理念。

Trendelenburg 体位。

- 如果转运时间超过 60 分钟,在途中创建静脉通道。
- 主动将体温保持在 36～38℃。常规保温的例外情况是:在缺氧性损害或者可能有氰化物、一氧化碳中毒的情况,对有明显神经功能异常的病人(如:Glasgow 昏迷评分<12 分),可以将病人的体温维持在 35～37℃(允许性低体温)。

(四) 救治指南

优先评估 ABC。切勿因为皮肤的热烧伤而分散了你的注意力。应该先寻找病人是否存在威胁生命的损伤。

1. 气道

(1) 高温气体吸入导致上气道损伤迹象:

- 不能咳痰或喘鸣声。
- 不能讲话或声音嘶哑。
- 口面部(咽部红)或颈部烧伤。
- 面部毛发被烧焦。
- 鼻孔或上腭有烟尘。
- 神志不清或意识模糊。

只要对气道闭塞有任何怀疑,就在直视下做经口气管插管。对未做气管插管的病人要定时做再次气道评估。

(2) 烟雾吸入导致下气道闭塞或非心源性肺水肿迹象:

- (1)的所有征象。
- 密闭环境中烧伤史。
- 痰中带炭黑颗粒。
- 气道内以及鼻和口周围有黑色烟粒。
- 难以控制的咳嗽:
  - ○ 做胸部 X 线检查(CXR)。*切记*,严重烟雾吸入病人最初的 CXR 正常。
  - ○ 考虑做支气管镜检查,注意气道是否红,气管和支气管是否有烟粒附着。
  - ○ 只要对烟雾吸入有任何怀疑,就给病人做气管插管正压通气。

(3) 一氧化碳中毒的诊断与处理:

- 立即通过面罩给予 100% O_2,然后测定一氧化碳值。
- 病人有上述所见考虑一氧化碳中毒,且碳氧血红蛋白>10%者:如果病人没有神经功能缺失证据,面罩给予 100% O_2。
- 碳氧血红蛋白>40%或者有神经功能缺失者:

    ○ 考虑高压氧治疗。

    ○ 考虑气管插管给予 100% O_2。

2. 颈椎

只要病史中有从火灾或爆炸伤中逃离的严重创伤史,就应该做脊柱制动。

3. 呼吸

- 立即给予氧气,15 L/min,用非重复吸入面罩。
- 切记,烧伤病人如有胸部损伤,依据胸部损伤指南处理。
- 用沙丁胺醇 5 mg 氧气雾化吸入,处理喘息。
- 做一次动脉血气分析和血碳氧血红蛋白值测定(吸烟者的正常值<10%,非吸烟者更低),了解氧合和通气是否满意。
- 申请做一次 CXR。
- 考虑烟雾吸入的其他气体效应,如:氰化物。
- 胸部的环形全厚皮肤烧伤可能会限制胸壁呼吸运动,要请训练有素的外科医生做焦痂切开。

4. 循环

- 评估病人是否有休克,并酌情处理。
- 寻找腹部、骨盆、股骨等部位是否有可能导致低血容量性休克的伤情(烧伤在最初 1~2 小时罕有引起休克)。
- 建立 2 条大口径静脉通路。可以是外周静脉通路,也可以是中心静脉通路。尽量避开皮肤灼伤部位。如果找不到建立静脉通路的位置,可以通过焦痂做静脉穿刺置管建立通路。
- 抽取血标本送实验室检查:血常规、肾功能、肌酸激酶(CK)、凝血功能、血型鉴定加保留血标本。必要时加做血酒精含量毒理学筛查。
- 儿童烧伤面积占体表面积 10% 以上,或者成人烧伤面积占体表面积 15% 以上,需要静脉输晶体液复苏。先给予 2 L 乳酸钠林格液。计算输液量。
  - ○ Parkland **公式**:第一个 24 小时液体需求量(mL)=4×烧伤面积(%)×体重(kg)。
  - ○ Parkland 公式算出的液体量全部用乳酸钠林格液。前 8 个小时给予计算量的一半,另一半在剩余的 16 个小时输入。
  - ○ 液体需求量的计算是从受伤时开始的,因此,需要从总液体需求量中减去院前已经给予的液体量,并确保输液的速率能补偿受伤时的丢失。

- ○ 此外,还应该加维持液补充非显性丢失(成人约 2 000 mL/日,全部用 1/4 张的葡萄糖氯化钠注射液)。

- 监测(每小时 1 次)液体治疗计划的有效性,及时调整:要求成人尿量至少在 0.5 mL/(kg·h),儿童至少在 1 mL/(kg·h),婴儿(<1 岁)的尿量维持在 2.0 mL/(kg·h)。只要有生化证据表明广泛或深度烧伤导致横纹肌溶解,就需要进一步增加尿量。在体液复苏阶段,病人出现肺水肿提示体液复苏过量,但是,这在吸入性烧伤病人诊断有难度。此时,检查颈静脉(仰卧位床头抬高)、中心静脉压、心尖搏动、动态 X 线胸片了解心脏大小变化和 ICU 重点心脏超声检查或许会有帮助。如果超声心动图示心室充满或下腔静脉直径不随呼吸变化(<15％)表明**血管内容量状态充足**。超常(90％)射血分数可以见于急性低容量血症(烧伤休克)。

- 对 45 岁以上或者心律不齐病人,做一次心电图检查。

- 对一氧化碳中毒病人,做心电图监测以便发现心律失常或心肌缺血。

- 不要给烧伤病人预防用抗生素。对有明确感染的烧伤病人,早期和恰当的抗生素治疗极为重要,也是救命之举。

急诊室烧伤救治小结

- A(气道):吸氧,看看咽部是否有炭粒,面部是否有广泛烧伤。
- B(呼吸):判断是否有声音嘶哑或喘鸣。听诊双侧呼吸音。
- C(循环):创建 2 条外周静脉通道,先输乳酸钠林格液;运算 Parkland 公式＝4 mL×体重(kg)×烧伤面积(％),将计算量的一半在第一个 8 小时输入,另一半用 16 小时输入。
- D(神经功能障碍):检查中枢神经系统和颅神经;评估烧伤肢体的神经功能状态。
- E(显露并检查皮肤):用滚木法仔细计算背部烧伤面积,然后覆盖创面防止体温丢失。应该将病人所在的环境调至 32℃,并采用适当的方法保护病人避免环境(如:阴冷的廊道)暴露。
- F(液体治疗):依据液体治疗后的评估情况,每小时对输液速率调整一次,要求将尿量维持在每千克体重每小时 1 mL。烧伤体液复苏时应该留置导尿管(最好是带热敏探头的导尿管)。
- G 疼痛处理和心理情绪:用小剂量的短效或中效止痛和抗焦虑药物,不时调整剂量,避免使用过量。

伤员最终能否活下来,关键在于对病人做紧急救治,而不是对伤口做紧急处理。

---

5. 神经系统

- 评估神经功能状态:对 GCS 低于 15 分者,考虑颅脑损伤或吸入性损伤。

- 如果怀疑有脑损伤,做一次 CT 扫描。

6. 暴露

- 脱去所有衣物和湿敷料,去除一切具有勒箍作用的带状物或珠宝饰物,将病人放置于干净的床单上,不需要使用灭菌床单,不要把烧伤部位浸在水里或冰里。
- 评估烧伤面积和深度,用保鲜膜覆盖创面。
- 检查烧伤肢体的神经血管状况。
- 用保温毯或小熊动力充气型升温仪为病人保温,预防低体温。

7. 烧伤创面的处理

- 镇痛,如:静脉用吗啡,逐渐增加剂量达到止痛效果。
- 用保鲜膜轻轻覆盖烧伤创面,避免环周包裹。
- 核查破伤风免疫状态,必要时给予一个强化剂量。
- 尽早与当地烧伤中心取得联系,讨论具体治疗方案。

8. 环形焦痂切开松解

环形焦痂最常见于四肢,也可见于胸部和颈部。按以下方法切开环形焦痂:

- 用聚维酮碘做皮肤消毒
- 用拇指和食指捏住 11 号刀片或电刀,将刀片插入焦痂 5 mm。
- 在伤肢或躯干的内外两侧用刀片切开焦痂(图 14-3)。如果是胸部烧伤,沿腋前线切开胸壁的环形焦痂。
- 病人不应该有疼痛,出血也极少。
- 用血管钳撑开焦痂切口。
- 用干无菌敷料覆盖切开部位。
- 不要用抗生素,除非有合并损伤。
- 根据需要,间断静脉团注吗啡处理疼痛。如果病人有气管插管并且情况稳定,可以适度加大止痛剂的用量。

9. 把病人转给烧伤专科中心

只要有下列证据,就应该把病人转走:

- 气道烧伤、吸入性损伤。
- 全厚皮肤烧伤大于 1%。
- 儿童烧伤面积大于 10% 体表面积,成人烧伤面积大于 15% 体表面积。
- 特殊部位烧伤,如:面部、手部、足部、关节部位、外生殖器。
- 环周烧伤。
- 复杂电烧伤或化学烧伤。

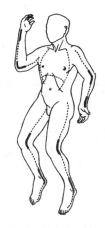

图 14-3　在伤肢或躯干的内外两侧用手术刀切开焦痂

（五）儿童的非意外伤害（➲第 190 页"家庭暴力"）

意外烧伤和烫伤在童年很常见，这些烧伤和烫伤应转给医院的儿科，以便进行预防事故的教育。少数烧伤可能由非意外伤害（蓄意伤害）所致，其高风险迹象包括：

- 儿童的年龄与损伤类型不相符。
- 袜套状和手套状分布的烫伤，提示浸入烫水中。
- 圆形深度烧伤，其大小符合烟蒂烫伤。
- 其他无法解释的伤情。

只要有怀疑，向高年资儿科医生咨询，听取高见。

（六）化学性烧伤

化学烧伤的严重程度与化学品种类、浓度和接触持续时间有关。工业烧伤的病人在转送途中应该携带公司出具的有关该化学品类型的相关信息单。

切记，医生要穿戴适当的防护器具，避免自身受污染或烧伤。

化学烧伤的处理包括用流动的自来水长时间（1～4 小时，或直至 pH 为中性）冲洗被污染的皮肤，并去除所有被污染的衣裤；碱烧伤病例要求更长的冲洗时间。有些化学品可以被人体吸收，需要咨询毒品与法医毒物检定中心。

要特别注意氢氟酸或苯酚烧伤的全身效应。

如果眼睛受累，要立即反复冲洗，并立即请眼科医生会诊。

（七）食管烧伤

酸导致凝固性坏死，最重的损伤在胃内。碱导致液化性坏死，最广泛的损害在食管。

- 不要洗胃，也不要用催吐剂，以免发生胃穿孔。禁用解毒剂。
- 静脉输液。在食管损伤程度明确前，不要口服进食。严重损伤要启用肠外营养。
- 早期（12小时内）做纤维食管镜检查，评估食管损伤程度。
- 严重食管烧伤给予广谱抗生素和抗真菌药10天。
- 严重食管烧伤给予类固醇激素3周（起初是氢化可的松200 mg，每6小时1次，以后是口服强的松1 mg/(kg·d)）。这一点各家意见不一。
- 在入院后10天左右做一次食管和胃造影检查，评估损伤程度。
- 在伤后1个月再做一次造影检查，评估是否有狭窄。

（八）电池吞入

所有电池都含有氢氧化钾。如果吞入的电池发生泄漏，就会有腐蚀性损伤。汞电池泄漏会造成汞中毒。

仔细观察。如果24小时后电池依旧在胃内，要考虑用内镜或外科手术取出。同样，如果存在泄漏的放射学证据，考虑外科手术。

（吴　旋）

第七节　电击伤

（一）电击伤的种类

- 低压交流电，如：230 V的家用电。
- 高压交流电，如：>1 000 V的工业用电或输电线。
- 高压直流电，如：雷击伤。

（二）决定电击伤严重程度的因素

- 电压。
- 电流的类型：如：交流电比直流电损伤严重。
- 接触的持续时间。
- 电流的路径：如：电流经过胸部或头部者损伤严重。

- 组织的电阻抗,如:骨＞肌肉＞血管＞神经。
- 相关伤情,如:高处坠落。

(三) 电击伤的可能结局

- 心律失常或心搏骤停[交流电导致心室颤动(VF),直流电导致心脏停搏]。
- **肌肉损伤:**
  - ○ 导致四肢肌坏死、肿胀和筋膜室综合征。
  - ○ 导致横纹肌溶解、肌红蛋白尿和肾衰竭。
- **烧伤**

电损伤可以分为烧伤、电传导伤或热接触伤。
  - ○ **电火花(闪光、电弧)烧伤:**是放电造成空气或大气的电离,此时电流没有通过机体传导,因此,电火花烧伤仅限于皮肤。真正的电火花烧伤大多不需要做皮肤移植就能愈合,气道伤害也罕见。
  - ○ **电传导烧伤:**是电能从入点至出点经过病人机体、通过真正的电传导造成的组织损害。由于组织在电流传导中相对电阻的存在,组织中就产生热能,结果造成蛋白变性和细胞坏死。由于不同组织结构(如:骨、皮肤、肌肉、神经、肌腱和肺)的导电性不同,就出现无法预料的传导通路。因此,损伤最轻的往往是皮肤,唯有入点和出点部位受累,肌肉、神经、肌腱甚至骨骼都可以发生轻重不一的广泛坏死。
  - ○ **热接触烧伤:**是皮肤与高热电器接触所致烫伤。
- 因跌倒或肌肉非随意收缩而**受伤**,导致骨折-脱位。
- **神经系统并发症:**包括抽搐发作、暂时性瘫痪、意识丧失和周围神经病变。
- **眼部并发症**(尤其在头部遭雷击后),如:青光眼或白内障。

(四) 辅助检查

- 12 导联心电图。
- 抽取血标本,查血常规、肾功能和肌酐激酶。
- 用试纸法检查尿液是否有隐血,阳性可能提示肌红蛋白尿。如果试纸法检查呈阳性,将尿标本送实验室检查核实(有无红细胞)。
- 动脉血气分析。

（五）一般治疗

- 如果病人心搏骤停，就开始心肺复苏。
- 气道，包括检查口腔或口咽部是否有烧伤，该部位的烧伤会导致水肿和气道阻塞。
- 做 BCD（呼吸、循环、神经）检查，明确是否有危及生命的伤情。
- 如果病人是严重电击伤或出现了肌红蛋白尿，就开始输液，维持尿量在 $1\sim2\ mL/(kg\cdot h)$，标准烧伤补液公式会低估液体需求量。
- 尿液碱化和甘露醇对病人也有好处。
- 充分暴露，检查皮肤有无烧伤。
- 检查四肢的远侧脉搏和皮肤感觉。

（六）特殊治疗

- 所有有症状的病人都需要住院。
- 只要伤肢有肿胀可能存在筋膜室综合征风险者，都应该请高年资骨科医生会诊。必须迅速做完全的组织减压（即：筋膜室切开术）。
- 通过早期探查和反复再探查切除坏死组织。
- 把所有重大电烧伤病人报告给当地烧伤中心，听取专家意见。

（七）哪些病人可以出院

病人必须满足下列条件才能出院：
- 低压家用电电击伤。
- 无意识丧失。
- 心电图正常，无胸痛或心悸。
- 尿试纸检查没有隐血。
- 无需要住院处理的烧伤或其他伤情。

（吴　旋）

第八节　枪弹伤

（一）枪弹伤损伤机制

低速枪弹伤与高速枪弹伤的区分很重要，因为两者的损伤严重程度、处理方法和预后迥异。

组织损伤的严重程度取决于枪弹的速率、在组织中释放出的能量以及子弹的碎片和变形程度。软、空芯、皱纹、无披甲弹头都容易变形、碎片化，造成的损伤也更重。

- 低速枪弹伤（<340 m/sec，如：手枪弹、猎枪弹、炮弹弹片）：通过直接撕裂和挤压导致组织损伤。只有与枪弹直接接触的组织有损伤。损伤显而易见，无隐形伤。
- 高速枪弹伤（>340 m/sec，如：步枪枪弹伤）：通过 3 种机制导致组织损伤：
  ○ 撕裂和挤压，像低速枪弹伤一样。子弹形状不同，伤情各异，如：空尖弹头、黑鹰爪弹头、皱纹弹头、子弹碎片。如果该枪弹裂解成弹片或者骨骼被击成碎片，其总效应就是内部爆炸。
  ○ 冲击波：枪弹在进入组织前对组织形成压迫，会造成远离伤道的组织永久性损伤。实质性组织（如：肝脏、脾脏、肌肉）都很容易遭受冲击波伤。
  ○ 暂时空化效应：随着子弹通过软组织，高动能逐渐丢失，在枪弹弹道周围形成一个巨大的一过性空腔。骨骼、肌肉和血管尽管未遭受直接损伤，也可以因空化效应发生损伤、失活。该空腔内形成过程中的负压会把碎屑和细菌吸进来。实质性脏器比较容易出现空化效应，皮肤和肺组织就不太容易。
- 霰弹枪（一种猎枪）伤：包括地雷、手榴弹和炸弹的爆炸碎片。
  ○ 距离 2 m 以内：全部载药都进入人体。
  ○ 距离 6 m 以内：犹如高速枪弹伤，有广泛组织损伤。
  ○ 距离 6 m 以上：犹如低速枪弹伤。
  ○ 短管霰弹枪即使在近距离也像低速枪弹伤。

（二）高速枪弹伤的治疗

- 对皮肤、皮下组织和肌肉做保守的清创。
- 排除血管损伤，即使该血管远离枪弹弹道。
- 对于四肢枪弹伤，一般需要做筋膜室切开术。

■ 肺部枪弹伤不需要常规开胸,像其他穿入性胸部损伤一样处理。

注意,在高速枪弹伤,毗邻结构(如:血管、实质性脏器)可能有严重伤情。

(三)霰弹枪枪弹伤的治疗

■ 皮肤和皮下组织穿入伤:不需要将弹片取出。要做破伤风预防。

■ 筋膜穿入伤:排除神经血管损伤,否则,按上述方法处理。对于四肢霰弹枪损伤要放低血管造影的门槛。

■ 大量组织毁损伤:清创、修复血管损伤、伤口敞开、考虑做筋膜室切开、抗生素、预防破伤风。

第九节　爆炸伤

(一)受伤机制

■ 燃气爆炸。

■ 工业爆炸。

■ 恐怖炸弹。

(二)损伤分类

1. 原发性爆炸伤

冲击波气浪直接作用于人体造成严重伤害:球状物内的压缩气体骤然膨胀。邻近爆炸点处的压力极高,会把人体炸得四分五裂。在正压过后紧接着是负压,随后是由膨胀气体使得等体积空气发生位移产生的动态压。这种空气移动的速率极快。

■ 水下爆炸伤比空气中更严重。

■ 含气脏器在爆炸伤中更容易受伤。

■ 肺损伤(出血、肺挫伤、肺泡破坏、气胸、空气栓塞)。爆炸波导致不同密度组织交界面(如:空气与肺实质)破裂,导致肺挫伤、气胸、血胸、创伤性肺囊肿、纵隔气肿或皮下气肿。

■ 耳:鼓膜穿孔、听小骨移位、内耳损伤。鼓膜穿孔不是冲击波伤严重程度的指标。

■ 肠挫伤或肠穿孔,或者肠系膜或实质性脏器剪切撕裂(没有任何外部受伤迹象)。

■ 脑和冠状动脉空气栓塞。

■　创伤性肢体离断。

在密闭空间或水下,原发性冲击波伤的程度更严重,距离爆炸现场越近严重程度越重。

2. 继发性爆炸伤

由炸弹材料碎片或飞溅碎屑造成的穿入伤或撕裂伤。

■　近距离的炸弹碎片犹如高速枪弹伤,通过直接撕裂和挤压、冲击波和暂时性空化效应造成损伤。

■　远距离的炸弹碎片犹如低速枪弹伤。

3. 三发性爆炸伤

伤者被冲击波抛出,在着地时遭受创伤性损伤。

4. 四发性爆炸伤

挤压伤、烟雾吸入、化学伤、烧伤、心理创伤、人体组织/血液污染所致的感染,如:自杀式炸弹袭击者。

(三) 处理

炸弹爆炸伤伤员有时虽没有明显外伤,但有严重内伤!

■　优先评估和处理任何危及生命的气道或胸部伤情:对所有涉及重大爆炸事件的病人,都要仔细检查其肺部和腹部。切记,如果这些病人需要插管和通气,会有很高的气胸或张力性气胸风险(➲第 20 页脚注)。

　　○　肺部或腹部爆炸伤病人往往没有外部受伤迹象。

　　○　未能检查无意识伤员的眼睛,了解是否有碎片异物。

　　○　未能将有肺部或腹部爆炸伤风险、有症状的伤员收入院观察。

■　如果有呼吸道症状或体征,就申请 CXR 检查。

■　根据临床所见,按钝性或穿入性腹部损伤进行处理。

　　○　如果病人有腹痛或血流动力学不稳,就做 FAST 扫描。

　　○　如果 FAST 扫描结果为阴性,可能需要进一步做腹部 CT 检查以便发现急性肠穿孔。

　　○　如果临床检查或辅助检查没有明显腹部损伤特征,收入住院观察,因为爆炸伤有比较高的迟发性肠穿孔风险(甚至可能迟达 10 天)。

　　○　放低剖腹探查的门槛。

■　按照常规处理穿入性伤口、钝性伤或烧伤。继发性弹片损伤的处理与低速枪弹伤相仿。对穿入伤病人,要考虑被其他受害者血液或组织传染的风险,如:破伤风、乙型肝炎疫苗接种、艾滋病病毒、暴露后预防（PEP）等。

- 在二次筛查期间检查耳朵，确定是否有鼓膜穿孔或鼓室积血。

（四）哪些病人可以在家观察

- 在重大群伤事件中，不可能把每个病人都收入院观察。
- 把紧邻爆炸点或同一房间或密闭空间（如：公共汽车或火车车厢）内的所有伤员收入住院。
- 对其他所有病人来讲，可以把那些完全无症状、没有明显伤情并且经过 4 小时观察生命体征正常的病人放回家观察，并且告诉他们：如果出现呼吸急促、胸痛、腹痛、呕吐或其他症状，应该立即返回急诊室。切记，肺挫伤和肠血肿、肠穿孔可能会在 48 小时内出现症状。
- 单独鼓膜穿孔的病人在家观察，嘱咐病人避免水进入耳朵，出现不适至耳鼻喉科随诊。
- 所有在爆炸现场暴露过的孕妇，尽管没有受伤，也应该请产科团队做检查，并住院观察。

（吴　旋）

第三篇 创伤救治基本技能

第十五章

基本救治手术

第一节　环甲膜穿刺与外科环甲膜切开术

一、环甲膜穿刺术

(一) 适应证

严重低氧血症存在上气道完全梗阻(如：严重面部)或气管插管失败、无法通过其他方法为病人给氧和提供通气时。

环甲膜穿刺是唯一的**暂时性救命措施**，因为细小口径的导管只能提供病人所需氧的一部分，无法提供满意通气，导致 CO_2 潴留。在可能的情况下，要及时更换外科气道或者请有经验的医生做气管插管。

(二) 器械准备

- 14 G 静脉导管。
- 10 mL 注射器。
- 输氧系统(一副能够与穿刺留置针衔接的 2 mL 注射器，把这副 2 mL 注射器与一根绿色输氧管的一端连接，紧靠注射器在绿色输氧管上开一个侧孔以便能用手指堵住，绿色输氧管的另一端与氧源连接)。

(三) 操作步骤

- 确定环甲膜的位置(图 15-1)，用非优势手的拇指和食指固定喉部。有条件时，用酒精纱球快速做皮肤消毒。
- 将导管与注射器相连接，在正中线环甲膜表面刺入皮肤，一边向下呈 45°进针，一边抽吸。
- 当空气能轻松抽出时，沿穿刺针将导管推入气管内，拔出穿刺针。

- 再次用注射器抽吸,证实导管在气管内无误。
- 供氧系统与穿刺留置针相连接,用手指堵住侧孔 1 秒,然后松开 4 秒。
- 通知麻醉师和高年资耳鼻喉科医生,同时为外科环甲膜切开做准备。

注意:把这根穿刺导管固定好,不要被下意识地拔出。

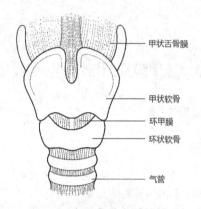

图 15-1　环甲膜的解剖

二、外科环甲膜切开术

该术式允许确定性气道的插入。由于环状软骨是气管上端唯一环状支持物,因此,**该术式不适用于青春期前的儿童。**

(一)定义

环甲膜切开:是创建外科气道的一种式式,是通过切开的环甲膜插入一根导管。

(二)适应证与禁忌证

1. 适应证

- 充分尝试气管插管仍无法建立紧急气道者。
- 下列病人一开始就应该做环甲膜切开:
  - 严重面部创伤伴面部和鼻部变形。
  - 上气道梗阻。
  - 喉部断裂伤。

2. 禁忌证

- 喉部直接创伤怀疑有气管破裂。
- 年龄＜12 岁的儿童(考虑环状软骨穿刺术或气管造瘘术)。

(三)器械准备

- 气管扩张器、6 号带支撑条的气管导管或者带套囊的气管造瘘管。
- 醋酸氯己定或聚维酮碘、10 mL 注射器、呼吸囊-活瓣-面罩(bag-valve-mask，BVM)、听诊器、胶布。
- 环甲膜切开包
- 如果无环甲膜切开包，其替代物品为:
  - 15 号手术刀片。
  - 止血钳。
  - 纱布。

(四)操作步骤

- 用醋酸氯己定或聚维酮碘做颈部消毒。
- 手术医生和助手面对面分别站在病人头部的两侧。
- 在外科团队一切准备就绪切皮前，不要中断气管插管的尝试。
- 在正中线确定环甲膜的位置，用非优势手的拇指和食指固定甲状软骨。
- **不要把前述的环甲膜穿刺孔给找不见了！在环甲膜表面(胸骨上切迹上方约 4 横指)用手术刀在皮肤上做一个横向切口，切开环甲膜。**
- 只需要切开皮肤和环甲膜。注意勿损伤甲状软骨或环状软骨。
- 将弯头血管钳插入气管，血管钳弯头朝上;另一种方法是主刀医生用食指插入环甲膜开口将该开口扩张至所需大小。
- 一旦你的手指或血管钳进入气管内，就可以松开非优势手对气管的固定。用组织钳夹住或用气管造瘘钩钩住气管切口的上缘，向头侧和腹侧牵拉。用非优势手抓住组织钳(从而确保气管始终处于你的掌控之下)。这种固定位置使得导管的插入更为容易。
- 将一根气管导管(≤6 号，该导管应该比经口气管插管的气管导管小 1 号)从环甲膜开口插入(*注意:尽管也可以插入气管造瘘导管，不过，人们不推荐使用气管造瘘导管，原因是正确放置气管造瘘导管有难度，而且会形成假道*)。确保导管插入的深度不超过气管隆突。

- 充盈球囊,用呼吸囊-活瓣-面罩给病人通气。
- 用二氧化碳检测器核实导管是否位于气管内。
- 通过观察胸壁呼吸运动和胸部听诊判断空气吹入量是否满意。
- 用缝线固定气管导管或气管造瘘导管。
- 对于肥胖、短颈病人,该术式可能会有难度。

(五) 潜在并发症

- 插管失败,病人出现低氧血症。
- 出血进入气道被误吸,或者出血进入软组织形成血肿。
- 外科手术所致的皮下气肿。
- 气管撕裂后壁穿孔,形成假道。
- 食管穿孔。
- 纵隔气肿。
- 与穿刺环甲膜切开有关的空气潴留(呼气不足导致静脉回流减少和低血压)。
- 后期并发症包括:感染、声门下狭窄、喉狭窄和声带麻痹。

第二节　建立血管通路

(一) 一般原则

- 对所有在现场或急诊室留置的静脉通路都应该持"疑惑"心态,入院后在可能的情况下要尽早更换,在全面无菌防护下创建的中心静脉通路除外。
- 创伤病人复苏期间最理想的中心静脉通路是股静脉。
- 对于骨盆骨折或可能存在下腔静脉损伤且病情不稳定病人,应谨慎使用股静脉,考虑采用锁骨下静脉。
- 股静脉导管应该尽早拔除,以降低深静脉血栓形成风险。如果病人依旧需要中心静脉通路,应该用锁骨下静脉或颈内静脉通路取代股静脉通路。
- 对疑似心源性休克或需要行中心静脉压监测的病人,应该采用锁骨下静脉或颈内静脉通路。
- 所有中心静脉通路的建立都应该在全面无菌防护下进行——手术医生和助手都要穿无菌手术衣,戴手套、帽子和口罩;手术部位铺无菌单(方巾、剖腹单等);用氯己定酒精做皮肤消毒;周围人员也应该戴帽子和口罩。

■ 中心静脉导管皮肤出口处用浸透氯己定酒精的敷料覆盖，有证据表明这可以使中心静脉通路感染率减少 3 倍。

（二）外周静脉插管通路

外周静脉插管是建立血管通路的首选。静脉输液的速率并不取决于静脉的粗细，它取决于以下 4 点：

■ 留置针**管道的直径**（流量与 r⁴ 成正比）。
■ 留置针的**长度**（流量与长度成反比）。
■ **液体的黏度**。
■ **压力**（提升输液袋的高度或外部加压可增加流量）。

几种 BD Venflon™ Pro 留置针的流量比较如下：

■ **粉色 20 G**：13 mL/min。
■ **绿色 18 G**：103 mL/min。
■ **灰色 16 G**：236 mL/min。
■ **橙色 14 G**：270 mL/min。

因此，应该尽可能选择最粗的留置针在肘窝处做穿刺。只有在万不得已的情况下才选择颈外静脉。将留置针和输液管在皮肤上做确切固定，在病历中做穿刺记录。

（三）骨髓腔通路

1. 特殊性

■ 如果病人有休克，尝试外周静脉穿刺失败 2 次或多次，第二选项是创建骨髓腔通路；如果休克病人见不到明显外周静脉，或者病人是大面积烧伤，创建骨髓腔通路为首选。
■ 这种方法比静脉切开节省时间。
■ 骨髓腔的静息压约为 25～35 mmHg，而静脉压是 0～10 mmHg，也就是说骨髓腔的流量阻力较高。为了解决阻力高这一问题，可以先冲洗骨髓腔打开骨髓腔内的血管通道，然后对输液袋加压，也可以用一个 50 mL 注射器通过一个 3 路接头开始推注液体来冲洗骨髓腔。骨髓腔穿刺器的制造商认为，一旦药物或液体进入骨髓腔，循环时间与传统的静脉注射时间相当。
■ 一般来讲，凡可以通过静脉输入的药物都可以通过骨髓腔输入。
■ 通过骨髓腔途径输液会有疼痛感，因此，在骨髓腔穿刺前，要在皮下用局部麻醉剂，在液体输入前，经骨髓腔使用局部麻醉剂。
■ 骨髓腔通路可以原位保留长达 24 小时，直至大号外周静脉通路可以替代。

2. 禁忌证

■ 所选择的穿刺部位有骨折。

■ 无法找到局部体表标志。

■ 肢体血供有障碍。

■ 穿刺部位有感染性疾病。

■ 潜在骨病(如:肿瘤或骨质疏松症)。

3. 部位

■ 胫骨前穿刺的部位在胫骨结节下方2~3 cm偏内侧(图 15-2)。

■ 肱骨在肱骨头大结节处。

■ 胸骨:仅当具备专用穿刺器时。

4. 并发症

包括液体外溢、血肿、筋膜室综合征、骨损伤、皮肤感染或骨髓炎。

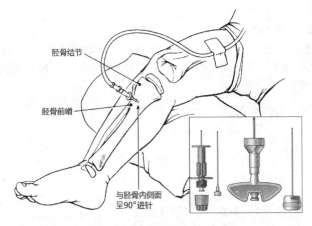

图 15-2　胫骨骨髓腔穿刺示意图

　　市场上有多种骨髓腔穿刺器,其中包括标准的 **COOK IO** 穿刺针(仅适用于儿童)、**FAST - 1**(仅适用于成人)、**EZ - IO**(分成人穿刺针和儿童穿刺针头)和 **BIG**(分成人穿刺针和儿童穿刺针头)。一定要熟悉复苏室配备的穿刺针(及其使用说明)。

(四) 静脉切开插管通路

　　这种技术需要时间和外科技能,所以只有有经验的从业者才可实施。大隐静脉位于内踝前上方2 cm处。

■ 确定体表标志,用聚维酮碘或消毒液对该部位进行消毒。戴无菌手套进行无菌操作。

■ 意识清醒病人在切口部位用皮下局部麻醉。

- 做一个 2.5 cm 的横向切口,直至找到血管,用血管钳将该静脉与其伴随的所有结构轻轻分开(图 15-3)。
- 在该静脉下方套过 2 根 2-0 缝线,远侧一根打结,用线结上的 2 根长线牵拉该血管。
- 用 11 号刀片在该静脉上戳一个小口,借助静脉切开拉钩向静脉近侧插入一根大口径塑料导管(静脉留置针)。环绕塑料导管对近侧一根缝线打结,将导管与静脉固定住。用 0.9％氯化钠冲洗导管,以确保导管通畅,开始输液。
- 间断缝合皮肤切口。盖无菌敷料,贴胶布。

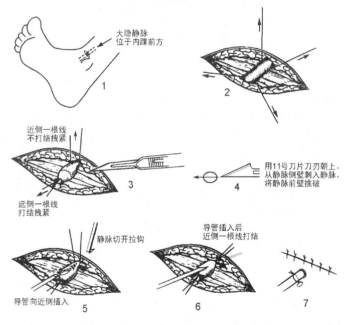

图 15-3　大隐静脉切开术示意图

并发症:血肿、静脉穿孔、静脉血栓形成、神经损伤。

(五)中心静脉插管通路

中心静脉穿刺是一项有难度的技术,有较高的并发症发生率。如果小口径静脉通路无法满足快速液体输注,那么中心静脉是最后选项。

- **所有中心静脉穿刺都应该在超声导引下实施**,目的是减少并发症风险。与动脉相比,静脉在超声下较粗,切面略呈椭圆,可压瘪

(除非血管内充满血栓),直径随 Valsalva 或呼吸而变化,Doppler 波形有助于进一步区分静脉与动脉。在皮肤穿刺前,先对穿刺部位周围做皮肤消毒,用超声探头确定静脉,如果病人意识清楚,采用皮下局部浸润麻醉。

- 所有中心静脉穿刺都采用 Seldinger 技术:先用一个带针头的注射器穿刺静脉,直至能很容易地抽出静脉血。然后,沿穿刺针插入一根软导丝,拔出穿刺针。再沿软导丝插入锥形头扩张管扩张皮肤穿刺口,继之沿软导丝插入塑料导管,轻轻将塑料导管推入静脉。然后拔除导丝,检查导管是否很容易地抽出静脉血,用 0.9%氯化钠肝素溶液冲洗导管,用缝合法固定导管在位。伤口盖敷料,颈内静脉或锁骨下静脉置管者需要摄一张胸部 X 线片(CXR),目的是排除气胸,了解导管位置。
- **禁忌证**:抗凝或出血性疾病病人,无中心静脉穿刺经验。
- **并发症**:穿刺入动脉、血肿、血胸或气胸、空气栓塞、心律失常。

1. 股静脉

- 体位:病人仰卧,腿轻微外展。
- 穿刺部位:股静脉紧靠腹股沟韧带下方、紧靠股动脉内侧。

2. 颈内静脉

- 体位:病人置于头低足高体位,目的是使静脉充盈更满意,也避免空气栓塞的发生。头部后仰。如果颈椎损伤尚无法排除,让病人头部处于中立位(用手法维持头部中立位颈椎直线状,去除头部固定器和颈托)下做颈内静脉穿刺其实是不可能的,此时,颈内静脉穿刺可能不是一项明智选择。
- 穿刺部位:在胸锁乳突肌的胸骨头和锁骨头与锁骨围成的三角形中心、在颈动脉外侧找到颈内静脉。将一副注射器装载 14 G 针头对着同侧乳头呈 45°角进针(图 15-4)。
- 针尖进入颈内静脉、抽得回血后,用 Seldinger 技术插入一根 16 G 导管。

3. 锁骨下静脉(锁骨下置入)

- 体位:将病人置于头低足高体位,目的是使静脉充盈更好,也避免空气栓塞的发生。上臂外展 30°。
- 穿刺部位:在锁骨中点下方 1 cm 穿刺,在锁骨后、向中线对着胸骨上切迹进针(图 15-4)。
- 针尖进入静脉后会有一"突破"感,并抽到回血。卸下注射器,用 Seldinger 技术沿导丝插入一根 16 G 导管。

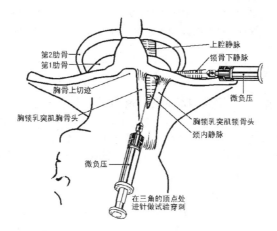

图 15-4 右侧颈内静脉穿刺和右侧锁骨下静脉穿刺示意图

■ 这种入路的气胸风险最高。如果一侧胸部已经受伤或者已有胸腔引流管,请选择伤侧颈部做穿刺。

第三节 心包穿刺放液术

(一) 定义

■ 心包穿刺放液术:是一种将穿刺针置入心包腔将导致心脏压塞的积血抽出的一种操作。

■ 剑突下心包开窗术:是一种诊断心脏压塞并解除心包腔内积血压迫的急诊外科手术。

(二) 适应证

■ 在生命体征进行性恶化情况下,心脏压塞的证据:
  ○ 创伤超声心包像检查阳性(➲第 231 页)伴无法用其他情况解释的低血压。
  ○ 脉压差缩小,但找不到其他出血源。
  ○ 颈静脉怒张(CVP>20 mmHg,如果可以测的话)伴脸色青紫。

■ 倘若胸部穿入性损伤位于两乳头之间,就应该考虑心包穿刺放液。

■ 心包穿刺放液不是一线诊断手段,也就是说,对生命体征正常的病人不要做心包穿刺放液。

- 首选创伤超声(⊃第 231 页)作为心脏压塞的一线诊断手段。如果超声检查阳性:原则上应该立即通知手术室,并准备将病人送入手术室做正中胸骨切开。

(三) 操作步骤

- 请高年资心胸外科医生或普外科医生急会诊。
- 如果准备为病人做心包穿刺,为病人安放心电图电极,评估心脏的节律。一旦出现心脏停搏,首选药物是肾上腺素。
- 将一根长 15 cm 的留置导管穿刺针(over-the-needle catheter)与一副 50 mL 注射器相连接。
- 用聚维酮碘或酒精纱球做皮肤消毒。
- 在剑突左下方一横指宽度处穿刺皮肤,与 3 个平面(水平断面、矢状断面、冠状断面)均呈 45°角,对着左肩胛骨下角进针(图15-5)。
- 监测心电图,边进针边抽吸。发现心律失常或 ST 段变化提示需要将针头稍稍回撤。
- 尽可能多地抽出心包腔内的积血,直至无法进一步吸到积血,或者心电图发生变化,停止抽吸并固定导管。
- 重新评估病人,如果心包穿刺放液成功,就做急诊手术。

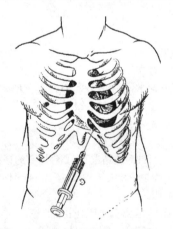

图 15-5 心包穿刺示意图

(四) 并发症

- 误入心室,抽出的是心室血而非心包血。

- 心律失常。
- 冠状动脉或静脉撕裂、大血管穿刺伤。
- 心肌损伤、心肌撕裂。
- 血肿。
- 气胸。
- 感染。

（石　柳）

第四节　复苏性开胸术

复苏性开胸术需要考虑多项参数：损伤机制（钝性、枪弹伤、刀刺伤）、生命体征、生命迹象（生命迹象的定义 ⟳第 172 页）。总的来讲，穿入性心脏损伤的存活率最高，钝性腹部损伤的存活率最低（表 15-1）。

表 15-1　复苏性开胸术的存活率

抵达急诊室 时的伤情	无生命迹象	有生命迹象 无生命体征	有生命体征
钝性伤	1%	1%	3%
枪弹伤	1%	3%～5%	10%～15%
刀刺伤	3%～5%	10%～15%	30%～40%

（一）复苏性开胸术的 5 大目标

- 解除心脏压塞。
- 控制心脏或大血管出血。
- 控制支气管-静脉空气栓塞。[①]
- 做胸内心脏按压。
- 通过阻断主动脉控制腹腔内出血。

---

① 支气管-静脉空气栓塞见于气体在压力下从破裂的支气管漏入毗邻撕裂的肺静脉。然后，气体顺血流进入左心和冠状动脉。其典型表现是穿入性胸部损伤病人在气管插管和正压通气后发生心搏骤停。治疗原则是设法从左心室和冠状动脉中将气体去除：取头低足高体位，立即剖胸吸出左心室尖部、主动脉根部和冠状动脉（偶尔）内的气体。

(二)适应证与禁忌证

1. 绝对适应证

■ 穿入性胸部损伤,在入院前转运途中发生心搏骤停或入急诊室时濒临心搏骤停(SBP<60 mmHg)的病人。

○ **同时**,目击心搏骤停,入院前 10 分钟内还存在生命迹象者。

○ **并且**,怀疑心脏压塞。

2. 相对适应证

■ 穿入性腹部损伤,在院前转运途中发生心搏骤停或入急诊室时濒临心搏骤停(SBP<60 mmHg)的病人。

○ **同时**,目击心搏骤停,入院前 5 分钟内还存在生命迹象者。

○ **并且**,对初期复苏无反应。

■ 单独钝性胸部或腹部创伤病人在抵达急诊室后发生心搏骤停,测到过证据确凿的血压,应该按照正确的 ACLS 做一次初步尝试。

3. 禁忌证

■ 因颅脑损伤发生心搏骤停的病人。

■ 因钝性多发伤发生心搏骤停的病人。

> 经验之谈:
> 从创伤性心搏骤停的常见可逆性病因(图 14-1)可知,胸外心脏按压往往于事无补。因此,胸外心脏按压只能作为权宜之计,请勿把时间耗在胸外心脏按压方面,要抓紧时间实施复苏性开胸术!

(三)准备

■ 在接到急救人员的电话后,就应该马上为某些合适的病人做复苏性开胸术的手术器械准备,安排团队,准备液体和锐器防护,确保沟通清晰到位。

■ 复苏性开胸术是一种极其罕见的手术,只有毕业后 3 年以上的住院医师或主治医师才有资格做紧急复苏性开胸术。

■ 继续高级生命支持预案。紧急开胸术需要与其他复苏措施同步进行,不宜单独实施。

■ 切记,要做一次心包穿刺减压,如果病人有右侧气胸、血胸的迹象,应放置右侧胸管。

（四）操作步骤(图 15-6)

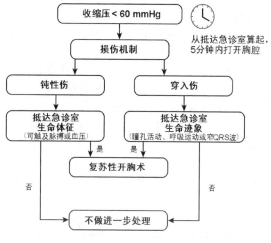

图 15-6　复苏性开胸术

- 体位:病人在担架上或急诊室检查床上取仰卧位,左上臂外展 90°。

- 支持:请心胸外科医生提供支援(可以是一位外科主治医师或高年资住院医师),但不要等到这些人到达后才开始手术。

- 消毒:用碘酒或含酒精的消毒液对两侧前外侧胸腹部做快速皮肤消毒,打开剖胸手术包。

- 切口:取左胸前外侧剖胸切口,男性的切口位于乳头下方,女性的切口位于乳房下皱褶。切口从胸骨左缘向外侧延长至背阔肌前缘(腋后线)。沿第 4 或第 5 肋骨上缘进胸。如果病人是原发性右侧胸部伤口,首选前外侧剖胸切口。千万注意勿伤及心脏和肺。一刀切开全部皮肤、皮下组织直达胸壁。用剪刀剪开肋间肌。插入肋骨牵开器,手柄朝向腋下。用纱布推开肺脏。

- 张力性气胸:如果张力性气胸解除后,病人恢复自主循环,就停止手术,重新评估。

- 心脏压塞:检查心包是否存在张力(心包膨胀,外观呈褐红色),先解除心脏压塞后止血。如果心包是瘪的,就不必对心包做任何操作。

  ○ 在膈神经内侧与膈神经平行纵向切开心包进入心包腔。切开心包最好的方法是先用2把血管钳夹住心包提起,用 Metzen-baum 剪在两钳之间剪开心包,边剪边用剪刀尖端向外侧挑起,向下剪至膈肌皱褶,上至肺门上缘。千万勿伤及左心耳和膈神经。

○ 清空心包腔的积血。在单纯性心脏压塞解除后,心脏就会恢复排血。

○ 如果心包有积血,用手将心脏从心包内托起,检查心脏有无破口。控制心脏出血的方法是用食指压迫、Foley 尿管球囊、缝合和订皮机订合。

○ 先用一根食指直接压住破口,考虑用订皮机订合或缝合心脏破口。

○ 较大的破口,可以将一根 Foley 导尿管插入破口,在导管头部进入心室后充盈球囊,夹住注水口轻轻牵拉封堵破口。

○ 缝合心脏破口:剖胸手术包内配备有修补心脏破口所需的 Teflon 衬垫、圆针和 3-0 prolene 缝线。

○ 酌情做胸内心脏按压:如果没有心包积血,请开始着手双手胸内心脏按压(将伸展的两手一前一后按压心脏)。如果没有血流动力学反应,就应该在膈上夹闭降主动脉(如果之前未做夹闭的话)。

■ 对肺或大静脉或心房损伤病人,如果心跳持续不恢复,或者严重心律失常,或者见到冠状动脉内有气泡,就应该怀疑空气栓塞,并做心脏穿刺设法吸出心脏内的空气。

■ 肺脏出血:止血选项包括用 Satinsky 钳夹住伤肺止血,用褥式缝合法止血,用 Satinsky 钳夹闭肺门,甚至可以将伤肺上下旋转180°止血。切记,如果你需要从下方上阻断钳,就要切断下肺韧带。

■ 胸壁出血:对肋间动脉出血做大"8"字缝合止血。

■ 腹腔大血管出血:用左手将左肺压瘪。右手顺后胸壁向中线触摸找到主动脉。在降主动脉中段(在肺门下方)环周钝性分离一圈。主动脉在食管后外侧沿椎体左外侧面走行。位于食管内的鼻-胃管有助于食管与主动脉的鉴别。上主动脉阻断钳。

■ "蚌壳式"开胸术(图 15-7):如果看上去损伤位于对侧胸腔,或者需要更好地显露心脏,可以横跨胸骨将切口向对侧延长进入对侧胸腔改善显露——像掰开蚌壳一样把切口上下的胸壁撑开。此时,停止给病人通气,以免发生肺撕裂。用线锯、胸骨刀或大号 Mayo 剪横断胸骨。助手戴双层手套,用手或者用肋骨牵开器将肋骨撑开。*肋骨牵开器的手柄朝向手术台外侧。*

- "半蚌壳式"开胸术(图 15-7):如果需要更好地显露右侧胸腔顶部,做胸骨正中切口改善右侧胸腔显露。
- 酌情电转复:如果有心脏颤动,请根据 ACLS 指南,采用胸内除颤电极,每个周期使用 10～20 焦耳电压除颤,无效可以增加至 50 焦耳。如果没有胸内除颤条件,请停止牵拉,对合胸壁,采用常规电压做胸外除颤。
- 按需要做输血或晶体液、给药(如:肾上腺素、$NaHCO_3$、血管加压素、阿托品)。按 ACLS 指南操作,直至高年资医师抵达。
- 如果心跳恢复、收缩压>70 mmHg,就用一幅巾单把胸部切口遮盖起来,将病人送手术室完成手术。尽可能抓紧时间。
- 如果心跳持续不恢复,就应该考虑胸内心脏起搏。
- 如果判断病人已经死亡,用粗尼龙线连续缝合法关闭胸部切口。通知警方验尸。

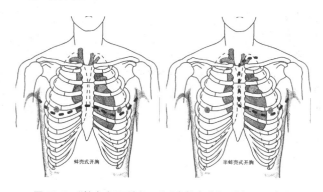

图 15-7 "蚌壳式"开胸切口和"半蚌壳式"开胸切口示意图

(石 柳)

第五节 胸膜腔穿刺与引流管插入

一、胸膜腔穿刺减压

(一)适应证

- 对任何有明显呼吸困难或血流动力学不稳定的病人,只要临床怀疑张力性气胸,就应该立即做胸腔穿刺减压。

(二)操作步骤

- 将一根 14 G 静脉留置针与一副 10 mL 注射器相连接。
- 在患侧胸壁锁骨中线确定第 2 肋间。
- 在第 3 肋上缘(避开神经血管束)与皮肤垂直进针,插入静脉留置针,边进针边回抽注射器。空气快速吸入注射器就证实了诊断。
- 取出针头和注射器,将塑料导管留在原位在空气中敞开,妥善处置利器。
- 马上再次评估该病人的临床状态。
- 如果病情有改善,摄一张床边胸部 X 线片(CXR),准备快速插入胸腔引流管。

(三)胸腔穿刺减压失败的原因

- 初始诊断有误。
- 导管打折。
- 组织或血液堵塞。
- 穿刺针长度不够,无法穿入胸膜腔。
- 漏气孔大,而引流导管口径细。
- 分隔性张力性气胸。

二、胸膜腔引流管插入

(一)适应证

- 所有张力性气胸病人在针法胸腔穿刺后,也就是张力性气胸减压变为单纯性气胸后,要尽早插入胸腔引流管。
- 对大量单纯性或开放性气胸要做胸腔置管引流。
- 对血胸做胸腔置管引流。

(二)体表标志

一定要在两乳头连线水平以上(低于该水平有可能损伤膈肌)、腋中线做切口。

在伤侧胸部腋中线前方、第 4 或第 5 肋间做标记(这是胸腔引流最常用的位置)。对"安全三角"区做穿刺,该三角的边界分为:背阔肌前缘、胸大肌外缘、乳头水平线上方,三角的顶点是腋窝(图 15-8)。

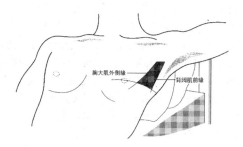

图 15-8　胸腔引流管插入部位

（三）术前准备

- 对意识清醒的病人，讲解手术步骤，并获取口头同意。
- 确保病人供氧，全面监测，建立 2 条静脉通路。
- 对意识清醒的病人，需要逐渐加大吗啡剂量至出现镇痛效果，然后再做手术。
- 确保所需设备已经备好，助手到位。
- 准备局部麻醉剂，如：1％利多卡因 10 mL。
- 准备一个安放胸腔引流管的水封瓶。
- 重新检查病人，摄 CXR 或做 CT 扫描，确定哪一侧胸部需要做胸腔引流。
- 注意：凡怀疑大量血胸的病人，都应该在急诊室准备**自体血回输装置**！

（四）操作步骤

1. 开放插管法

- 将患侧上臂放在头部后面，患侧上臂完全外展。
- 严格无菌操作：戴口罩，洗手，穿无菌手术衣，戴无菌手套。还应该戴面罩和护眼罩，防止飞沫。
- 消毒铺巾：在病人身上找到需要的体表标志。用消毒剂对拟插管部位周围的皮肤消毒，铺盖无菌巾单。
- 局部麻醉：在第 5 或第 6 肋区域皮下用大量 1％利多卡因做浸润麻醉，垂直向深部至胸膜腔（边进针边抽吸，目的是避免将麻醉剂注入血管）。
- 从胸腔引流管中取出戳孔器，只要能够无困难地穿过肋间隙，要尽可能用最大号的戳孔器（24～32 F）。

- 沿肋骨做一条 1.5 cm 长的小切口（切口勿过长），用血管钳做钝性分离，将位于第 5 或第 6 根肋骨表面的组织分开，向深部至胸膜腔创建一个通道，让胸膜腔内的积气释出。按需要扩大切口。
- 将手指戳入胸膜腔扩大开口，偶尔也可以用血管钳取而代之。戳入胸膜腔后，病人在呼吸时会有空气或血液溢出。对于有些病人（如：既往胸外伤史或胸内感染史）需要用戴手套的手指插入胸膜腔，沿胸壁滑过，确保没有粘连。但没有必要做常规手指探查。注意肋骨骨折可能会刺破手套或刺伤手指。
- 胸腔引流管，男性成人用 36 F，女性成人用 32～36 F，儿童根据年龄用 10～28 F。
- 将引流管向肺尖、向背侧插入约 8～10 cm，确保引流管的所有侧孔都位于胸膜腔内。不必建皮下隧道。将引流管与水封引流瓶连接，并确保液面随呼吸"上下波动"。
- 重新检查病人的临床状况，听诊双侧胸壁的吸气音。引流管疼痛或许提示引流管插入太深"抵触"肺脏或纵隔，拔出 1～2 cm 后重新评估。
- 用一针缝合线将引流管固定在位，另缝一针将引流管周围的漏气孔缝闭。用透明敷料覆盖后贴胶布。
- 摄一张 CXR 片核实引流管的位置，如果引流管插入太深，稍稍拔出一些并重新固定到位。
- 确保水封瓶摆放的位置低于病人。不要夹闭引流管。
- **要点：**早期肺复张，在血液凝固前引出游离血液。胸腔引流管插入后要立即做胸部理疗（让病人分别在坐位、仰卧位和侧卧位时用力咳嗽），这一点至关重要。给予单次量预防用抗生素（头孢唑林 2.0 g），尽可能在引流管插入前给予。
- 早期并发症胸腔内或腹腔内脏器撕裂、肋间神经或血管损伤、引流管放置在胸腔外、置管部位皮下气肿、引流管扭曲或脱出。

2. 经皮扩张插管法

- 严格无菌操作（➲第 225 页"开放插管法"）。
- 插入部位：一定要在乳线以上（低于该水平有可能损伤膈肌）、腋中线做切口。
- 局部麻醉（1％利多卡因）。注射器接针头后吸 2 mL 无菌盐水，紧贴肋骨上缘进针。回抽时见到气泡证实穿刺针已经进入胸膜腔。
- 取下注射器，将针头保留在位。经针头插入导丝。拔除针头，将导丝保留在位。
- 在皮肤上戳一个小切口（稍大于胸腔引流管直径）。

- 沿导丝插入皮肤扩张器。
- 拔除扩张器,沿导丝插入胸腔引流管,插入深度为 8～10 cm。
- 拔除导丝,胸腔引流管连接引流液收集系统,将引流管与胸壁皮肤固定。

（五）胸腔引流管插入后肺不张持续的处理

- 鼓励性肺量计、深呼吸运动、咳嗽锻炼。
- 考虑治疗性支气管镜。

（六）把病人转入胸外科

转诊的适应证如下:

- 胸管插入时即刻引流量＞1 500 mL 或＞200 mL/h(持续内出血)。
- 液面下的引流管不断冒气泡(提示气管支气管树破裂或严重肺损伤)。

（七）胸腔引流管拔除

- 在气体和出血停止后尽早拔除引流管。
- 在病人深吸气时拔除引流管,也可以在深呼气加 Valsalva 时拔除引流管。
- 在引流管拔除时,用 2/0 号尼龙线垂直褥式缝合法缝合切口。
- 拔管后摄一张 CXR。

第六节　诊断性腹腔穿刺与腹腔灌洗术

一、诊断性腹腔穿刺术

诊断性腹腔穿刺(diagnostic peritoneal aspiration,DPA)如今已经很少采用。

（一）适应证与禁忌证

1. 适应证

- 因技术原因无法做 FAST 检查或 FAST 检查无法诊断,且病人存在下列情况:
  - 凡可能存在腹部创伤的病人,有血流动力学不稳定伴意识改变(或伴截瘫/四肢瘫)者。

○ 怀疑腹部创伤,有相关的血流动力学不稳,尤其当腹部有触痛时。

○ 无法解释的血细胞比容下降或病情不稳定。

■ 在群伤情况下因资源所限需要快速分诊。

2. 禁忌证

■ 既往腹部正中切口病史。

■ 明显需要做剖腹术的病人。

(二) 操作步骤

■ 在做 DPA 前,要先留置一根 Foley 导尿管和一根鼻胃管(除非病人不稳定,有绝对禁忌证)。如果有肉眼血尿或鼻-胃管引流出血液,就是剖腹手术的适应证。

■ 对脐下区域做正规消毒和铺巾。

■ 用利多卡因加肾上腺素在脐下中线部位做局部浸润麻醉。

■ 取一枚 14 G 静脉留置针与 10 mL 空注射器连接。

■ 与腹壁呈 90°角(垂直)将静脉留置针通过正中线的筋膜刺入腹腔。

■ 一旦感觉到穿刺阻力消失,就拔出穿刺针,将鞘管留在原位。做抽吸试验:

○ 抽到肉眼血(DPA 阳性)➔退出静脉留置针,把病人送手术室做剖腹手术。

○ 抽到胃肠道内容或胆汁➔标本送检白细胞(标本含白细胞提示空腔脏器穿孔)。

○ DPA 阴性➔低血压的原因不是腹腔内出血。

二、诊断性腹腔灌洗术

在血流动力学不稳定病人或不具备其他放射学检查条件的场合,诊断性腹腔穿刺(diagnostic peritoneal lavage, DPL)曾经是急诊室评估腹内伤情的首选辅助检查方法,目的是发现空腔脏器损伤(胃、小肠、结肠)或膈肌损伤。如今,在大多数医疗中心,除了在怀疑膈肌破裂时 DPL 尚有其存在的一席之地外,DPL 的地位已经被 FAST 和 CT 扫描取代。DPL 属于有创检查,本身可能对腹内脏器造成医源性损伤,并且有比较高的假阳性率。

操作步骤

1. 开放插管法

- 按前述 DPA 给皮肤消毒、铺巾和局部麻醉。
- 用 2 把血管钳夹起皮肤,切开皮肤 0.5 cm,向下切开筋膜,然后切开腹膜(开放法 DPL)。
- 将一根腹膜透析导管向盆腔方向插入腹腔并抽吸。
- 如果未见异常,则通过该导管将预温的乳酸钠林格液 1 L(儿童 15 mL/kg)滴入腹腔,揉动腹部,数分钟后通过虹吸原理将液体放入一空容器内,该容器摆放的位置应该低于病人躯体的置管水平。肉眼检查液体标本,并取一份液体样品送实验室做镜下和生化检查(表 15-2)。
- DPL 血液阳性本身并不是剖腹手术的绝对适应证。细小的肝脏或脾脏撕裂可以是灌洗血液阳性,但不一定需要外科修补。
- DPL 试验阴性并不能排除后腹膜损伤或膈肌撕裂。
- *切记:穿刺抽液阴性可能是假阴性。只要心存疑虑,就开腹手术……*

表 15-2　DPL 结果评判标准

> - DPL 试验阳性标准:很容易抽得血液>10 mL,抽出胃肠道内容或胆汁,灌洗液红细胞(RBC)>100×10⁹/L(相当于腹腔出血 20 mL 时的情况)、白细胞(WBC)>0.5×10⁹/L,淀粉酶>20 IU/L 或碱性磷酸酶>2 IU/L 或胆红素>0.2 μmol/L,革兰染色有阳性发现。
> - 怀疑膈肌损伤时,DPL 的判断标准:腹腔灌洗液从胸腔引流管流出;红细胞数<1×10⁹/L 为阴性,>10×10⁹/L 为阳性,在这 2 个数值之间者可以采用胸腔镜或腹腔镜对受伤风险大的一侧膈肌做一番检查。

2. 闭合插管法

闭合法 DPL 的相对禁忌证是存在显著的麻痹性肠梗阻、既往腹部手术史或既往腹膜炎史,在这些情况下,应该在直视下开放插入导管。在妊娠后期,一定要在宫底水平以上、在直视下插入导管。

(钱　益)

第十六章

影像诊断技能

第一节　创伤超声重点筛查

(一) 定义和要求

- 创伤超声重点筛查(Focused Abdominal Sonography in Trauma, FAST)简称*创伤超声*(Trauma Ultrasound),目的是快速评估心包内或腹腔内有无游离积液(积血)。它要求用超声检查4个视像(剑突下、右上腹、左上腹、盆腔)。腹腔游离积液在超声下为黑色"条带",提示 FAST 阳性。
- 扩展 FAST(extended FAST, eFAST)就是在上述4个视像的基础上追加两侧肋膈角,目的是对胸部做横断面检查,判断是否存在胸膜腔游离积液(血胸)和气胸。
- 创伤超声检查要求在急诊复苏室完成,只有血流动力学稳定的病人才能送去做 CT 检查。一位合格的急诊医生应该具备在初期筛查阶段为病人做一次合格的创伤超声检查技能。
- 很重要的一点是检查者在做 eFAST 检查时需要抓紧时间。要求双侧胸部检查在1分钟内完成,不得耽误。eFAST 并不能治疗气胸,对临床上高度怀疑气胸命悬一线的病人,应该尽快在超声引导下放一根胸腔闭式引流管。

(二) FAST 的适应证

应该不设限制条件:

- 显著腹痛,体格检查时腹膜刺激征可有可无。
- 腹壁视诊显著异常,如:挫伤、出血、撕裂伤。
- 无法解释的休克或血液丢失。
- 任何多发伤病人。
- 意识有改变的病人:

- ○ 毒品和醉酒损害。
- ○ 四肢瘫、截瘫。
- ○ 创伤性脑损伤伴昏迷。
- ○ 拟实施有麻醉的耗时长的非腹部外科手术。

（三）FAST 检查

所有超声检查都是在病人仰卧位下进行，图 16-1 给出了 FAST 检查时超声探头的摆放位置。

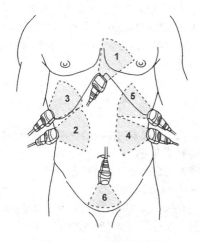

图 16-1　FAST 检查示意图

- ■ 心包区域：在剑突下检查心脏周围有无心包积液（➲ 第 86 页"心脏压塞"）
  - ○ 将超声探头（换能器、传感器）放在剑突下（图 16-1 中探头1）。
  - ○ 找到心脏，用血液做参照标准，调节超声功率、深度和增益。
  - ○ 用纵轴（矢状切面）寻找心脏，检查心包区域是否有积血。
  - ○ 心脏的正常所见是位于心腔与肝脏之间的一条单一回声（白色）线，这就是心包。
  - ○ 心脏的异常所见是脏心包与壁心包被一液性条带分隔开。
- ■ 右上腹：肝肾隐窝（Morrison 窝）是腹腔内最容易有阳性积液的位置。
  - ○ 将超声探头放在右侧腋中线第 11 肋与第 12 肋之间（图 16-1中探头 2）。

    ○ 将超声探头竖起来做扫描,获取肝脏、肾脏和膈肌的矢状切面像。

    ○ 评估肝肾隐窝是否有积液。

■ 右侧胸腔(可选择的扩展视像)。

    ○ 将超声探头在右侧腋中线处向头侧扫描(图 16-1 中探头 3)可以评估右侧膈肌、右侧胸膜腔和右肺。

    ○ 膈肌的特征是呈弧形的白色条纹,随呼吸运动。

    ○ 正常肺实质的超声表现为模糊不清的灰色区域,正常情况下随呼吸滑动,如果这种正常滑动消失提示存在气胸。在经验丰富的医生手中其敏感性>80%,特异性>95%。

    ○ 胸膜腔液体的超声表现是楔状的无回声区域(黑色),紧靠膈肌上方与肺之间。

■ 左上腹:左肾与脾脏之间的间隙。

    ○ 将超声探头放在左侧腋后线第 10 肋与第 11 肋之间(图 16-1 中探头 4)。

    ○ 将超声探头竖起来扫描,获取左肾和脾脏的矢状切面像。

    ○ 评估脾肾隐窝是否有积液。

    ○ 评估脾脏与膈肌之间的间隙是否有积液。

■ 左侧胸腔(可选择的扩展视像)。

    ○ 将超声探头在左侧腋后线处向头侧扫描(图 16-1 中探头 5)可以评估左侧膈肌和左侧胸膜腔。

    ○ 膈肌的特征是呈弧形的白色条纹,随呼吸运动。

    ○ 正常肺实质的超声表现为模糊不清的灰色区域,正常情况下随呼吸滑动,如果这种正常滑动消失就提示存在气胸。

    ○ 胸膜腔液体的超声表现是楔状的无回声区域,紧靠膈肌上方。

■ 盆腔:注意男性的膀胱后方和女性的 Douglas 窝(在子宫后方,又称直肠-子宫陷窝)。

    ○ 超声探头放在正中线耻骨联合上方约 4 cm 处(图 16-1 中探头 6),做冠状切面扫描。

    ○ 正常充盈膀胱的超声表现是无回声结构。

    ○ 异常超声表现所见是位于膀胱左侧或右侧,或位于膀胱后方的血肿。血肿和游离积液的超声表现是膀胱外的无回声区。

(四) FAST 检查的优缺点

1. 优点

■ 快速、无创的床边检查手段。允许多次重复检查。

- 可以由训练有素的急诊内科或外科医生对血流动力学不稳定的病人在急诊室进行。
- 超声无法甄别出积液的种类,但是,对于创伤病人,应该假设积液就是积血,除非有其他证据证实不是积血。eFAST 与生理参数相结合有助于外科医生拟定决断,到底是应该送手术室抑或再做一些辅助检查。
- 对于*血流动力学不稳定*的病人,在判断病人是否具备剖腹或剖胸急诊手术适应证方面,最有用的辅助检查项目是 FAST,尤其当病人存在其他出血源(如:骨盆骨折)混淆时。

2. 缺点

- FAST 的最低腹腔内积液检出量为 200 mL,可靠的检出需要约 500 mL 积血。在创伤早期,当体腔低位积血量不多时,FAST 检查或许会出现假阴性。
- 对单一实质性脏器损伤的遗漏可以高达 25%。
- FAST 检查阴性并不能排除腹腔内出血。
- FAST 结果的可信度对检查者的依赖度很大。
- 外科皮下气肿、肠内气体或肥胖对 FAST 视像都有影响。
- 对出血来源和损伤程度难以给出可靠判断,无法识别哪个脏器受伤或哪种液体(如:血液抑或肠道内容)。
- 创伤超声的敏感性和特异性儿童都不如成人。在成年人群,FAST 检测腹内脏器损伤的敏感性和特异性都超过 95%。但是,在儿童人群,FAST 检查的特异性尽管依旧(特异性大于 90%),但缺乏敏感性(50%)。原因在于:儿童在实质性脏器损伤后容易发生单一的包膜内血肿,没有相关腹腔积血。

第二节 脊柱 X 线片的解读

脊柱 X 线片的解读并不容易,可靠的解读需要遵循一套规范程序。随后的临床处理会侧重于稳定伤情——某些病例的不稳定性骨折需要先做固定,而稳定性骨折可以采用保守治疗,往往鼓励早期活动。放射学所见必须与临床病象匹配。

(一)颈椎 X 线片解读

颈椎的经典创伤摄片为 3 张:侧位、前后位和齿状突位(张口位)。侧位片提供的信息量最大,也是广泛使用的位像;前后位在侧位的基础上增加了信息;张口位能显示齿状突。要养成一种全面有序读片的良习,对每张 X 线片都按同样程式读片。

1. **侧位颈椎 X 线片读片要点**

- **合格性**:一张合格 X 线片应该显示 C1 至 C7 - T1 结合部。如果未能见到 C7 - T1 结合部,请设法下拉双肩或摄游泳者位像。对颈部 X 线平片上显示不清楚部位或可疑部位要补加 CT 扫描进一步明确。

- **对齐性**:观察椎骨轮廓的对齐性——是否能形成 4 条线(图 16-2)。这些线应该是光滑的,中断可能提示骨折或脱位。椎体向前滑移超过椎体宽度的 25% 提示单侧关节突脱位,超过 50% 提示双侧关节突脱位。

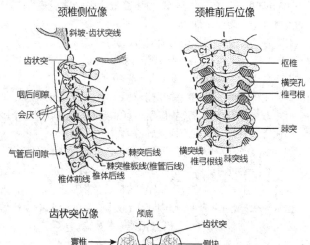

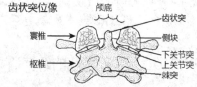

图 16-2 颈椎侧位和前后位 X 线片的解读

- **软组织**:观察椎前软组织间隙是否有肿胀和碎骨片。在高达 40% 的 C1 和 C2 骨折,该间隙增大可能是唯一的放射学异常(正常 C2 前面的软组织厚度应该是 3 mm)。C3 前方的软组织间隙不应该超出 C3 椎体的 1/3。C6 平面的椎前软组织间隙通常与 C6 椎体的宽度相当(最多是 2 cm)。软组织增厚提示存在损伤相关性肿胀——考虑气管受压。

- **椎间盘**:确保各椎间盘间隙基本等高。齿状突与 C1 侧块之间的空间应该为 3~5 mm 且两侧对称。
- **骨骼**:追踪所有椎骨是否有提示骨折的**骨皮质不连续**。有无密度异常,包括挤压伤。重点注意颅骨与高位颈椎之间的关系。枕骨髁、C1 寰椎和齿状突三者应该维持着密切联系。再仔细观察每个小关节突,判断是否有半脱位。

2. 前后位颈椎 X 线片读片要点

- 检查颈椎的区域对线性,确保注意到了创伤性脊柱侧凸或滑脱的存在。
- 正中线棘突的对线情况:突然成角提示一侧小关节脱位。更轻微的变化可能提示小关节不稳或骨折。
- 椎体骨折可能在前后位像上更明显。
- 前后位像一定要与侧位像串起来观察,读片者才能将这 2 种二维影像在脑海中构筑一幅三维图像。

3. C1 和 C2 骨折

- X 线平片:观察 C1 和 C2 最清楚的是**齿状突位像**。如果 C2 上方 C1 的 2 个侧块向外移位之和>7 mm 提示可能存在寰椎横韧带破裂①。这表明可能有寰-枢不稳,需要做内固定。还应该注意枢椎的形态,是否存在齿状突骨折,是否需要据此做进一步影像检查。
- 冠状位和矢状位的 CT 重建影像:在冠状位像上要注意 C1 的侧块是否向外超出 C2 椎体边缘。这种情况见于 Jefferson 骨折(C1 环前后弓的爆裂骨折)。轴向 CT 影像可以为这种损伤的诊断增添帮助。

(二)胸腰椎 X 线片解读

- 前后位加侧位像足矣。
- **用 3 柱理论评估其稳定性**:胸椎和腰椎可以分为 3 个垂直柱(图 16-3)。

---

① 齿状突位像又称张口位像。当 C1 环前后弓爆裂骨折时,只要摄片时的中线正确,在张口位上就可以见到 2 个侧块之间的距离增宽,或者两侧侧块与齿状突之间的距离不对称。按照 Spence 规则:C2 关节面上方 C1 侧块移位大于 6.9 mm 就可能有横韧带破裂,需要用硬颈托固定。不过,新的研究认为侧块的移位大于 8.1 mm 才能推断横韧带破裂,而不是大于 6.9 mm。

- **前柱**：前纵韧带和前 2/3 的椎体。
- **中柱**：后 1/3 椎体至后纵韧带。
- **后柱**：从后纵韧带至棘突尖部。
- 当 2 个柱或所有 3 个柱都受累时，这种骨折就是**不稳定性骨折**。
- 楔形骨折通常只影响前柱，因此属稳定性。
- 爆裂性骨折通常只影响前柱和中间柱，因此属潜在不稳定性。
- 严重骨折/错位影响所有 3 个柱，因此属不稳定性。

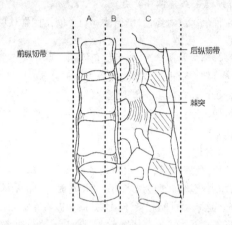

图 16-3 椎骨的 3 个柱：A. 前柱；B. 中间柱；C. 后柱

（三）磁共振影像对急性脊髓损伤的评估

当 X 线平片和 CT 扫描无法合理解释神经系统检查所发现的损伤程度时，应该做 MRI 检查来进一步评估脊柱是否有椎间盘突出、韧带损伤和神经组织损伤证据。

MRI 还可以发现神经正在受压，提示需要外科减压。

MRI 还是脊柱外科医生选择治疗方案不可多得的好工具。在审核脊柱损伤机制和形态时，重要的一点是不仅要对病人的神经功能状态进行评估，还要研究脊柱后方韧带复合体[①]的完整性。在需要时，这种分析可以为外科医生做脊柱固定手术选择恰当入路和固定方法提供参考。

（钱　益）

---

① 后方韧带复合体主要包括棘上韧带、棘间韧带、黄韧带和小关节囊，它的完整性在维持脊柱骨折稳定性上起着至关重要的作用。

第十七章

控制出血

第一节　腹腔止血的一般程序

（一）准备工作

- 严重腹部损伤怀疑有出血的病人应该立即送入手术室。
- 将病人伤情的严重程度告知麻醉师，以便能建立满意的静脉通路。至少需要创建 2 条大口径的静脉通路（优先选择导引针穿刺法）。
- 确保自体血回收装置可用。
- 确保血库已经知晓病人需要大量输血。
- 预防低体温：保持室温、用 Bair Hugger™ 给病人体表加温、给静脉输液加温。

（二）入路与进腹后伤情评估

- 腹部正中切口的优点是进腹快，显露范围广，可以延长成胸骨正中切口进胸。
- 把控制出血放在第一位！进腹后要先紧贴膈下触摸一下腹主动脉，评估病人血压情况。用多块剖腹纱垫和吸引器清空腹腔内的液体和凝血块后设法找到活动性出血的主要来源。
- 如果出血一看不清出血点，就用大纱垫填塞所有四象限，先检查肠系膜有无出血。然后，先撤除最可能出血部位的填塞物开始检查。
- 确定出血部位后，可以采用的暂时性止血方法有手指直接压迫止血（血管损伤）或剖腹纱垫填塞止血（实质性脏器损伤）。用无创钳暂时夹住空腔脏器破口，然后快速把破口缝起来，也可以用切割缝合器做节段性切除。继续按序对腹腔做全面探查，最后把时间花在繁琐的修补上，依据损伤的轻重缓急做了断性处置。
- 如果病人存在下列情况，考虑采用损害控制策略：
  - ○　病人出现低体温、凝血功能障碍、非外科性凶猛出血迹象。

○ 切开创面和损伤创面弥漫性渗血。

○ 腹膜后或盆腔弥漫性无法控制的出血。

○ 出血无法用结扎、缝合或血管夹控制的严重肝破裂。

○ 病人有多部位大出血,对所有伤情做了断性处置看上去会延长手术时间、增加出血量,从而导致低体温或凝血功能障碍。

第二节 损害控制外科

损害控制外科是**损害控制复苏**(⮫第 36 页)的组成部分,它是一种策略,目标是恢复正常生理状态并逆转致死性三联征,将了断性手术暂缓一步。损害控制外科可以分为 3 个阶段:

(一)第一阶段

第一阶段(初次手术)是限制手术范围,仅做救命的**干预性操作**,控制污染和伤口暂时闭合。将了断性修复操作后延至再次手术中处理。

■ 尽可能迅速地控制所有外科出血:做脾切除而非脾修补,做肾切除而非肾修补。

■ 对渗血部位做填塞止血:肝脏、腹膜后、盆腔、肠系膜。

■ 出血控制后,检查是否存在其他损伤。

■ 一旦决定采用损害控制策略,应该快速结束手术(一般主张在 90 分钟内结束手术)。损害控制的目标是止血后把病人送入 ICU,希望在 ICU 为病人输入凝血因子、确切纠正其生理紊乱(酸中毒、组织缺血缺氧、低体温)。

■ 处理肠襻损伤

○ 小缺损:用连续或间断法缝合缺损。不要试图做了断性修补。

○ 大缺损或组织失活区域:用切割缝合器切除受伤区域。不要试图做吻合重建。

○ 不要创建造瘘口。

■ 评估出血:如果填塞控制了出血,可以将填塞物留在原位,也可以用剖腹纱垫或湿毛巾再次填塞。考虑把 2 张贴膜粘在一起(以免其黏性的边缘妨碍贴膜展开)铺在肝脏表面,以便于填塞物取出。

■ 暂时关闭腹腔

○ 用不可吸收缝线连续缝合筋膜——如果筋膜能缝合的话。

○ 如果筋膜不能缝合,考虑"自制腹部三明治敷料"覆盖:先在肠襻表面铺一张薄膜包裹肠襻两侧至腋后线;在薄膜上铺一层绿色毛巾;在毛巾上放 1~2 根多孔引流管与毛巾固定;最后在皮肤上粘贴一张切口贴膜。

○ 市场上有腹部真空敷料出售。

■ 迅速将病人送入 ICU。

（二）第二阶段

第二阶段是 ICU 复苏,纠正致死性三联征(低体温、凝血功能障碍和酸中毒)。

■ 抗生素:依据损伤需要,用哌拉西林/他唑巴坦 3.375 g,每 6 小时 1 次。如果腹腔开放的时间比较长,考虑采用抗真菌治疗。

■ 必要时,通过 Foley 尿管测定腹内压。如果腹内压>30 cmH$_2$O,考虑松解腹壁缝合线。

（三）第三阶段

第三阶段(再次手术)是在可能的情况下做外科重建手术和伤口缝合,不过也可能涉及多种手术。在符合下列情况时返回手术室做了断性手术和筋膜缝合:

■ 体温正常。

■ 凝血功能障碍得到纠正。

■ 血流动力学稳定。

■ 通常是在初次手术后 48～72 小时。

第三节　后腹膜损伤的解剖分区

根据其深面的结构和这些结构的损伤概率,人们将后腹膜分为 3 个区。后腹膜创伤的处理方法因损伤机制和损伤区域不同而不同。

■ Ⅰ区:是指从膈肌食管裂孔至腹主动脉和下腔静脉分叉部的后腹膜中线区血肿。该区的血肿要考虑大血管损伤的可能性。对穿入性损伤,该部位的血肿一定要打开探查——对结肠上区损伤一般采用左侧或右侧内脏中线翻转法显露(图 17-1 和图 17-2),对下腔静脉和腹主动脉远端或髂血管近端的损伤是在盆部直接把血管分出来。

■ Ⅱ区:是指后腹膜外侧区的血肿。该区域的血肿要考虑肾门、肾血管或肾盂损伤的可能性。对穿入性损伤,该部位的血肿一般都需要打开探查,除非血肿很小,没有搏动,也不逐渐增大。

■ Ⅲ区:是指盆部区域的后腹膜血肿。对于穿入性损伤,该部位的血肿应该先排除盆腔大血管损伤。

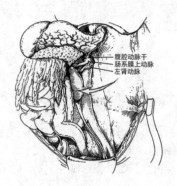
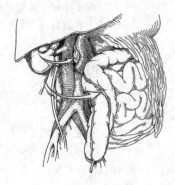

图 17-1 左侧内脏中线翻转手法　　　图 17-2 右侧内脏中线翻转手法

第四节　肝脏损伤的手术处理

- 立即把病人送入手术室,备自动牵开器(Bookwalter 牵开器)。
- 皮肤消毒从下颌至大腿中部,两侧消毒至手术台面。
- 做一个长的正中切口,从剑突至脐。
- 用多块剖腹纱垫做右上腹填塞。**如果出血凶猛或病人处于低血压状态,考虑采用主动脉夹闭器械!!!**
- 填塞腹腔其他象限,检查肠系膜是否有出血。
- 评估肝脏出血急速程度,拟定处置方案。

1. 出血凶猛

Pringle 手法:用手指或用一把无创钳暂时控制肝十二指肠韧带阻断入肝血流的方法。

- 如果出血依旧,考虑有肝静脉损伤或肝后下腔静脉损伤[①],或者动脉血供来自迷走右肝动脉或迷走左肝动脉。
  - ○ 考虑采用下腔静脉-下腔静脉转流(图 17-3)。
  - ○ 考虑采用清创性肝切除显露下腔静脉和肝静脉分支。
  - ○ 考虑采用胸骨正中切口对下腔静脉做更好控制。
  - ○ 考虑做肝周填塞止血(◔第 242 页)。

---

①　肝后下腔静脉撕裂是一种致死性损伤,因为显露肝后下腔静脉需要做广泛的肝周韧带离断、大幅度翻动右肝叶,或将右肝叶切除,或横断腔静脉。在外科显露过程中,下腔静脉的大口径和高流量会出现大出血,钳夹阻断下腔静脉往往又会因为回心血量骤减而引起低血压。

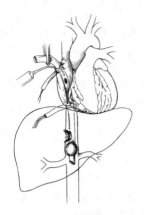

图 17-3 下腔静脉内转流

下腔静脉损伤的止血要求在下腔静脉破口处的前向和后(逆)向出血都得到控制的同时,维持静脉回心血量。为了达到这一要求,就需要用一根管子跨越下腔静脉破口将下腔静脉远段的血液直接送入右心房。

- ■ 如果出血停止,松开 Pringle 手法,用缝合法控制主要出血点或考虑用大网膜填塞。

- ■ 如果出血停止但由于凝血功能障碍病人情况更糟,权宜之计是填塞止血。

2. 出血中等

- ■ 可以用填塞法控制出血:

  - ○ 游离肝脏:顺序离断镰状韧带和两侧三角韧带。将肝脏向中线翻转进入切口。

  - ○ 探查肝脏的伤口(但不要把伤情搞糟了)。

  - ○ 用缝合法控制出血。

  - ○ 考虑用大号缝针可吸收缝线(0 号单股缝线,肝针)缝合肝脏创缘。

  - ○ 考虑用大网膜填塞。

- ■ 在右肝或左肝深裂伤,某些位于肝实质内的特殊出血点可能无法通过缝合结扎来达到完全止血之目的,在这种情况下,可以结扎一侧(右侧或左侧)的动脉来控制出血,这样做几乎不会有缺血性肝坏死的风险。

- ■ 如果出血已得到控制,但由于凝血功能障碍病人情况更糟,权宜之计是填塞止血。

3. 出血控制后

■ 探查腹腔其余部分,特别注意肝门、十二指肠、胰腺和右侧结肠。

■ 如果肝脏撕裂比较深,有可能发生胆汁漏和积液时,请留置引流。

■ 如果采用的是填塞止血,暂时关闭腹腔(➲第 238 页),切口敞开。

■ 如果采用的是填塞止血,就应该在 24～48 小时后撤除填塞物。准备做填塞物撤除时,要准备自体血回输装置、氩气凝血器和血制品。

■ 在填塞期间用头孢唑啉 1 g,静脉推注,每 8 小时 1 次。

4. 肝周填塞

■ 对出现低体温、酸中毒和凝血功能障碍的病人,先进行肝周填塞止血,按计划做再次手术对损伤做了断性处理是一项救命之举(➲第 238 页损害控制剖腹术)。

■ 将剖腹纱垫填在肝脏周围达到压迫止血之目的。

■ 将腹壁切口敞开(➲第 238 页损害控制性剖腹术),在其上覆盖临时敷料,待病人的代谢异常和凝血功能障碍纠正后,在 24 小时内做计划性再次手术。

5. 用于肝脏穿入伤的肝内球囊压迫止血装置

取一根 2.5 cm 宽的 Penrose 引流管(也可以用一个阴茎套),扎住一端,插入一根红色橡胶鼻-胃管,再在这根鼻-胃管周围扎住另一端,这就形成了一根长的球囊管。将这根长条形的球囊管插入肝脏出血的伤道,将造影剂通过连接在鼻-胃管上的三路开关注入球囊使其膨胀,靠球囊压迫肝脏创面起到止血效果。该鼻-胃管通过腹壁引出体外,在 24～48 小时后放瘪球囊后拔除。

第五节　周围血管损伤的手术处理

■ **第一步**——近侧控制:请一定采用择期手术时惯用的切口。不主张在未做近侧控制的情况下直接在损伤部位显露,因为这样做不但会增加失血量,而且不会省时。偶尔,因解剖结构妨碍近侧控制时(如:腹股沟韧带或下颌角),可以向损伤动脉近侧插入一根带三路开关的 Fogarty 球囊导管,然后膨胀球囊。从容不迫地将近侧动脉解剖分离出足够长的一段以便上血管夹或血管阻断带,并对该动脉进行修复。近侧控制完成后,如果病人没有体腔出血或颅脑外伤的证据,就应该考虑全身肝素化。

■ **第二步**——远侧控制:在可能的情况下依旧应该远离损伤部位。

- **第三步**——评估伤情,酌情拟定计划:主要考量伤后时间、动脉受伤特点,以及骨和软组织的伴随伤特点。如果病人在入院时受伤动脉已经完全闭塞并出现了缺血征象,就应该优先考虑恢复远侧肢体的灌注。可以采用临时血管转流达到该目的。

- **第四步**——清创修剪损伤的动脉直至健康动脉壁:在可能的情况下,可以将受伤的动脉后壁留着,以免两断端回缩。在清创和创面准备完毕后,暂时先松开近侧的阻断夹,再松开远侧的阻断夹,目的是评估顺向(前向)和逆向出血。然后分别向近侧和远侧血管内插入一根 Fogarty 导管,目的是清除近侧和远侧血管内的血栓,确保没有血栓残留。在 Fogarty 导管插入后,分别向两侧血管注入肝素生理盐水。

- **第五步**——修补:方法有一期缝合、补片法血管修补、端-端吻合(无张力情况下)和间置一段血管几种选择。
  - 如果无法行一期修复,首选的桥接管道是大隐静脉或小隐静脉。也可以采用未受伤上肢的头静脉,问题在于,头静脉不像下肢静脉,它没有肌层,随着时间的推移容易形成动脉瘤。如果没有静脉可供一期修复之用,可以将人造血管[推荐采用肝素涂层的聚四氟乙烯(polytetrafluoroethylene, PTFE)]人造血管用作外周大动脉(即:股总动脉、股浅动脉和锁骨下动脉)的桥接管道。
  - 四肢大静脉损伤也应该做修补:如果病人的情况稳定,大静脉的修补会改善肢体的血液回流,从而增加伴行动脉修补的成功率。这一点最适用于腘静脉损伤。动脉修复的几种术式也适用于静脉修复——直接缝合、端-端吻合和间置一段血管。桥接管道的选择取决于受伤静脉的粗细。对腘静脉来讲,可以选择大隐静脉做桥接管道。对更粗的静脉(如:股总静脉)来讲,则推荐采用肝素涂层、外部有支撑的 PTFE 人造血管。在静脉修补后,后期往往会有血栓形成,但是,早期的通畅有助于侧枝循环建立,还能降低术后静脉功能障碍的发生率。

- **第六步**——判断缝合口血流通畅情况:触摸远侧是否有动脉搏动,用连续波 Doppler 检查动脉的流入和流出,或者做术中动脉造影。可以选择检查 1 项,也可以选择全部检查,保存所有检查结果。

- **第七步**——用有血供的组织覆盖修补处。

(钱　益)

第十八章

开放性伤口清创术

第一节　一般清创术

- 神经阻滞麻醉或局部浸润麻醉。
- 采用局部手法压迫控制出血。酌情使用止血带。
- 用无菌敷料盖住开放性伤口，请一位助手维持敷料在位。
- 用软毛刷和肥皂水刷洗伤口周围的油污。
- 再用软毛刷和温生理盐水清洗伤口周围的皮肤，清除深藏的污垢和碎屑。
- 揭去敷料，用大量温生理盐水清洗伤口，清除伤口部位的所有污垢和碎屑。在这方面，脉冲式冲洗系统可能很有帮助。
- 做皮肤消毒和铺巾。
- 轻轻探查伤口，检查皮肤、皮下组织和深层结构。用手指或探子顺着穿入性伤口的伤道探入，判断伤道方向，是否有血管、神经、肌腱、骨骼和肌肉损伤的可能性。如果怀疑肌肉损伤，切开表面的筋膜，取拭子送厌氧菌培养。判断该伤口类别（◐第149页），伤口类别决定了后续处理。
- 止血：先用细动脉钳夹住小血管，然后用电凝止血，或者用可吸收细线结扎止血。用压迫法、止血带或无创血管钳控制粗动脉和粗静脉损伤，以方便稍后的修复手术。
- 对**单纯清洁伤口**用大量无菌生理盐水冲洗，不留置引流管。不要尝试对清洁的离断肌肉做缝合，可以缝合其包裹筋膜。正确缝合皮肤。
- 对**复杂污染伤口**可以在切除失活组织后做部分修复。先对骨折部位做固定，然后，请经验丰富的外科医生对主要动静脉损伤段做修复，必要时使用移植物。对离断的神经，可以缝1～2针将两断端的神经束膜松松对合，目的是在伤口愈合及所有炎症迹象消退后，便于找到两断端做修复。用同样的方法处理离断的肌腱，以便后期在确定性修复手术中寻找两断端。不要去除仍然与骨膜相连的小骨片,也不要丢弃大块碎骨片(无论这些大块碎骨片是否与骨膜相连)。**切除失活的肌肉**,特别是大腿和臀部的大块失活肌肉。尽可能去除异物。如果一些穿入性低速枪弹伤位置深在,最好是留着不处理,前提是排除了重要结构损伤。清除位置浅表的霰弹枪弹丸。**低速枪弹伤道一般不需要敞开或切除**,但伤口不宜缝合。若深部组织瓣能轻而易举地缝合,可以切除表面失活的皮肤,必要时做一个松弛切口或采用皮肤移植。**不要草率地切除手掌部的特殊皮肤**,要保留活力模棱两可的手掌皮肤,宁愿做后期切除,必要时,请整形外科会诊。

- 固定所有相关骨折部位:可以用管形石膏固定患肢,在管形石膏上开一个窗,以便对伤口做敷料更换。开放性骨折并非内固定(钢板、螺丝、髓内钉)的绝对禁忌证,不过,这种手术只能请有经验的创伤或骨外科医生实施。在急诊情况下,最好使用**临时骨牵引和外固定支具**。

- **复杂腔伤口**的处理与神经和肌腱等组织损伤的处理相仿,不过,除主要血管外,请勿对损伤结构做尝试性修复。用纱布填塞伤口,每天更换敷料,直到感染迹象消失,然后通过延迟一期缝合或皮肤移植闭合皮肤伤口。

- 对**高速枪弹伤伤口**,要将伤道充分敞开后清创,因为高速枪弹伤伤道周围的组织都是失活组织。保留健康的、有收缩能力的在切割后会出血的肌肉。这会在枪弹伤道处留下一个大腔。由于枪弹碎片、污物和衣服等异物被带入伤口深部,因此污染不可避免。

- 对离断的神经和肌腱做标记,以便日后做确定性处理。切去皮缘,用生理盐水浸透的纱布包伤口。按上述方法处理所有相关骨折。每日更换敷料,直至感染得到控制、所有坏死组织都应该切除。只要伤口周围的皮肤没有红肿,就可以对伤口皮肤做延迟一期缝合,通常在 3~7 天,并计划对受损结构做修复。

- 切记,抗生素不能弥补不合格的清创技术。

第二节　面部开放性伤口

(一) 概述

- 面部创伤的重中之重是恢复外观。面部撕裂伤的成功一期缝合要求做到以下几点:伤口清洗、尽可能少的清创、呵护组织以及皮缘外翻。严格遵循这几条原则可以让病人有最佳的机会获得最细微的瘢痕。

■ 面部伤口清洗方法:在局部麻醉后用生理盐水冲洗伤口,注意去除所有异物和失活的组织。

■ **与人体其他部位相比,面部的血供超级丰富,即使在伤后超过6小时也应该争取缝合。**此外,由于面部的皮肤比较松弛,大多数面部伤口都可以一期缝合。新鲜面部伤口要尽量避免采用局部皮瓣,局部皮瓣应该等伤口稳定后在二期修复手术中采用。

■ 对清洁撕裂伤,先用 4-0 单乔缝线或普迪思Ⅱ缝线间断缝合法对合真皮深层(线结打在深面),再用 5-0 或 6-0 号尼龙缝线或其他单股缝线(如:Prolene 缝线)间断缝合法缝合创口。黏膜撕裂伤应该用快薇乔缝线缝合。

■ 对不能耐受拆线的儿童或无法返回医院拆线的病人,可以采用N-丁基-2-氰基丙烯酸酯(多抹棒®)或快薇乔缝线。皮肤黏合剂(如:N-丁基-2-氰基丙烯酸酯)仅适用于面部低张力撕裂伤伤口且无感染之虞的场合。

■ 面部伤口的缝合要求边距 1~2 mm,针距 3 mm,以便创缘满意对合。

■ 面部伤口的拆线时间是 3~5 天后,目标是让瘢痕和"铁轨线"最不显眼。在缝线拆除后,可以考虑在伤口上用 Steri-Strips 免缝胶布"拉合"1~2 周。

■ 在修复手术后最初 48 小时就可以局部涂抗生素软膏。**告诫病人在术后第一年避免晒太阳,并在瘢痕上使用防晒剂。**瘢痕部位会被晒得比周围皮肤黑,因为晒太阳会使得瘢痕色素沉着过度,看上去很明显。

■ 瘢痕通常在伤后最初 1~2 个月最明显。瘢痕翻修应该等待至瘢痕成熟(4~24 个月)。一般来讲,至少在伤后 6~12 个月不主张做瘢痕翻修手术。

■ 对面部撕裂伤的感染预防来讲,**反复冲洗加尽可能少的清创通常足矣。**如果给予抗生素,应该选择第一代头孢菌素。如果病人对青霉素过敏,可以用克林霉素。对于面部咬伤病人以及患有潜在心脏疾病容易发生感染性心内膜炎的病人,应该全身使用抗生素。此外,感染的高风险人群(如:老年人、免疫功能受损的病人以及伤口累及口腔的病人)也应该考虑全身使用抗生素。

（二）唇部伤口

- 对于口唇损伤，要特别注意**唇红缘**和**干-湿黏膜交界线**的仔细对合。确保皮缘外翻。为了能轻而易举地识别这些清晰界标，最好采用神经阻滞麻醉，因为局部浸润麻醉会使局部解剖变形。如果准备用局部浸润麻醉，可以在注射局部麻醉剂前用亚甲蓝对这些标志做标记。

- 口唇全厚撕裂伤的修复：皮肤、唇肌和黏膜撕裂后唇肌会回缩，外观似乎有组织缺失，不过，通常都没有组织缺失。
  - 冲洗伤口：用生理盐水。
  - 修复肌肉：用间断缝合或"8"字缝合（在唇部"8"字缝合只能用于肌肉修补）修复肌肉。用 3-0 或 4-0 的可吸收缝线。在缝合肌肉时，缝针不要勾着黏膜。
  - 先缝最里面的黏膜：先用 4-0 可吸收缝线缝合口唇最里面的黏膜，尽可能少用缝线。
  - 修复皮肤：正确对合唇缘，然后对合干-湿黏膜交界线。

（三）面颊部伤口

- 面颊部全厚撕裂伤（从皮肤贯通皮下组织和口内黏膜的损伤）的修复：这种伤口应该分层修复。外科医生必须仔细检查腮腺是否受损伤，如果不怀疑腮腺或面神经损伤：
  - 冲洗伤口。
  - 先用 4-0 可吸收缝线缝合口内黏膜。
  - 再次冲洗伤口，因为此时口腔黏膜已经与皮下组织不相通。
  - 必要时，可以用尽可能少的 4-0 可吸收缝线对皮下组织做缝合。
  - 最后用 5-0 不可吸收单股缝线缝合皮肤。
- 就唇部损伤来讲，损伤面积高达 25%～30% 的唇部撕破仍然可以采用一期缝合。一般来讲，对撕裂范围更广的损伤，若能采用局部皮瓣做重建，取得的效果会比单纯缝合好些。

（四）眉毛

- **不要剃眉毛！** 眉毛为破裂组织创缘的对合提供了界标，眉毛剃除后不一定会重新长回正常状态。
- 眉部撕裂伤的缝合要尽可能顺应眉毛的天然弧线。
- 选择与眉毛颜色不同的 5-0 或 6-0 的单股缝线做缝合，把线头留得长一些,以方便拆线。

■ 缝线不要收得太紧,以免伤害皮下毛囊,导致日后眉毛"斑脱"。

(五)舌撕裂伤

舌头具有丰富的血供和肌肉。在舌撕裂伤的缝合中,必须注意采用多层缝合,以免伤口裂开和出血过多。深部的肌层可以用 3-0 快薇乔线缝合,黏膜层可以用 3-0 铬制肠线或 3-0 快薇乔线缝合。

(钱 益)

第四篇 高级创伤救治基本体系

第十九章

创伤科日常工作制度

（一）2020～2021 年度负责创伤的主治医师和联系方式

表 19-1　2020～2021 年度负责创伤的主治医师和联系方式

主治医师姓名	固定电话	助理电话	手机
陈大医生	8326-4776	8326-4776	略
芮二医生	8326-5549	8326-5549	略
张三医生	8326-4776	8326-4776	略
李四医生	8326-4776	8326-4776	略
王五医生	8326-4776	8326-4776	略

（二）主治医师负责制

为了能够做到合理监管，每个病人的处置都需要主治医师与住院医生之间的通力协作。最终是主治医师对该创伤团队的一切行为负责，因此，凡发生在该科室内的一切重大行为都必须报告当班主治医师。

（三）值班主治医师职责

■ 值班主治医师负责每周一至周五的早查房以及每周一至周五07：00～17：00 的全部创伤病人救治。

■ 周末早查房由前一日夜班值班的外科医生履行。在主治医师不在班（岗）的夜晚或周末，由排班表中指定的值班医生全权负责创伤病人的收入院事宜。

○ 创伤科值班医生必须在Ⅰ类创伤病人（Ⅰ类创伤标准⊃第256页图 20-1）抵达后 15 分钟内赶到急诊室。

○ Ⅱ类创伤病人入院后 16 小时内必须有一位主治医师探望过病人。

○ 在每周三住院医生教学讨论会期间，急诊创伤病人由当天创伤值班医生、急诊科主治医师、护士负责。创伤会诊由创伤主治医师负责。

○ 在入院后翌日查房时,创伤外科医生要对值班外科医生(在夜晚或周末)收治的病人及其初期医疗进行评估。负责查房的创伤外科医生的职责是对所有入住创伤外科的住院病人做巡视。

(四) 查房制度

■ 8:00 准时开始查房,参加人员是创伤科的住院医生、创伤执业护士和创伤主治医师。先浏览一遍病人一览表和全部新摄的 X 线片。

■ 住院医生在每周三应该对所有病人先做一次预查房,在 7:00 前向负责教学的创伤主治医师汇报。然后,由该创伤主治医师在 M&M 会议后带领创伤执业护士一起查房。

■ 周末查房时间可以由住院医生与主治医师在周末前协商确定。

■ 经治医师在查房前先看过和检查过病人,拟妥"诊疗计划"。

■ 有并发症的病人或病情不稳定的病人应该在查房前与住院总医师讨论。

■ 书写所有记录(包括 ICU 内病人的记录)。

■ 住院总医师在查房过程中起"帮手"作用。

■ 要求 ICU 住院医生报告 ICU 内所有血流动力学不稳定或复苏尚在进行中的每一位病人。

■ 报告应该包括如下内容:

○ 受伤情况以及入 ICU 后主要的外科和药物干预措施。

○ 过去 24 小时的病情变化和治疗性干预。

○ 过去 24 小时症状方面的任何变化。

○ 生命体征,包括有创监测、呼吸机和血气的数据。

○ 体格检查。

○ 目前用药。

○ 实验室和 X 线数据。

○ 对病人每个相关系统的评估和计划拟定。

■ 所有记录都需要签字、注明记录的日期和时间。不允许病历中只有医学生书写的记录。在医学生书写记录的下方,住院医生所书写的记录也不允许简单地写作"同前"。

■ 在查房结束时,扼要地把病人的情况告知家属。

■ 在每个病人的查房结束时,要对该病人给出一个清晰的诊疗计划和预期展望。

- 所有相关 X 线片都要在查房前或查房后阅读过。
- 在每个工作日下午工作结束前,住院医师对所有病人做一次常规"交班前"晚查房,目的是对检查结果和当天的病情变化做一次核查。
- 在所有初始诊断性检查完成后,要求在入院后 24 小时内完成三期筛查单的填写,确保这项工作按时完成是高年资住院医生的职责。

(五)交接班制度

- 传递给当晚值班的接班医生的信息要足够,包括:
  - 创伤救治室中正在继续复苏的病人。
  - 所有重危病人的病情和诊疗计划。
  - 交代当下哪位病人的哪些检查项目正在进行中,需要予以关注。
- 值班医生应该在翌晨将上述同样信息(有关创伤病人在夜间所发生的一切)传递给白班医生。

(六)手术病人

- 指派一名住院医师负责创伤科所有医生洗手上台事宜。
- 洗手上台的住院医生应该熟悉该病人的病情和每例手术的重点,这些重点包括:
  - 疾病进程和病理生理。
  - 手术方法和替代方法。
  - 潜在并发症。
  - 正确的术后随访。
- 主治医师和住院医生需要在手术结束前明确由谁来书写手术记录。

(七)医学生

- 欢迎医学生来创伤外科实习。
- 为医学生安排特定的病床管辖病人。
- 指派医学生参与所有操作(在有操作的情况下)。
- 要求医学生在日常查房中报告所管辖病人的病情进展。
- 让学生们根据他们入科后最初几天产生的一个问题针对性地做一场简短的循证报告。

（八）并发症与死亡（M&M）讨论会

- 要求每一位住院医生都能参加每一次的教学讨论会，这段时间的临床工作由值班的创伤科主治医师填补空缺。
- 由住院总医师或一位高年资住院医师根据观察以及质量管理员递交来的清单制作一张 M&M 讨论会列表，请创伤科科主任审核过目，确保所列出的并发症都有明确的知识培训价值。
- 要求住院总医师参加每月一次的创伤多学科讨论会和每月一次的创伤科科室医疗质量持续改进讨论会。

（九）临床教学

- 每周四中午 12:30 在创伤病房集合。
- 参加对象是所有住院部的医生。如果某住院医师此刻有其他任务在身，必须提前向负责临床教学的创伤科主治医师请假。
- 要求病人进入示教室，病历夹摆放在前面教台上。如果哪位住院医生参与过某病人的手术，那么，他/她就应该追踪了解该病人的康复过程。
- 在探视过病人后，住院医生/医学生就应该与该主治医师对该病例展开讨论，并将这次查房活动和计划在医疗文件中记载。

（十）病历文档

- 务请保持字迹清晰可辨！
- 采用表格式创伤病人病史与体格检查记录单。
- 希望所有操作以及与病人的交流都留有文字记录。任何时候，只要你检查过病人或看过检查结果，都最好留有记录。
- 除了插 Foley 导尿管、鼻-胃管、基本的敷料更换和 PICC 维护外，所有操作都应该留有记录。
- 记录病人出院时的情况、出院治疗和随访时间。最好采用标准化的出院记录单。
- 如果病人是在急诊室请你去的，然后从急诊室出院回家，也必须有一份*"会诊记录"*。

（十一）科室医疗安全与质量持续改进

- 如果在创伤处理或制度执行中发现了问题，请尽快将这些暴露出的问题禀告创伤科科主任、创伤质量管理员或创伤项目管理员。
- 质量改进倡议形成后，要给予通力合作。

（十二）几点注意事项

- 每一位医生都代表着医院的形象，请礼貌对待所有与你接触的人，察言观色，重视他们的情感流露。杜绝粗鲁和不文明举止！
- 在病人面前展示对工作的热诚。
- 如果对病人的处理方面存在不清楚的地方，一定要不耻下问！

（陈　辉）

第二十章

创伤警报与响应制度

创伤团队的激活("创伤警报")

1. 急诊室与创伤警报分类标准

急诊室护士在接到来自现场的有关伤员伤情的警报,或在伤员直接送达急诊室时,立即联系急诊科主治医师,判断创伤的紧急程度,通过直线电话(62330)做相应等级的创伤救治团队激活(图 20-1)。

I 类创伤标准	II 类创伤标准	III 类创伤标准
各年龄组	符合下列任何一项但不符合 I 类的创伤病人:	有下列任何一项但不符合 I 类也不符合 II 类的创伤病人:
气道:		
• 气管插管/辅助通气	• 机动车车祸,车速>55 km/h	• 汽车有翻滚
• 气道不畅(鼻翼煽动、三凹征、喘鸣或发绀)	• 从车内弹出	• 同一车厢的乘客有死亡或重伤
呼吸:	• 骑车碰撞伤(自行车或摩托车,车速>30 km/h)或骑手被抛出摔伤	• 解救时间>20 分钟
• 呼吸频率:	• 行人被机动车撞伤,车速>8 km/h	• 车厢变形>50 cm 或者伤者座位处车厢内陷
0~5 个月月龄: RR<20	• 成人从 4.5 m、儿童从 3 m 以上高处坠落	• 年龄大于 55 岁或小于 5 岁,或既往有心、肺、代谢方面疾病,或者有毒品或酗酒
6 个月~12 岁: RR<16	• GCS 9~13 分,存在颅脑损伤机制	• 成人从 4.5 m、儿童从 3 m 以下高处坠落
≥13 岁: RR<10 或>29	• 明显的钝性颅脑损伤,院前有人目击神经学改变	
循环:	• 严重颌面部钝性损伤(不存在气道不畅)	
• 休克表现:面色苍白、皮肤湿冷、P>120 且脉搏弱、毛细血管再充盈时间>3 秒(假如环境温暖)	• 连枷胸或胸部挤压伤	
• 正在输血或用升压药的转入病人	• 怀疑骨盆骨折	
• 血压	• 2 处或多处长骨骨折(股骨或肱骨)	
<6 岁: SBP<60	• 腕关节或踝关节近侧的离断伤	
≥6 岁: SBP<90	• 腕关节或踝关节近侧的四肢穿入伤	
神经体征:	• 烧伤面积<20%伴严重创伤者,收入创伤外科病房或 ICU 病房	
• GCS<9 分,存在颅脑损伤机制	• 烧伤面积>20%创伤情稳定者,收入烧伤病房	
• 创伤性截瘫或四肢瘫	• 妊娠≥20 周的孕妇,存在创伤性损伤机制	
解剖诊断		
• 头颅、颈部、躯干、肘上或膝上的枪弹/穿入性损伤		
• 开放性胸部损伤		

图 20-1 依据创伤伤情的紧急程度拟定的创伤警报分类标准

对符合Ⅰ类创伤标准的*儿童创伤*（年龄在8岁以下），要求急诊科主治医师或高年资住院医师马上到达现场，并依据具体情况决定是否激活创伤团队。

2. 激活创伤救治团队

- 当急诊服务台接到符合相应标准的病人即将到达的通知时，会同步激活系统。
- 对不符合上述标准但要求创伤团队人员在场时，可以由急诊科工作人员来激活同步激活系统。
- 创伤团队成员在手机上看到创伤警报信号后，所有成员按要求前往急诊科复苏室。
- 如果创伤团队正在手术室忙碌，他们会直接联系普通外科的指定医师前往。
- 一定要在日志中记录团队的激活时间和队员抵达时间，存档保管，并在病人病历中记录抵达时间。
- 放射科支持：当急诊科接到符合紧急应答标准的病人即将到达或实际已经到达的第一时间通知时，通过专用电话通知放射科，放射科技师和便携式X光机会在复苏室处于待命状态。

3. 创伤救治团队的激活和响应要求

- Ⅰ类创伤的激活范围是创伤科主治医师、住院总医师和住院医师（图20-2）。
- Ⅱ类创伤的激活范围是创伤科住院总医师和住院医师。
- Ⅲ类创伤仅仅通知急诊科医生。如果病人病情稳定，或伤情得到识别后，急诊科医生会酌情请创伤科医生会诊。
- 创伤团队成员在任何时候对符合高级别激活标准的伤员都可以升级做高级别激活。
- 所有医生在抵达时都应该在记录护士处签到。

4. 备班人员的激活

- 创伤科主治医师和住院总医师有激活备班人员的酌处权。
- 备班人员激活后要求在30分钟内抵达。

5. 通知专科会诊

- 当发现专科相关伤情时，应及时请会诊，特别在有致命伤情或广泛伤害情况下。由创伤总住院医师负责通知请会诊，也可以委派创伤科、急诊科某位住院医师联系。
- 如果会诊医生在20分钟内未到达，应该通知该科室的总住院医师。如果在20分钟内没有响应，急诊科或创伤科主治医师就应

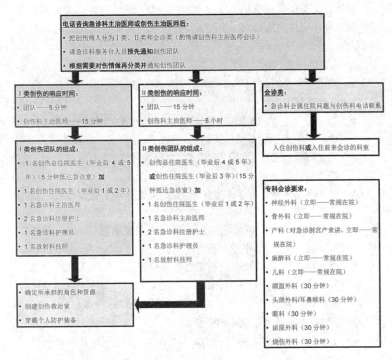

电话咨询急诊科主治医师或创伤主治医师后：
- 把创伤病人分为Ⅰ类、Ⅱ类和会诊类（酌情请创伤科主治医师会诊）
- 请急诊科服务台人员**预先通知**创伤团队
- 根据需要对伤情做再分类并通知创伤团队

Ⅰ类创伤的响应时间：
- 团队——5 分钟
- 创伤科主治医师——15 分钟

Ⅱ类创伤的响应时间：
- 团队——15 分钟
- 创伤科主治医师——8 小时

会诊类：
- 急诊科会就住院问题与创伤科电话联系

Ⅰ类创伤团队的组成：
- 1 名创伤总住院医生（毕业后 4 或 5 年）（5 分钟抵达急诊室）加
- 1 名创伤住院医生（毕业后 1 或 2 年）
- 1 名急诊科主治医师
- 2 名急诊科注册护士
- 1 名急诊科护理员
- 1 名放射科技师

Ⅱ类创伤团队的组成：
- 创伤总住院医生（毕业后 4 或 5 年）或创伤住院医生（毕业后 3 年）（15 分钟抵达急诊室）加
- 1 名创伤住院医生（毕业后 1 或 2 年）
- 1 名急诊科主治医师
- 2 名急诊科注册护士
- 1 名急诊科护理员
- 1 名放射科技师

入住创伤科**或**入住前来会诊的科室

专科会诊要求：
- 神经外科（立即——常规在院）
- 骨外科（立即——常规在院）
- 产科（对急诊剖宫产来讲，立即——常规在院）
- 麻醉科（立即——常规在院）
- 儿科（立即——常规在院）
- 颌面外科（30 分钟）
- 头颈外科/耳鼻喉科（30 分钟）
- 眼科（30 分钟）
- 泌尿外科（30 分钟）
- 烧伤外科（30 分钟）

- 确定所承担的角色和资源
- 创建创伤救治室
- 穿戴个人防护装备

图 20-2　创伤警报分类与创伤团队响应时间要求

该与该科主治医师联系。

■ 在对创伤急救信号响应时，专科医生的车可以在"创伤外科医生"专用车位停泊。

（陈　辉）

第二十一章

团队协作与会诊制度

目的是通过明确创伤团队每位队员在创伤复苏过程中各自的特定职责,为创伤病人提供最理想的医疗。各医院的创伤救治团队差异甚大,主要取决于物力、人力和当天的时段。

每一个队员都必须深谙自己的特定任务,以免造成抢救场面混乱失控,以保证体液复苏有效。这些任务应该在创伤伤员抵达前就布置完成,在初期筛查评估中开始实施。

(一)准备接待病人

1. 报警通知与团队准备

■ 通过总台将创伤警报发给创伤团队的值班人员。

■ 创伤团队队长布置伤员抵达时团队各成员的角色分配。

2. 工作人员保护装备

所有用手接触病人的人员都应该戴手套、系围裙、戴眼罩/面罩,甚至穿戴铅围裙(用于初期筛查时的 X 线防护)。

3. 准备监护仪和医疗设备

■ 准备 3 导联心电图(ECG)、血压(BP)监测和动脉氧饱和度监测(SpO_2)。

■ 准备大口径的静脉置管和静脉切开设备。

■ 将预温好的 0.9%氯化钠注射液 2 L 安装在输液泵上,以便随时使用。

■ 如果急诊室配备有便携式急诊超声诊断仪,请确保处于随时能用的状态。

4. 安排其他部门做好准备

■ 请放射科技术员做好来复苏室摄胸部和骨盆 X 线片的准备。

■ 通知 CT 技术员、放射科医生做好准备。

■ 通知血库。

■ 通知手术室。

(二) 团队成员与角色安排

1. 创伤团队队长

队长应该在病人抵达前就定下来,由创伤外科主治医师、急诊科主治医师或高年资住院医师/住院总医师担任。起初站位是在推床的足端(图 21-1)。如果队长需要离开病人床边,必须把担子明白无误地交给另一位高年资队员。

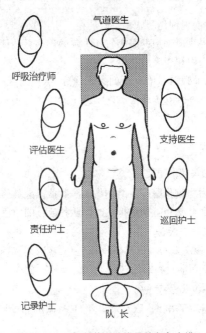

图 21-1 创伤复苏团队成员的角色安排

队长的职责:

- 集结创伤团队成员,明确每位成员的特定角色指派。
- 直接听取救护车(直升机)人员的口头报告。
- 指导复苏(监督"评估医生"初期筛查的效率),酌情更改或废除不合适的医嘱。
- 回答队员的提问。所有问题或信息都应该是针对该病人的,不应该出现任何与该病人病情无关的讨论话题。
- 决定病人的处置:气管插管抑或环甲膜穿刺,建哪条输液通路,输液输血的种类和量,辅助检查的必要性和项目。

- 检查和治疗的优先次序安排。
- 直接指导和帮助实施大型急诊干预(如:复苏性开胸术、环甲膜切开术)和有创诊断(如:诊断性腹腔穿刺)。
- 与专科医生联系,与病人家属谈话。

2. 气道医生

- 由急诊科主治医师或住院医师担任。一般站在病床的头端。
- 在病人抵达前:核查气管插管急救盘的物品,核查喉镜是否随时可用,检查床头的吸引器和氧气。
- 评估和处理气道,保护颈部免受损伤。
- 给氧和实施通气。根据队长的决定给病人做气管插管。
- 负责颈椎的固定和滚木式翻身。
- 其他任务
  - 通气和监测通气状态,评估氧合状况。
  - 吸引气道。
  - 控制头部和颈部伤口的出血。
  - 必要时,向颈内静脉/颈外静脉插入大口径导管。
  - 根据队长指示,插入鼻胃管或口胃管。
  - 必要时,协助做环甲膜切开术。
  - SAMPLE 病史采集(⊃第 10 页)。
  - 把所有见到的情况向队长禀报。

3. 评估医生

由高年资创伤外科住院医师(毕业后第 4 或第 5 年的创伤外科住院医师)担任。一般站在病人右臂的位置。

- 病人抵达前:核查装备和个体防护装备。
- 负责 B - E 的初期筛查,并向创伤团队队长汇报。
- 根据掌握的技巧和培训情况做操作,如:在队长指导下做右侧静脉通路建立、环甲膜切开,在复苏性开胸术中做助手。

4. 支持医生

由低年资住院医师担任。直接听从队长安排。通常站在病人左侧,位于担架中部与足端之间。

- 在病人送达前:核查所有预期会用到的设备和器件齐全,处于可用状态。
- 暴露病人。
- 开通静脉通路:插入左侧静脉通路——股静脉或锁骨下静脉通路,把血标本送检。

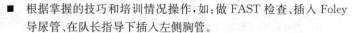

- 根据掌握的技巧和培训情况操作,如:做 FAST 检查、插入 Foley 导尿管、在队长指导下插入左侧胸管。
- 确保病史和体格检查内容以及医嘱内容在病历中做了记录。
- 把发现的情况和干预性处理向队长汇报。

5. 责任护士

通常都站在病人右侧。

- 连接监测仪,包括心电图导联、SpO₂探头和测血压的袖带。
- 监测生命体征(BP、P、RR、指脉氧、神经学体征的进行性变化等)。用手工法测取最初的血压数值。将评估和干预情况向队长禀报。
- 可以做右侧静脉通路开通工作。负责血液加温装置的设定和输血工作。
- 在队长指导下给予药物。监测用药效果和治疗效果,把病人的治疗反应向队长禀报。
- 为他人的操作提供协助:如插入鼻胃管、Foley 导尿管,打开手术器械包。
- 与病人沟通,安慰病人。

6. 巡回护士

- 由注册护士、执业护士、护理员担任。
- 在责任护士的指挥下执行任务。
- 负责物品和设备的取货。
- 为病人脱去衣裤——从胸部和上肢开始。
- 为他人操作提供协助。

7. 记录护士

- 在相应的记录单上记录所有生命体征、操作、用药等。对检验标本做准备、标记和发送。
- 记录创伤外科团队主治医师、高年资创伤住院医师(毕业后第 4 或第 5 年)和其他外科(骨科)会诊医师的抵达时间。
- 将与临床所见有关的重要问题直接向队长提出,目的是留下满意的文档资料。

8. 放射科技师

起初站在创伤团队的身后、便携式 X 线机旁,听候复苏医生、高年资创伤外科住院医师或团队队长的摄片指示;常规携带做颈椎、胸部和骨盆片的胶片盒。

- 在队长指挥下做 X 线摄片。
- 在需要时,把冲洗出来的 X 线片送至创伤急救室。

- 在队长同意的情况下可以离开(在不需要进一步做 X 线检查时)。
- 及时与书写影像报告的放射科医生取得沟通。

(三) 病人抵达

除了需要立即做气道管理或做心肺复苏的病人外,在搬动病人前,让救护人员面对创伤团队全体成员做一次简短交班,然后开始评估和干预。

救护人员的扼要交班一般需要遵循 MIST 模式,时间不超过 20 秒:

- **M**echanism——受伤机制。
- **I**njuries——疑诊的伤情或发现的伤情。
- **S**igns and symptoms——症状和体征。
- **T**reatment given——已经给予的治疗。

病人一旦抵达复苏室,气道医生口令"1、2、3",创伤团队和救护人员要合作把转运担架放到复苏医生身旁的推床上。

与此同时,责任护士脱去病人的衣裤,检查生命体征;评估医生按队长的指示做初期筛查,根据需要指导气道医生和支持医生建立气道和合适的静脉通路,插入胸腔引流管。

(四) 通知 CT 室或手术室

- CT 检查:一般来讲,在伤员病情稳定前,不要把病人送入 CT 扫描室。一旦确定创伤病人需要做 CT 扫描,就需要联系放射科,并重新评估病人的优先等级。创伤团队激活(Trauma Team Activation,TTA)病人需要由创伤住院医师护送到放射科检查室。非 TTA 病人由急诊室住院医师护送。
- 手术室:一旦高年资创伤外科医生确定病人需要直接送入手术室,就需要通知手术室,请他们做好准备。

(五) 创伤病人收治原则

为了方便病人医疗,消除各部门在创伤病人处置中的推诿、扯皮,美国创伤委员会对创伤病人收治和转科制定了如下准则:

- 依据受伤机制,对可能为多系统创伤的病人,应该收入创伤科。
- 多系统损伤、血流动力学不稳定或脊髓损伤病人应该收入创伤科。
- 需要入住 ICU 的单独骨科或神经外科创伤病人应该入住 SICU/创伤科。
- 如果病人的隐匿伤正在评估中,应该收入创伤科。
- 单一系统损伤病人,如果没有多系统损伤的受伤机制,应该直接收入相应专科。

- 既往有内科疾病(如:充血性心衰竭、癫痫发作、心律失常、糖尿病或慢性阻塞性肺病)的单一系统损伤病人不能成为把病人推给创伤科的理由。
- 在可疑的隐匿伤情排除后,病情稳定的单一系统损伤病人应该从创伤科转至相应专科。
- 创伤科应该在病人入院后 24 小时内完成三期筛查。

(六) 创伤病人转出急诊室的安排

- 一旦认为创伤病人需要入住外科创伤病房或其他外科专科病房,就应该加快为该病人办理入院手续,把那些不会改变病人安排的追加检查项目推迟到入住病区后进行。
- 对 CT 检查、血管造影等不影响病人安排的检查项目,应该先将病人转运至拟入住的病区,在入住后完善这些检查项目。
- 只有当这些病人的最终安排趋向不确定,并且这些检查结果是拟定决策必须时,才能将病人从急诊室送去做这些检查项目,然后返回急诊室。
- 如果病人不需要入住创伤外科病房,经高年资创伤外科住院医师批准,可以由急诊室工作人员安排适当的处置。
- 如果病人确实需要入住创伤外科病房,但需要其他专科追加会诊,此类会诊可在急诊室进行,或者在创伤观察室进行,前提是经队长、高年资创伤科住院医师和急诊室高年资住院医师(或主治医师)同意。
- 如果多个危重伤员同时抵达或者在急诊室内同时存在,队长可以安排急诊科、创伤外科和护理人员根据需要组成额外的创伤分队。创伤外科团队还可以要求在院的非创伤外科团队提供协助,请他们参与救治或请他们再召唤另外的非创伤科住院医师或主治医师来帮忙。

(陈　辉)

第二十二章

创伤复苏室的准备和设备配备

在创伤病人抵达前,下列设备必须处于备用状态,创伤团队的每位成员都必须知晓其摆放位置:

1. 气管插管急救盘

■ 不同管径的全套气管导管和备用调节导丝。

■ 喉镜和可用的光源。

■ 气管插管钳(Magill 钳)。

■ 备 6 号 Shiley 气管造瘘管的气管切开或环甲膜切开器械盘。

2. 静脉输液

2 L 温生理盐水和快速输液器、加温仪。准备 2 L 温生理盐水和输液袋挂钩。

3. 病人床头的备用物

■ 吸引器的吸引头,呼吸囊-活瓣-面罩(bag-valve-mask,BVM)(成人型和儿童型)。

■ 氧流装置。

■ 用心电图、无创血压、氧饱和度和有创血压监测等模块参数做心脏和血流动力学监测。

■ 心电图电极。

4. 创伤救治室应该常备的物品

■ 个人防护装备专用车柜。

■ 创伤急救用品专用车柜。

■ 儿科急救用品专用车柜。

■ 预温的静脉输液(乳酸钠林格液 6 L,生理盐水 6 L)。

■ 输液和血液加温仪。

■ 保温毯。

■ Foley 导尿管和尿量计。

■ 创伤清创缝合包。

■ 动脉通路(桡动脉和股动脉)。

- 静脉切开包。
- 各种胸管和胸腔闭式引流装置。
- 诊断性腹腔灌洗(DPL)包。
- 开放式胸腔切开包。
- 创伤性骨盆外固定带。
- 外科气道包。
- 股骨快速固定夹板。
- 商品化的硅橡胶血管转流管。

第二十三章

大量输血预案

（一）急诊室与手术室的紧急输血

大量输血预案（massive transfusion protocol，MTP）形成的目的是改进经验性成分用血的流程，改善创伤病人的生存率，让合理用血和节约用血有章可循。

- 血库"卫星冰箱"内会常规储备 2～3 个单位 O-阴性[①]（若 O-阴性缺货，会备 O-阳性[②]）红细胞。有些医院还可能会常规储备万能供血的液态血浆（AB 型供血者的血浆）。

- 仅当病人需要**立即输血、刻不容缓**时才能输用免交叉配血的 O-阴性红细胞。若 O-阴性红细胞无货，就输免交叉配血的 O-阳性红细胞。给育龄期妇女输 O-阳性红细胞需要审慎。

- 如果病人的输血可以等待 15 分钟，就应该输免交叉配血的同型血[③]；如果病人的输血可以等待 1 小时，就应该输完全交叉匹配血。

- 如有可能，应该在输入不需配型的 O-阴性血之前**先抽取病人的血标本**；偶尔，即使 1 单位的压积红细胞也会干扰交叉配血。

- 如果在交叉配血结果出来之前病人需要更多的压积红细胞，应该通知血库另备 4 单位 O-阴性血。一旦有了交叉配血结果，所备

---

① O-阴性血（O-negative blood，O(−)）就是"O"型 Rh 阴性血的缩略语。这种血能直接输入，不需要做血型检测和交叉配血。只有少数既往有输血史或怀孕史的病人会出现反应。不过，O-阴性血血源短缺，只能用于致命性大失血的紧急场合。许多国家都要求在急诊室和手术室的冰箱内常规贮存 O-阴性血少许单位，遗憾的是，中国人 Rh 阴性血的人群太小。

② 由于 O-阴性血血源短缺，德国人做了一项前瞻研究（DOI：https://doi.org/10.1016/S2352-3026(17)30051-0），在 437 例急诊创伤病人中有 85 例（19.5%）RhD-病人。结果发现输 O-阳性红细胞为未知血型的病人紧急输血会导致 3%～6%的抗 D 抗体形成风险，但是，挽救了 10%以上 O-阴性红细胞需求，值得推广。

③ 同型非交叉血（type specific blood）就是 ABO 血型相同，但未做交叉配血，只能用于致命性大出血场合。完成血型检测需耗时 10 分钟。完成血型检测加全面交叉配血需耗时约 30 分钟。

的 4 单位血就应该改为交叉匹配血。

- 不管情况多么紧急,一切有关病人识别的制度(两人同时核对血袋标签、血液交叉匹配试验报告单与病人识别带)都必须严格遵守。
- 所有创伤病人都应该佩戴双标识带——腕部和踝部各一个。如果必须取下标识带,就应该佩戴至另一个肢体上。
- 避免体温过低:输血一定要采用快速输液血液加温仪,*血小板除外*。同样,应保持病人处于温暖环境中,盖反光覆盖物。手术室病人应该使用加温和完全湿化的麻醉气体。所有躺在手术台上的病人都应该覆盖保温毯(Bair Hugger™)。手术室环境应保持温暖(>27℃)。手术室保温箱内应该常规备有随时可用于灌洗的温盐水 10 L。
- 所有疑似大量血胸的病人都应该纳入自体血回输预案,胸腔引流管接专用收集袋。

(二) 大量输血

1. 大量输血的定义

大量输血的定义各家不一,美国斯坦福大学的定义为:

- 成人
  - 复苏的第 1 个小时,红细胞需求量>4 个单位,*或者*
  - 复苏的第 1 个 12 小时,红细胞需求量很可能>10 个单位。
- 儿童
  - 复苏的第 1 个小时,红细胞需求量>20 mL/kg,*或者*
  - 复苏的第 1 个 12 小时,红细胞需求量很可能>0.1 单位/kg。

2. 大量晶体液输入的危害

凡外科医生对输血的利弊都不陌生。晶体液可以用来为病人补充水分,提供每日所需的水量并把药物带入静脉。但是,用大量晶体液来替代丢失量达数升的血液时,可能会出现害处(血液稀释、全身炎症反应综合征、ARDS)。今天,人们越来越认识到全血的成分极为复杂,对于创伤出血病人,晶体液无论如何都无法与血液相提并论。

3. 大量输血时的注意事项

- 如果病人急需输血,请勿坐等同型交叉血——血库人员永远不会像你那样心急如焚,因为病人不会死在他们手上!
- 大多数创伤病人的需血量不会超过 6 个单位压积红细胞,因此,不需要用鲜冻血浆。免交叉配血的 O-阴性血的使用是大量输血需求程度的预测因子。

- 如果病人的压积红细胞需求量为 7～12 单位,就应该一并输入 6 单位鲜冻血浆和 1 单位机采血小板[①](图 23-1)。使这 3 种成分的输入比达到期望的 1∶1∶1。
- 先输鲜冻血浆和血小板,后输入下面 6 个单位的压积红细胞。
- 免交叉配血的 O-阴性血有 ARDS 和脓毒症等并发症之虞。
- 实验室检查血小板数$<100\times10^9/$L 或者血栓弹力图的最大振幅(maximum amplitude,MA)<55,也是输血小板的适应证。

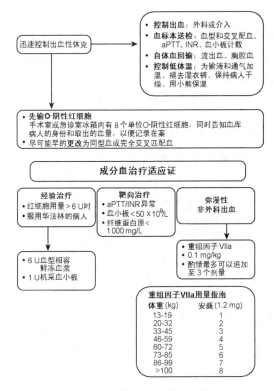

图 23-1　创伤病人大量输血预案

第二十四章
抗生素使用预案

（一）背景

■ 会诊科室往往会推荐预防用抗生素，但是，支持这种预防用抗生素的数据微弱或没有。

■ 耐药感染的罪魁祸首是抗生素过度使用，并且越来越常见，毒力也越来越大。

■ 抗生素无法弥补伤口处理不善。

（二）开放性骨折（⊃第 150 页）

■ 细菌污染可导致蜂窝织炎、骨髓炎和骨不连。

■ 最佳处理方法是对失活组织做清创，同时用抗生素。

■ Ⅲ型开放性骨折的感染率为 24%。最难处理的是Ⅲ型胫骨骨折。

■ Ⅰ型和Ⅱ型开放性骨折预防用抗生素数据支持在伤后尽早给予预防用抗生素，覆盖 Gram 阳性菌。

　　○ Ⅲ型骨折：加用覆盖 Gram 阴性菌的抗生素。

　　○ 如果考虑粪/梭菌污染：加用大剂量青霉素。

■ 数据支持在Ⅰ型和Ⅱ型骨折伤口缝合后 24 小时停止抗生素。对Ⅲ型伤口，抗生素应该在受伤时间后仅持续使用 72 小时，或在伤口软组织覆盖后使用不超过 24 小时，以先到者为准。

（三）留置胸腔引流管

■ 脓胸发生率为 1%～2%。

■ Ⅰ类证据不足以支持 CT 检查期间预防性用抗生素。

■ Ⅱ类证据推荐在放置胸腔引流管时单次剂量的预防性用抗生素有可能降低脓胸风险。

（四）面部骨折

■ 尚无前瞻性研究表明闭合性面部骨折病人常规经验用抗生素能

降低感染发生率。

- 对严重中面部创伤(包括开放性伤口)或眶部、鼻骨、颧骨和下颌骨骨折的病人推荐经验用抗生素。
- 安美汀 875 mg,静脉注射,8 小时 1 次,手术后继续用 24 小时。
- 如果没有手术干预计划,推荐用上述抗生素 2 天。

(五) 颅底骨折

- 无论病人是否有脑脊液漏,尚无证据支持在无脑膜炎的情况下常规预防或经验用抗生素。

(六) 血管损伤

- 如果使用了人造血管,给予单次剂量的第一代头孢菌素维持 24 小时。

(七) 穿入性腹部损伤

- 只要技术上可行,应尽快给予预防用抗生素。
- 术前单次剂量的预防用抗生素选择头孢唑林或氨基青霉素或他唑巴坦就足够。
- 如果没有污染或肠内容外溢,就不需要继续用抗生素,在术后 24 小时停用。

第二十五章

创伤病人凝血功能障碍的处理预案

(一) 定义

- 抗凝剂:常用的是硫酸肝素、低分子肝素(LMWH,如:依诺肝素)、华法令制剂(香豆素)和抗血小板制剂(阿司匹林、噻氯匹啶、双嘧达莫)。

- 遗传性出血性疾病、实验室检查异常和治疗目标:
  - 血友病甲(因子Ⅷ),单一的 PTT 升高;因子Ⅷ的半衰期是 12 小时,治疗目标是因子Ⅷ活性>50%;中枢神经系统外伤的治疗目标是>80%。
  - 血友病乙(因子Ⅸ),单一的 PTT 升高;因子Ⅸ的半衰期是 20~30 小时,治疗目标是因子活性>50%;中枢神经系统外伤的治疗目标是>80%。
  - von Willebrand 病(vWF,因子Ⅷ),出血时间和 PTT 升高;半衰期是 24 小时,治疗目标是因子活性>25%。
  - 其他遗传性因子缺乏症(常见的是因子Ⅴ)。
  - 慢性肝衰竭(Ⅱ、Ⅶ、Ⅸ、Ⅹ),INR 升高。

- 鲜冻血浆(FFP):每单位 FFP 含有凝血因子 200 单位、纤维蛋白原 400 mg 和补体,主要用于因子Ⅱ、因子Ⅴ、因子Ⅷ、因子Ⅸ和因子Ⅺ缺乏状态。1 单位 FFP 可以使这些因子的平均水平升高 2%。一般的起始治疗量是 24 单位;逆转严重凝血功能障碍(如:肝衰竭和香豆素中毒)可能需要 10~20 单位。大量输血时要考虑并处理低钙血症。

- 冷沉淀(Cryo):为富含因子Ⅷ和纤维蛋白原的血浆浓缩制品。1 单位 Cryo 含因子Ⅷ100 单位和纤维蛋白原 250 mg。1 单位 Cryo 为 10 mL,可以使因子Ⅷ活性升高 2%。一般用量是 8~10 单位。

- 血小板:1 袋机采血小板一般相当于 6~8 份供者血小板单位,输入后 1 小时血小板计数会增加 50×10^9 /L。要求每 8~12 小时复查 1 次血小板计数,了解血小板的损耗情况和再次输用的必要性。血小板计数 20×10^9 /L 者无论是否有损伤都容易出现自发性颅内出血,可以给予 1 袋机采血小板。

- 维生素 K：由肠道菌群合成；与肝脏产生的因子 Ⅱ、因子 Ⅶ、因子 Ⅸ 和因子 Ⅹ 有关。华法令（香豆素）是一种维生素 K 拮抗剂。维生素 K 缺乏会导致 PTT、PT 和出血时间延长。

（二）评估

- 如果将通常估计失血量的方法用于先前存在凝血功能障碍的失血病人，差异可能会很大。
  - 凡病人的失血无法解释时，要怀疑是否存在潜在的凝血功能障碍，询问用药史、家族史和既往病史。
  - 如果有适应证，启用特殊治疗，早期逆转抗凝作用。
- 用风险处理表（表 25-1）判断病人是否需要特殊治疗：
  - 出血风险评估（表 25-2）。
  - 抗凝治疗病人的逆转风险评估（表 25-3）。
  - 如果病人有机械性心脏瓣膜，考虑在伤后 48 小时启用肝素（PTT 45～55），在伤后 7 天重新启用香豆素。
  - 如果使用抗凝的原因是 DVT/PE，考虑放置下腔静脉滤器；在伤后 7 天内停用抗凝剂。

表 25-1　出血风险处理表

逆转风险	出血风险		
	高	中	低
高	逆转	停用 24 小时	继续治疗
中	逆转	停用 48 小时	停用
低	逆转	逆转	停用

表 25-2　出血风险评估

高风险
■ 闭合性颅脑损伤、脊髓损伤、脊柱骨折（由于出血位于受限的空隙内，并发症发生率增加）
■ 3 级、4 级或 5 级脾、肝、肾撕裂伤
■ 不稳定性骨盆骨折
中风险
■ 多发性长骨骨折
■ 稳定性骨盆骨折
■ 血胸
■ 1 级或 2 级脾、肝、肾撕裂伤
■ FAST 或 CT 发现盆腔有阳性积液
低风险
■ 仅仅是四肢伤（监测筋膜室综合征）
■ 钝性胸部或腹部创伤，无实质性脏器损伤

表 25-3　抗凝治疗病人的逆转风险评估

高风险
■　机械性心脏瓣膜
■　急性 DVT(<1 个月)
■　急性 PE(<1 个月)
中风险
■　慢性 DVT(>1 个月或<3 个月)
■　慢性 PE(>1 个月或<3 个月)
■　血友病甲
低风险
■　慢性房颤
■　脑血管意外/中风的预防
■　慢性 DVT/PE(>3 个月)
■　von Willebrand 病
■　血友病乙
■　其他遗传性凝血功能障碍

(三) 特殊治疗

■　正在服用华法令病人的紧急逆转：
  ○　输 FFP 2 个单位，复查 INR；靶目标是 INR<1.5(对 CT 检查阳性的创伤性脑损伤病人，一开始可以给予 FFP 4 个单位)。**如果输 FFP 2 个单位后出血看上去没有停止，就再输 2 个单位。对于华法令化的病人，有时需要输 FFP 6～8 个单位才能逆转凝血功能障碍。**
  ○　立即启用维生素 K(逆转时间为 6～24 小时)以免出现"再抗凝作用"。维生素 K 要根据风险谨慎使用，可以静脉给药，也可以口服给药。皮下注射可能会出现血肿。
  ○　如果病人有脑内或脊髓内出血，或威胁生命的出血，输入凝血酶原复合物(Prothrombin Complex Concentrate，PCC)。
■　正在使用肝素的病人。
■　血友病甲病人：
  ○　如果出血风险高，经验性给予因子Ⅷ，治疗目标是因子活性>50%。如果出血风险为中低程度，检查因子Ⅷ水平，酌情给予因子Ⅷ。监测 PTT 并请血液科会诊。
  ○　因子Ⅷ按 1 单位/kg 给予可以提升因子活性 2%。
  ○　假定病人的因子Ⅷ水平低，起始剂量为 40 单位/kg，每 12 小时 1 次并请血液科会诊。治疗目标为因子>50%；中枢神经系统损伤要求因子活性达 80%。
■　von Willebrand 病病人：
  ○　除重症 von Willebrand 病病人外，von Willebrand 病是中低出

血风险。

- 输冷沉淀,监测 PTT 和出血时间,请血液科会诊。治疗目标为因子活性>25%。

- ■ 血友病乙病人:
  - 中低出血风险,用 FFP 补充因子Ⅸ(治疗目标是因子活性>50%;中枢神经系统损伤是 80%),然后做临床评估。因子Ⅸ按 1 单位/kg 给予可以提升因子活性 1%。
  - 如果出血严重,起始用量是 60 单位/kg,每日 2 次。
  - 请血液科会诊。
- ■ 因子Ⅴ缺乏病人:一般先输 FFP 2 个单位。请血液科会诊。
- ■ 功能性血小板缺陷和血小板减少症(血细胞计数<$20×10^9$/L)病人:
  - 如果出血显著,输入 1 袋机采血小板,监测血小板值和出血时间;酌情每 6~8 小时重复 1 次。
  - 纠正低体温状态或许就能逆转血小板功能障碍。
  - 可以用去氨基精加压素 DDAVP 鼻腔喷雾,或者按 0.3 mg/kg 缓慢静脉滴注。
- ■ 慢性肝衰竭 INR>1.5:这种病人有因子Ⅱ、因子Ⅶ、因子Ⅸ和因子Ⅹ缺乏症,可能需要同时输入冷沉淀和 FFP。由于肝细胞功能障碍,这种病人用维生素 K 可能无效。
- ■ 严重出血(INR>3)或正在使用 LMWH 治疗的病人:给予 PCC,1 小时复查 INR,如果 INR>1.5,再给予一次 PCC 或 FFP,再次复查 INR,直至 INR<1.5。给予维生素 K 2 mg 静脉注射。

(四) 特殊损伤病人

- ■ 创伤性脑损伤:
  - CT 阴性,INR 在 1.5~3.0:住院观察,停用华法令。6 小时复查 INR,按指南行事。
  - CT 阴性,INR>3.0:住院,给予 FFP 直至 INR 为 1.5~3.0 (一般需输 4 个单位);12 小时复查 CT。
  - CT 示颅内出血,INR>1.5:入住 ICU,给予 PCC;1 小时复查 INR,如果 INR>1.5,再给予一次 PCC 或 FFP。给予维生素 K 2 mg 静脉注射,6 小时复查 CT。
- ■ 脊髓损伤,INR>1.5:给予 PCC;1 小时复查 INR,如果 INR>1.5,再给予一次 PCC 或 FFP,再次复查 INR,直至 INR<1.5。给予维生素 K 2 mg 静脉注射。

第二十六章

深静脉血栓形成预防预案

（一）定义

- 深静脉血栓形成（deep venous thrombosis，DVT）——小腿或骨盆静脉内血栓自发形成。
- 肺栓塞——小腿和/或骨盆静脉内形成的血栓脱落迁移入右心或肺动脉。
- DVT 的预防——对高危病人采用特殊治疗，目的是预防 DVT发生。
- 肺栓塞的预防——采用特殊处理，目的是预防血栓移动进入肺血管。

（二）指南（适用于年龄＞12 岁的病人）

- DVT 风险的判断：
  - 凡入住创伤病房或观察室的病人都需要做一次 DVT 风险评估（表 26-1）。
  - 序贯压迫装置（sequential compression device，SCD）适用于所有无禁忌证（如：外固定装置、筋膜室综合征等）的术后病人或卧床病人。
  - 预防用肝素：肝素 5 000 单位，皮下注射，每 12 小时 1 次，仅适用于肾衰竭病人。
- 中风险：SCD 加依诺肝素 40 mg，皮下注射，每日 1 次。
- 高风险：SCD 加依诺肝素 30 mg，皮下注射，每日 2 次。
- 极高风险：SCD 加依诺肝素 30 mg，皮下注射，每日 2 次。
- 下列所有因素都是放置永久性下腔静脉滤器的适应证：
  - 不能采用抗凝治疗的极高危病人，并且
  - 年龄＞45 岁（如年龄轻一些可以考虑放置可回收式下腔静脉滤器），并且
  - 下列损伤类型之一：

★　脊髓损伤。

★　GCS≤8分。

★　长骨骨折伴骨盆骨折。

★　下肢多发性长骨骨折。

表 26-1　DVT 风险评估

低风险
- 小手术——年龄＜40 岁,没有额外风险因素

中风险
- 大手术(＞60 分钟,腹部或下肢)——年龄＞40 岁,没有额外风险因素
- 小手术——年龄 40～60 岁,没有额外风险因素
- 用管形石膏或夹板固定

高风险
- 大手术——年龄＞40 岁,无额外风险因素
- 大手术——年龄＜40 岁,有额外风险因素
- 小手术——年龄＞60 岁,有额外风险因素
- 髋和膝关节置换手术

极高风险
- 病人年龄＞40 岁,伴下列任何一种情况:
- 先前静脉血栓形成史
- 癌症
- 高凝状态
- 多种风险因素
- 多发性创伤
  ○ 骨盆骨折
  ○ 多发性下肢长骨骨折
  ○ 脊髓损伤
  ○ 长时间制动
- 颅脑损伤

额外风险因素
- 先前静脉血栓形成史
- 先前的大手术史
- 恶性肿瘤
- 炎性肠病
- 肥胖
- 口服避孕药

- 对年龄＜45 岁的病人,考虑放置可回收式下腔静脉滤器。
- 静脉双功超声检查的适应证
  ○ DVT 征象:一侧肢体肿胀;一侧大腿或小腿疼痛,无法用损伤解释;与中心静脉导管留置相关的上臂肿胀。

- ○ 预防性筛查。
- ■ 肺栓塞
  - ○ 诊断
    - ★ 临床:目前病情(创伤、肺炎、肺不张)无法解释。
      - ◇ 心率快。
      - ◇ 胸痛(胸膜炎?)。
      - ◇ 低氧血症。
    - ★ 影像学
      - ◇ 胸部增强 CT:血管充盈缺损提示肺栓塞。
      - ◇ 通气、灌注扫描:与通气缺陷不匹配的灌注缺陷提示肺栓塞的可能性很大。
      - ◇ 双功超声:不一定有帮助,检出概率低。
    - ★ 无出血风险病人的处理方法
      - ◇ 依诺肝素 1 mg/kg 每日 2 次,或 1.5 mg/kg 每日 1 次。
      - ◇ 如果病人有肾衰竭,用肝素静脉滴注方案。
    - ★ 有出血风险病人的处理方法:下腔静脉滤网。

（陈　辉）

第二十七章

低体温预防预案

（一）定义

- 低体温：任何体温低于正常的伤员。
- "临床"低体温：任何中心体温低于35℃的伤员，进一步分类如下：
  ○ 轻度低体温：32～35℃。
  ○ 中度低体温：30～32℃。
  ○ 重度低体温：<30℃。
- 容易发生低体温的病人：
  ○ 有长时间暴露于低温环境中的病史。
  ○ 大量血液和体液丢失伴大量输液。
  ○ 严重颅脑外伤。
  ○ 婴幼儿和儿童。
  ○ 烧伤。
  ○ 溺水病人。

（二）指南

- 所有大型创伤病人都应该考虑存在低体温风险，并测定中心体温。
- 应该将创伤处置室的室温维持在24℃以上，手术室的室温应该维持在30℃以上。
- 避免病人长时间暴露，尽早为病人覆盖保温毯。
- 所有输液都应该加温（创伤处置室的标配）。需要大量输血时，采用快速输液器/加温器（创伤救治室的标配）。
- 如果病人已经出现低体温，就用 Bair Hugger™ 保温，尽可能多地覆盖体表。
- 对严重低体温病人：
  ○ 立即通知创伤科主治医师。
  ○ 启用积极被动复温措施：

    ★ Bair Hugger™(不要在 Bair Hugger™与病人之间放毯子）。

    ★ 增加呼吸机吸气湿化罐的温度。

    ★ 从鼻-胃管滴入温生理盐水。

    ★ 考虑用温水做腹腔灌洗。

    ★ 如果所有方法都无效,考虑采用体外循环,请心脏外科会诊。

■ 如果病人的体温＜36℃,每小时监测体温 1 次。如果病人的体温＜35℃,每 30 分钟监测体温 1 次或通过一个膀胱热敏电阻连续测温。

■ 将手术室的室温维持在 30℃。

附：

钝性创伤流程核查表

日期＿＿＿＿＿＿＿＿＿＿　病人抵达时间：＿＿＿＿＿＿＿＿＿＿

□无院前处理		
□转运救护车		
□供氧＿＿L/min　□鼻导管 　□纯氧面罩　□气囊-活瓣-面罩	□静脉:针头型号＿＿＿ 　□左　□右	□脊背板 　□长　□短　□KED　□铲合
□气道 　□鼻咽　□口咽　□其他 　□插管型号＿＿,深＿＿cm	□给药：	□枕部两侧支撑
		□夹板固定
CPR 开始时间	□佩戴颈托	□冰袋
	□敷料	□其他

受伤日期：＿＿＿＿＿＿＿　受伤时间：＿＿＿＿＿＿　院前通知创伤外科团队

　　　　　　　　　　　　　　　　　　　　　　　□是　　　□否

创伤外科团队:□是　　　□否　　　　创伤外科团队激活时间：＿＿＿＿＿＿

创伤团队成员		
已通知的成员	通知时间	抵达时间
□护士		
□医生		
□检验科		
□放射科		
□其他		

肇事交通工具类型	
□轿车	□行人
□卡车	□四轮驱动越野摩托车
□摩托车	□船只
□自行车	
□其他	

受伤机制	
□车速＿＿km/h	□车辆翻滚
□车辆数	从车厢内弹出
1　2　3　>3	追尾
□方向盘变形	拦腰撞击
□挡风玻璃破碎	迎面对撞

保护装置	
□腹部安全带	□安全气囊打开
□肩部安全带	□头盔
□宝宝安全座椅	□无保护装置

坠落伤	穿入伤	钝性伤	热损伤	其他伤
□从何处跌落	□枪弹伤	□撞击伤	□烧伤	□缢勒
	□刀刺伤	□挤压伤	□热暴露	□近乎溺死
□高度＿＿m	□其他	□其他	□冷暴露	□动物相关

初期筛查

气道		神经系统		初诊	出院
□通畅	□吸引	Glasgow 昏迷评分			
□口咽	□球囊-面罩	睁眼反应			
□鼻咽	□供氧____L/min	自动睁眼	4		
□气管插管	备注:	呼唤睁眼	3		
□气管切开		疼痛睁眼	2		
□环甲膜切开		不睁眼	1		

呼吸			语言反应			
自主呼吸		呼吸动作	能定向(喃喃讲话,牙牙学语)	5		
左	右	□正常	□濒死			
		肺部呼吸音	□浅	□鼻翼翕动	语言错乱(可慰藉,哭闹)	4
		清晰	□喘鸣	□呼吸急促		
		湿啰音	□困难	□呼吸咕噜	语词不当(持续哭闹,尖叫)	3
		干啰/哮鸣音	□胸骨锁骨上凹	□无呼吸		
		减弱	□肋间凹	□反常呼吸	语词令人费解(呻吟,烦躁)	2
		消失	□剑突下凹	□咳嗽	无言语	1

循环			遵嘱运动(自主)	6
毛细血管再充盈:	□无	□延迟(>2秒) □正常(<2秒)	能指出疼痛刺激部位	5
脉搏存在:	□颈	□股 □桡 □足背		
脉搏触及:	□规则	□不规则	疼痛刺激有回缩反应	4
心音:	□存在	□消失		
颈静脉怒张:	□无	□存在	疼痛刺激异常弯曲(去大脑)	3
出血:	□已控制 □未控制 □不适用			
皮肤色泽:	□粉色 □灰暗 □苍白		疼痛刺激异常伸展(去皮质)	2
	□发绀 □潮红 □花斑		疼痛刺激无反应	1

			受伤部位
过敏:____破伤风:____末次月经:____体重:____			
操作			
时间	名称	结果	
	气管插管___ 气管-食管联合管___	型号:_____ 深度:_____cm FiO_2:_____%	
	中心静脉/外周静脉	针头型号:___Fr 部位:_____ 输液:_____	
	保温措施	□输液 □小熊升温仪 □保温毯	
	鼻胃管	型号:_____ 颜色:_____	
	Foley 导尿管	型号:_____ 颜色:_____	A = 擦伤　　Fc = 闭合性骨折　P = 瘫痪
			B = 烧伤　　Fd = 脱位　　　　S = 水肿
	颈部制动: □硬质颈托 □手法固定	循环-运动-感觉评估: □固定前 □固定后	C = 骨擦音　Fo = 开放性骨折　Ta = 完全离断
			D = 畸形　　L = 撕裂伤　　　Na = 近乎离断
	固定夹板	部位:_____	E = 瘀斑　　OW = 开放伤口

病人二维码

二期筛查

头颅/头皮	眼	口	耳
□完整　□皮疹 □撕裂伤　□烧伤 □擦伤　□疼痛 □伤痕　□耳后瘀斑	□瞳孔大小、等大等圆、光反射和远近调节 □熊猫眼 □眼球随意转动 □视力　右眼___/___ 　　　　左眼___/___	□完整 □牙齿 □牙齿脱落 □牙齿完整 □备注：_____	□无流出物 □有流出物 　□左　　□右 　　□清亮　□清亮 　　□血性　□血性

颈	胸	心音
□完整　　　□颈托 □肿胀　　　□疼痛 □气管居中 □气管偏移 □皮下气肿 □吞咽困难	□对侧　　　□胸痛 □不对称　　　位置：_____ □反常呼吸运动　何时发生：_____ 　位置：_____　何种动作时发生：_____ □骨擦音　　　□连枷胸 　位置：_____　□其他	□存在 □遥远 □无

腹/盆/胃肠

腹	肠鸣音	盆
□腹软　　　□腹胀　　　□末次餐饮 □无触痛　　□肌紧张　　　食物：_____ □有触痛　　　　　　　饮料：_____ □备注：_____	□存在 □消失 □亢进 □减弱	□完整 □疼痛：_____ □尿道口出血 □直肠出血 □不稳定

背部	四肢
□完整 □畸形 □疼痛 □备注：_____	□完整 □骨折 □疼痛 □畸形 □备注：_____

时间	体温	脉搏	呼吸	血压	脉氧	供氧 (L/min)	瞳孔		疼痛 评分	备注
							左	右		

用药

药名	剂量	途径	给药时间	初始剂量

（陈　辉）

索　引

（按汉字拼音字母为序，页码后的"n"表明是脚注，"t"表明是表格，"f"表明是图，黑体加重的页码数字是全章）

5 大常见致命胸外伤　30t

6P 征　133，152

6 小时规律　73

ABCDE 结构化筛查　3-8

ADH 异常分泌　56，57

ASIA 脊髓损伤检查表　27f

AVPU 评分　46

Battle 征　43，49

Baux 烧伤评分（改良法）　194

Beck 三联征　87

Brown-Séquard 综合征　159，163

CT 扫描上出现血管造影剂涡流或染色时的处理　**127-8**

CT 血管造影（CTA）　64，95，133，134

Doppler 动脉压力指数　134

FAST 参见　创伤超声重点筛查

Froment 征　164

Glasgow 昏迷评分（GCS）　46

Gustilo 开放性骨折分类　150t

Horner 综合征　66，95，165

Jefferson 骨折　156

Kleihauer-Betke 试验　176

Kussmaul 征　87

Monro-Kellie 原理　41，42f

NEXUS 筛查标准　21t

O-阴性血　267n

Page 肾　140n

Parkland 公式　196

SAMPLE 病史结构化采集　10

SCIWORA 参见　X 线检查无异常的脊髓损伤

Tile 分型（骨盆骨折）　144

Trendelenberg 体位 参见　头低足高体位

von Willebrand 病　274

X 线检查无异常的脊髓损伤（SCIWO-RA）　160

A

安全带勒伤伤痕　69，91，103，114，158，187

凹陷性颅骨骨折　48，50，54，57

B

半蚌壳式开胸术　223f

蚌壳式开胸术　223f

包裹性胆汁囊肿 参见　胆汁囊肿

爆炸伤　**204-6**

爆炸伤分类　205

鼻咽气道　15

不全性脊髓损伤　159

不稳定性脊柱损伤　156

C

彩色血流 Doppler　134

铲合式救援担架　7f

常用镇痛药用量（儿童）　186

尺神经　　164

齿状突骨折　　156，235

抽搐的预防与处理　　55

出血风险评估　　273t

初期筛查　　**3-10**

初期筛查之辅助检查　　8-10

穿入性损伤

腹部损伤　　**107-13**，111f

处置流程　　110f

颈部损伤　　**63-9**

颅脑损伤　　57

心脏损伤　　**88-91**

胸部损伤　　**71-3**

右上腹损伤　　**118-9**

纵隔损伤　　**76-7**

创伤病人凝血功能障碍的处理预案　　**272-5**

创伤超声重点筛查（创伤超声，FAST）　　**230-3**

创伤复苏室的准备和设备配备　　**265-6**

创伤后癫痫　　**57-8**

创伤警报与响应制度　　**256-8**

创伤科日常工作制度　　**251-5**

创伤死亡三峰分布　　12

创伤性膈肌破裂　　**104-6**

创伤性截瘫　　160

创伤性凝血功能障碍　　36n

创伤性脑损伤　　41，275

创伤性枢椎滑脱症　参见　缢死者骨折

创伤性四肢瘫　159

创伤性心搏骤停　　**172-4**

创伤性心搏骤停的通用抢救步骤　　173t

创伤性蛛网膜下腔出血　　44，57

唇部伤口　　247

戳伤（腰背部、前腹部、胸腹结合部）　　110-4

D

打咬伤　　170

大剂量皮质类固醇　　53，162

大量输血预案　　**267-9**

大量血胸　　82，83

大隐静脉切开　　215f

单纯性肋骨骨折　　**101-3**

单纯性气胸　　**80-1**

单次曝光血管造影　　134

单次注射法 IVP　　139

胆道出血　　119，127

胆汁囊肿　　119，126

胆汁血症　　126n

低速枪弹伤　　110，203

低容量血症的处理　　**34-7**

低体温预防预案　　**279-80**

第 3 颅神经损伤　参见　动眼神经损伤

第 7 颅神经损伤　参见　面神经损伤

第 11 颅神经损伤　参见　副神经损伤

电烧伤　　**200-2**

动脉造影　　72，96，134，140，243

动眼神经损伤　　163

断手指的处理　　168

钝性损伤

腹部损伤　　**114-8**

腹部损伤分类（依据血流动力学和临床判断）　　116t

膈肌损伤　参见　创伤性膈肌破裂

颈部损伤　　**69-70**

心脏损伤　　**91-4**

胸部损伤　　**73-6**

主动脉损伤　　**94-7**

多根肋骨骨折　　**84-6**，86t

E

额窦骨折　　59

儿童创伤　　**179-87**

儿童颅脑损伤　　45，185

耳后瘀斑参见　Battle 征

二期缝合　169

二期筛查　**10-12**

F

反 Trendelenberg 体位　195

非重复吸入呼吸器（面罩）　5，29，
　182，196

非意外伤害（NAI）　45，182，199

腓总神经　165

肺挫伤　**99-100**

辐射暴露　175-6

复苏性开胸术　**219-23**，223f

腹壁"切线"枪弹伤　113

腹部创伤观察常规　109t

腹部筋膜室综合征　**130-2**，130n

腹部损伤　**107-32**

腹部损伤分类（依据血流动力学和临床
　判断）　116t

腹腔的边界　107

腹腔灌洗（DPL）　227-9

腹腔止血的一般程序　**237-8**

副神经损伤　164

G

肝内球囊压迫止血装置　242

肝脏损伤　**124-7**
　　手术处理　**142-4**

肝脏损伤严重程度分级　125t

肝周填塞　242

感觉神经动作电位　165

高速枪弹伤　110，203

高位骑跨前列腺　142n

格拉斯哥昏迷评分　参见　Glasgow
　昏迷评分

膈疝　79，104，105，106，119

故意伤害　参见　非意外伤害

股神经　165

骨筋膜室综合征　**151-5**

骨科损伤　**144-65**

骨盆骨折　**144-9**

骨盆外固定带　147f

骨髓腔通路　214f

滚木法　6f，23，33，117，146

H

颌面部损伤（严重）　**59-62**

喉损伤　**97**

喉罩气道　15

后方韧带复合体　236n

后腹膜损伤的解剖分区　**239-40**

后期脑脊液漏　57

呼吸　**29-30**

呼吸囊-活瓣-面罩（BVM）　15-6

呼吸评估　**29-30**

环甲膜穿刺术　**209-10**

环甲膜的解剖　210f

环甲膜切开术　**210-2**

环形焦痂切开松解　198，199f

寰椎骨折　156-7

黄金时段　12

J

机采血小板　269n，272

肌皮神经　165

肌性肾病综合征　172n

基本救治手术　**209-48**

基本气道管理　14-6

急性硬膜下血肿　44

脊髓后索综合征　159

脊髓前索综合征　159

脊髓损伤　**159-63**，275

脊髓震荡　159

脊髓中央索综合征　159

脊柱 X 线片的解读　**233-6**

脊柱圣三一　156n

脊柱损伤　**156-9**

继发性脑损伤　41

家庭暴力　176，**190-1**

甲床损伤　167

剑突下心包开窗　87，89，217

降颅压措施　55-6

筋膜室综合征　151-5

大腿筋膜室综合征　154

腹部筋膜室综合征　**130-2**

前臂筋膜室综合征　155

上臂筋膜室综合征　155

小腿筋膜室综合征　154

经膈肌心包开窗　89

经口气管插管　16-20，182-3

经食管超声心动图　92，96

颈部创伤分区　63f

颈部损伤　**63-70**

颈动脉-海绵窦瘘　58

颈交感链星状神经节损伤　165

颈椎损伤　**20-8**

静脉穿刺置管　217f

静脉切开术　215f

胫神经　165

举颏手法　14f

K

开放性骨折　**149-51**，270

开放性气胸　**79-80**

开放性伤口清创术　**244-8**

抗凝治疗病人的逆转风险评估　274t

抗生素使用预案　**270-1**

控制血压　96

口唇损伤　61

口咽气道　14，15f

狂犬病预防　170

眶周瘀斑参见　熊猫眼

扩展 FAST（eFAST）　230

L

老人创伤　**187-90**

冷沉淀　272

连枷胸　**84-6**

链激酶　83

临界气道　74

颅底骨折　15，43，49，50，271

颅骨骨折　43

颅脑损伤　**41-58**

　　处理　**51-8**

　　的基础　**41-5**

　　筛查救治　**45-51**

一般处理措施与急诊科出院　53

颅内出血　44，45，51，53，55，191，272，275

颅内压（ICP）　41

罗加姆（RhoGam，抗 Rhγ 球蛋白）预防同种免疫　176

M

脉搏评估血压　32t

脉冲式冲洗系统　244

慢性肝衰竭　272，275

慢性硬膜下血肿　44

眉毛　247

弥漫性血管内凝血　51，57

弥漫性轴索损伤　44，45

"迷你"滚木　33，113

泌尿生殖系损伤　**138-43**

面部骨折　60，270

面部开放性伤口　245-8

面颊部伤口　247

面神经损伤　60-1，163

N

脑挫伤　44

脑灌注压　42

脑积水　57

脑脊液漏（鼻或耳）　43，50

脑内血肿　44

脑水肿　44

脑撕裂伤　44

脑震荡　43-4

脑震荡后综合征　57

逆行尿道造影　139

尿崩症　51，56，57

尿道部分断裂　143

尿道损伤　**142-3**

尿道完全断裂　143

尿激酶　83

尿妊娠试验　8，178

凝血酶原复合物　274，275

农田伤口　149

P

排除脊柱损伤　　23, 157t

判断胎儿活力　　179

膀胱损伤　　**141-2**

膀胱造影　　139

盆部戳伤或枪弹伤　　113

脾脏损伤　　**120-3**

脾脏损伤严重程度分级　　121t

Q

气道　　**13-28**

气道管理　　**13-6**

气管导管尺寸估计　　183t

气管支气管损伤　　**98-9**

枪弹伤　　**203-4**

轻微颅脑外伤　　54

球海绵体反射试验　　160, 161

屈指肌腱损伤　　167

缺血-再灌注损伤　　152

确定性气道　　**16-20**

R

桡神经　　164

热接触烧伤　　201

人咬伤或动物咬伤　　169

乳突区瘀斑参见　　Battle 征

容量状态评估　　52, 197

软组织损伤　　**166-71**

S

腮腺导管损伤　　60

三期筛查　　**12**

三重增强 CT 检查　　76, 113

伤口局部探查　　110, 111

伤情筛查　　**3-12**

上纵隔增宽　　9, 64, 75, 77, 89, 95, 157, 159

烧伤　　**192-200**

　面积评估　　194t

　　Lund-Browder 图表法　　193f

　　Wallace 九分法　　193

　　手掌法　　193

深度评估　　192-3

舌撕裂伤　　61, 248

深沟征　　30, 80

深静脉血栓形成预防预案　　**276-8**

神经离断伤　　163

神经失用症　　163

神经外科后期并发症　　57-8

神经外科会诊　　54

神经外科特殊伤情　　57

神经外科相关情况的处理　　54-7

神经源性休克　　160

肾损伤　　**139-41**

生命迹象　　172

生命体征　　172

食管损伤　　**100-1**

手部伤口　　166

手法维持头部中立位颈椎直线状 (MILS)　　5, 18, 22, 23, 29, 52, 97, 180, 182, 216

损害控制外科　　**238-9**

损害控制性复苏　　37t

T

胎儿-母体出血　　176

胎盘早剥　　176-7

特殊伤情　　**172-206**, 176

体感诱发电位　　165

同型非交叉血　　267n

头部中立位颈椎直线状　　参见　手法维持头部中立位颈椎直线状

头皮撕裂伤　　43, 57

团队协作与会诊制度　　**259-64**

W

外科环甲膜切开术　　210

外周静脉插管通路　　213

外周神经损伤　　**163-5**

外周血管损伤　　**133-7**

完全性脊髓损伤　　159

围死亡期剖宫产手术　　178

维生素 K　　53, 273

稳定性脊柱损伤　　156

无组织缺损的单纯清洁伤口　149

五大易忽略出血源　32，34

X

下腔静脉内转流　241f

鲜冻血浆　272

霰弹枪伤　203

小脑幕切迹疝　45

心包穿刺放液术　**217-9**，218f

心包切开减压　88

心搏骤停　31，172-4

心盒区　72，73f

心性休克　**38**

心脏挫伤参见　钝性心脏损伤

心脏压塞　**86-8**

胸部损伤　**71-106**

胸骨骨折　**103-4**

胸廓挤压试验(前后挤压)　102

胸膜腔穿刺与引流管插入
　　78，**223-7**

胸主动脉夹层　96-7，161-2

熊猫眼征　参见　眶周瘀斑

休克　**31-3**，109n

蓄意伤害　参见　非意外伤害

血管通路　**212-7**

血尿的评估　**138-9**

血胸　**82-4**

血友病甲　274

血友病乙　275

循环　**31-38**

Y

烟雾吸入　195

延迟一期缝合　169

眼外伤　61

摇晃婴儿综合征　45

腋神经　165

一般清创术　**244-5**

一期缝合　169

胰腺损伤　**129-30**

意识丧失病人的处理　56

缢死者骨折　156

阴茎异常勃起　158，161

影像诊断技能　**230-6**

硬膜外血肿　44

硬膜下积液　57

硬膜下血肿　44

有生命威胁的胸部损伤　**30**

右侧内脏中线翻转手法　240f

右上腹戳伤或低速枪弹伤
　　111，**118-9**

预防用抗生素　50，66，67，83，
　　100，109t，198，226，270-1

原发性脑损伤　41

允许性低血压　35n

孕妇创伤　**175-9**

孕妇心搏骤停　177

Z

暂时空化效应　203

张力性气胸　20n，**78-79**

沼泽前列腺　参见　高位骑跨前
　　列腺

诊断性腹腔穿刺　227

诊断性腹腔灌洗　105，228

诊断性腹腔镜　105，112

镇静处理　54-5

正中神经　164

支气管-静脉空气栓塞　219n

指甲解剖　167f

指尖离断伤　167f

中心静脉插管通路　215-7

周围血管损伤的手术处理　**242-3**

轴索断伤　163

主动脉弓造影　96

子宫破裂　177

自我肝素化　36n

纵隔移位　78，79

左侧内脏中线翻转手法　240f

坐骨神经　165

座椅安全带伤综合伤　参见　安全
　　带勒伤伤痕

参考文献

1. 汤文浩,陈明,主译. 阿伯内西外科秘要(原书第 7 版). 北京:科学出版社,2019.

2. Stanford Trauma. Trauma Guidelines：Level I Trauma Center. 网络版,2018.

3. Townsend C M，Jr，R. Beauchamp R D，Evers B M，Mattox K L. eds. Sabiston textbook of surgery. 20th edition. Elsevier Inc. 2017.

4. Upstate University Hospital. Trauma Guideline Manual. 网络版,2013.

5. Bhangu A，Lee C，Porter K. Emergency in Trauma. Oxford University Press，2010.

6. Demetriades D. Assessment and Management of Trauma. 5th edition. 网络版,2009.

7. Hirshberg A，Mattox K L. Top Knife：The art and craft in trauma surgery. tfm Publishing Ltd. 2005.